Psychotherapie: Praxis

Die Reihe Psychotherapie: Praxis unterstützt Sie in Ihrer täglichen Arbeit – praxisorientiert, gut lesbar, mit klarem Konzept und auf dem neuesten wissenschaftlichen Stand.

Christian Dürich

Psychodynamische Traumatherapie

Theorie und Praxis: ambulante, tagesklinische und stationäre Behandlung

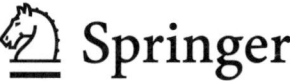 Springer

Christian Dürich
Psychosomatik des Katholischen
Krankenhauses Hagen gGmbH
Iserlohn, Nordrhein-Westfalen, Deutschland

ISSN 2570-3285　　　　　　　ISSN 2570-3293　 (electronic)
Psychotherapie: Praxis
ISBN 978-3-662-70908-5　　　ISBN 978-3-662-70909-2　 (eBook)
https://doi.org/10.1007/978-3-662-70909-2

Die Deutsche Nationalbibliothek verzeichnet diese Publikation in der Deutschen Nationalbibliografie; detaillierte bibliografische Daten sind im Internet über https://portal.dnb.de abrufbar.

© Der/die Herausgeber bzw. der/die Autor(en), exklusiv lizenziert an Springer-Verlag GmbH, DE, ein Teil von Springer Nature 2025

Das Werk einschließlich aller seiner Teile ist urheberrechtlich geschützt. Jede Verwertung, die nicht ausdrücklich vom Urheberrechtsgesetz zugelassen ist, bedarf der vorherigen Zustimmung des Verlags. Das gilt insbesondere für Vervielfältigungen, Bearbeitungen, Übersetzungen, Mikroverfilmungen und die Einspeicherung und Verarbeitung in elektronischen Systemen.
Die Wiedergabe von allgemein beschreibenden Bezeichnungen, Marken, Unternehmensnamen etc. in diesem Werk bedeutet nicht, dass diese frei durch jede Person benutzt werden dürfen. Die Berechtigung zur Benutzung unterliegt, auch ohne gesonderten Hinweis hierzu, den Regeln des Markenrechts. Die Rechte des/der jeweiligen Zeicheninhaber*in sind zu beachten.
Der Verlag, die Autor*innen und die Herausgeber*innen gehen davon aus, dass die Angaben und Informationen in diesem Werk zum Zeitpunkt der Veröffentlichung vollständig und korrekt sind. Weder der Verlag noch die Autor*innen oder die Herausgeber*innen übernehmen, ausdrücklich oder implizit, Gewähr für den Inhalt des Werkes, etwaige Fehler oder Äußerungen. Der Verlag bleibt im Hinblick auf geografische Zuordnungen und Gebietsbezeichnungen in veröffentlichten Karten und Institutionsadressen neutral.

Planung/Lektorat: Monika Radecki
Springer ist ein Imprint der eingetragenen Gesellschaft Springer-Verlag GmbH, DE und ist ein Teil von Springer Nature.
Die Anschrift der Gesellschaft ist: Heidelberger Platz 3, 14197 Berlin, Germany

Wenn Sie dieses Produkt entsorgen, geben Sie das Papier bitte zum Recycling.

Geleitwort

„Birds sing after a storm; why shouldn't people feel as free to delight in whatever sunlight remains to them?"
Rose Fitzgerald Kennedy

Der Beginn der psychodynamischen Traumatherapie kann in den Forschungsarbeiten Pierre Janets[1] zu dissoziativen Symptomen angesiedelt werden. Nicht zuletzt aber stellte Sigmund Freud in seinem Vortrag vom 21. April 1896 den ätiologischen Zusammenhang von Hysterie und sexuellem Kindesmissbrauch dar.[2] Bedingt durch den gesellschaftlichen Druck widerrief er – der bis heute wechselnde Rhythmus von Wiederentdecken und Verdrängung der Gewalteinflüsse auf Psychotraumata wurde geboren. Das immer wiederkehrende erneute Entdecken beinhaltete aber auch eine Ausweitung der ätiologischen Forschung: So trugen u. a. die Arbeiten zu den „Kriegszitterern" nach dem Ersten Weltkrieg oder die psychotraumatologische Forschung in den USA nach dem Vietnamkrieg zu einem besseren Verständnis von Traumafolgestörungen bei.

Heute ist der Erkenntnisgewinn weiter angewachsen, es gibt bereits die Möglichkeit zu einer fundierten Diagnostik mit gut validierten Diagnoseinstrumenten (z. B. das International Trauma Questionnaire ITQ nach ICD 11 oder die Clinician-Administered PTSD Scale CAPS nach DSM V). Auch gibt es mittlerweile gut erforschte Behandlungsmöglichkeiten von Traumafolgestörungen (u. a. Posttraumatische Belastungsstörung PTBS und komplexe Posttraumatische Belastungsstörung kPTBS), dargestellt in der S3 Leitlinie PTBS und kPTBS, die aber noch längst nicht alle Betroffenen erreichen. Dies liegt nicht nur an einem unzureichenden Zugang zu Traumaspezialistinnen und Spezialisten in jedwedem psychotherapeutischen Richtlinienverfahren (in der Regel arbeiten diese in ihrem jeweiligen Verfahren integrativ oder interdisziplinär). Neben mangelnden ambulanten und stationären Therapieplätzen ist auch eine Entwicklung in der universitären Psychotraumaforschung mit Sorge zu beobachten: die gesellschaftlich-marktwirtschaftliche Maxime des „Höher, schneller, weiter!", die knappen

---

[1] Janet, P. (1904). *L'Amnesie et la dissociation des souverirs par l'emotion. Journal de psychologie normale et pathologique*, 4, 417–453.
[2] Sachsse, U. (2004). *Traumazentrierte Psychotherapie*. Schattauer, S. 6.

Kassen in der Gesundheitsversorgung, die verhaltenstherapeutische Forschungsübermacht an den deutschen Universitäten scheinen ein möglichst schnelles Konfrontieren aller Gruppen von Patientinnen und Patienten mit den traumatischen Erinnerungen zu priorisieren – whatever it takes? Durch die beinahe ausschließliche Forschungsorientierung an den DSM V- und ICD 10-Kriterien und eine standardisierte Manualisierung – und damit Vernachlässigung psychodynamischer Kriterien wie Bindungsfähigkeit, Strukturniveau oder Mentalisierung – wird eine schnell realisierbare Durchführung von RCT-Studiendesigns ermöglicht; nicht passend erscheinende Patient*innengruppen werden häufig ausgeschlossen, was ein Research-practice Gap[3] vertiefen könnte. Schon scheint so mancher Gesundheitspolitiker auf eine kostengünstige und gleichzeitig nachhaltige Behandlung von Betroffenen innerhalb kürzester Zeit zu hoffen, auch die Förderstrukturen und Leitlinienkommissionen bevorzugen auf dieser Kommunikationsbasis standardisierbare Studiendesigns und Behandlungstechniken sowie daraus abgeleitete Evidenzbelege; die psychodynamische Therapie, die häufig mit chronischen, komplexen und komorbiden Störungsbildern arbeitet und ein hochkomplexes Forschungsdesign[4] erfordert, wird aufgrund der resultierenden Schieflage des Research-practice Gaps und Forschungsoutputs weiter an den Rand gedrängt. Die vorrangig verhaltenstherapeutischen Forschungsansätze lassen aber oft einen sehr wichtigen Aspekt außer Acht: Auch wenn Therapieansätze wie die traumafokussierte kognitive Verhaltenstherapie oder das EMDR sehr hilfreich sein können, profitieren viele Patient*innen nicht ausreichend oder auch gar nicht davon. Diese sogenannten Non-Responder sind häufig Männer, alte Menschen, Flüchtlinge oder Veteranen[5] oder die o. g. hochkomplexen, dissoziativen und komorbiden Betroffenen. Gerade für diese kann die Psychodynamische Psychotherapie besonders hilfreich sein.[6]

Hier setzt das Buch von Christian Dürich an: Er beschreibt in Kap. 1 Traumafolgestörungen aus psychodynamischer Sicht und erklärt, wie Psychodynamiker*innen anhand von szenischem Verstehen, durch die Arbeit mit Übertragung

---

[3] Paintain, E. & Cassidy, S. (2018). First-line therapy for post-traumatic stress disorder: A systematic review of cognitive behavioural therapy and psychodynamic approaches. *Counselling And Psychotherapy Research*, *18*(3), 237–250.

[4] Leichsenring, F., Steinert, C., Beutel, M. E., Feix, L., Gündel, H., Hermann, A., ... & Hoyer, J. (2020). Trauma-focused psychodynamic therapy and STAIR Narrative Therapy of post-traumatic stress disorder related to childhood maltreatment: Trial protocol of a multicentre randomised controlled trial assessing psychological, neurobiological and health economic outcomes (ENHANCE). *BMJ Open*, *10*(12), e040123. https://doi.org/10.1136/bmjopen-2020-040123.

[5] Semmlinger, V., Leithner, C., Klöck, L. M., Ranftl, L., Ehring, T., & Schreckenbach, M. (2024). Prevalence and Predictors of Nonresponse to Psychological Treatment for PTSD: A Meta-Analysis. *Depression and Anxiety*, *2024*(1), 9899034.

[6] Leichsenring, F., Abbass, A., Heim, N., Keefe, J. R., Kisely, S., Luyten, P., Rabung, S., & Steinert, C. (2023). The status of psychodynamic psychotherapy as an empirically supported treatment for common mental disorders – an umbrella review based on updated criteria. *World Psychiatry*, *22*(2), 286–304.

und Gegenübertragung und Symbolisierung gemeinsam mit den Patient*innen ein psychodynamisches Verständnis der Traumafolgestörung entwickeln können. Ebenso betont er die Wichtigkeit für Behandler und Behandlerinnen, einer Wiedergutmachungsfalle und Sekundärtraumatisierung entgegenzuwirken. In Kap. 2 zeigt Christian Dürich anhand der verschiedenen klassischen und modernen psychodynamischen Theorien Möglichkeiten auf, die Psychodynamik der Patientinnen und Patienten zu verstehen. In Kap. 3 beschreibt Christian Dürich psychodynamische ambulante Behandlungsansätze, in Kap. 4 gruppendynamische Behandlungsmöglichkeiten und in Kap. 5 stationäre psychodynamische Behandlungsansätze von Traumafolgestörungen, in allen drei Kapiteln aus tiefenpsychologischer und analytischer Sicht.

Herausragend ist die kontroverse Diskussion der historischen und aktuellen Evidenzlage der psychodynamischen Psychotraumatherapie in Kap. 6, in der der Autor auf Errungenschaften der Psychodynamischen Psychotherapie, auf die heutigen Forschungsbias zugunsten der Verhaltenstherapie, aber auch auf mögliche Schwierigkeiten und methodische Herausforderungen für die Evidenz- und Psychotherapieforschung psychodynamischer Traumatherapien hinweist. Diese methodenkritische Diskussion überführt Christian Dürich in mögliche Forschungsansätze und Lösungen, die einerseits den modernen Wissenschaftskriterien wie GRADE und der internen Validität von RCTs genügen, aber andererseits naturalistische und daher extern validere Forschung berücksichtigen. In Kap. 7 fasst der Autor die wichtigsten Punkte des Buches dann noch einmal zusammen.

Christian Dürich denkt in diesem Buch die Psychotraumatherapie als Psychodynamiker mit den Patient*innen im Fokus: Er sieht diese als kompetent für ihren Behandlungsweg und betont die Wichtigkeit einer individuellen Psychotherapie, die in der therapeutischen Beziehung zwischen Patient*innen und Behandler*innen entsteht. Das Vertrauen der Patient*innen in die Behandler*innen, ihre Behandlungsmethode und Hoffnung auf Veränderungen sind wichtige Wirkfaktoren[7] der Psychodynamischen Psychotherapie.[8] Auf dieser Basis beschreibt Christian Dürich die Psychodynamische Psychotherapie – nicht zuletzt durch die Methodik „klarifizieren, konfrontieren, deuten und durcharbeiten" – als Psychotraumatherapie per se. Die psychodynamische Haltung und Psychotherapie sollen dazu dienen, das seelische Leiden der Betroffenen zu lindern und ihnen zu helfen, vom Überleben einen Weg zurück ins Leben zu finden. Neue Forschungsansätze sollten nicht nur der internen, sondern auch der externen Validität und somit der Realität der psychotherapeutischen Praxis umfassend gerecht werden. So wird es psychodynamischen Behandler*innen ermöglicht, den Anforderungen einer

---

[7] Wampold, B. E., Imel, Z. E. & Flückinger, C. (2018). *Die Psychotherapiedebatte – was Psychotherapie wirksam macht*. Hogrefe.

[8] Shedler, J. (2011). Die Wirksamkeit Psychodynamischer Psychotherapie. *Psychotherapeut, 56*, 265–277.

wissenschaftlich fundierten Heilkunde reflektiert nachzukommen – ganz im Sinne Rudolfs[9] stützend hinter, begleitend neben oder konfrontierend gegenüber den Patient*innen. Denn: Beziehung heilt!

Darmstadt
den 25.03.2025

Dipl.-Psych. Antje Orwat-Fischer
Psychotraumatologin (DeGPT),
Vizepräsidentin DFT e. V.

---

[9] Rudolf, G. (2013). *Strukturbezogene Psychotherapie: Leitfaden zur psychodynamischen Therapie struktureller Störungen*. Schattauer.

Vorwort

Bis ins dritte Glied wird die Missetat der Väter heimgesucht, heißt es im 2. Buch Mose 20, Vers 5, was heute als ein Sinnbild für die transgenerationale Traumaweitergabe verwendet wird. Als drittes Glied der Generationenfolge derer, deren Großväter im Zweiten Weltkrieg waren, schreibe ich diese Zeilen und dieses Buch, und sicherlich bildet sich darin auch eine Niederschrift über die Reflexion der rätselhaften unbewussten Botschaften, die ich in mir und anderen zu verstehen strebe, ab. Gewalt verändert Menschen, und verleugnetes Unrecht zerstört Seelen, kann man feststellen, wenn man sich mit Traumatisierungen und ihren Folgen auseinandersetzt. Tragischerweise münden diese psychischen Verletzungen regelhaft in Zyklen der Traumaweitergabe, sei es durch unbewusste Kommunikation oder handelnde Wiederherstellung traumatischer Szenen an unbeteiligten Dritten. Nicht selten sind es die Familien, in denen solche Dynamiken stattfinden, wodurch Kinderseelen vergiftet werden und Ehepaare sich gegenseitig vernichten. Die Folge dessen ist eine verheerende Pandemie psychischer Erkrankungen unterschiedlichen Ausmaßes, die sich durch unbewusste Wiederholungszwänge selbst aufrechtzuerhalten droht. Die Spuren solcher Traumata verschwinden nicht einfach mit dem Ende eines Krieges – sie graben sich tief in die Seelen von Familien und Gesellschaften ein, wo sie über Generationen weiterwirken. Was einst im Verborgenen begann, wird so schließlich zur kollektiven Hypothek: in familiären Dynamiken, kulturellen Narrativen und gesellschaftlichen Spannungen.

Verheerende Kriege finden derweil in unserer unmittelbaren Nähe statt: so z. B. der nunmehr seit über drei Jahren dauernde Krieg in der Ukraine, der seit 2011 bestehende Konflikt in Syrien sowie die kriegerische Auseinandersetzung zwischen Israelis und Palästinensern. Hass und Desinformation schüren Opfer-Täter-Denken zwischen Menschen, was zu Frontenbildung und Vernichtungswillen führt. Auch hiervon sind Familien betroffen, daneben Soldaten und Soldatinnen und weitere unschuldige Opfer brutaler Angriffsstrategien – wie leicht ist doch die menschliche Natur zu Gewalt verführbar. Eine kategorische Einteilung in Gut und Böse ist dabei oft schwer, je mehr man die individuellen Hintergründe und Geschichten kennt. Verständnis relativiert einseitige Sichtweisen und Schwarz-Weiß-Denken, eindeutig böse Menschen mit rein sadistischen Tendenzen scheinen selten zu sein. Kann der Verführung zum Bösen etwas entgegengesetzt werden? Kann eine Kultur von Empathie und Reflexion den Rachegelüsten, Wiedergutmachungswünschen und Wiederholungszwängen eine Transformation zum Guten ermöglichen?

Können Anteilnahme und Zeugenschaft dem zerrütteten Erleben menschlichen Grundvertrauens, dem Unbehagen in der Kultur ein Heilmittel bieten?

„Et in terra pax hominibus bonae voluntatis" – „Und auf Erden Friede den Menschen guten Willens", hat mein Chor im Dezember 2024 als Teil der Bachkantate 191 gesungen. Die Sehnsucht nach Frieden ist den allermeisten Menschen zutiefst innewohnend und Urgrund ihrer Lebensorientierung. Ich glaube, dass eine verstehende Psychotherapie einen wesentlichen Beitrag zur Linderung traumatischer Seelenverletzungen, zum Durchbrechen transgenerationaler Traumaweitergabe und zur Förderung gruppalen Zusammenhalts zwischen Menschen leisten kann. Dies sind allesamt Bausteine, die Hass und Zerstörung, ob in Form von seelischer, körperlicher oder sexueller Gewalt, entgegenwirken und dem traumatisch bedingten Bösen seine Wurzeln entziehen können. Hierbei geht es um mehr, als durch Psychotechniken Seelenmanipulation zu betreiben, es geht um eine Heilkunst im Sinne humanistischer und aufklärerischer Werte, die aufbauend auf Tradition und wissenschaftlicher Grundlagen die Entwicklung zwischenmenschlicher Beziehungen antreibt sowie die Beweisführung mitfühlender Verbundenheit als Ausweg vom *Homo homini lupus est* antritt.

Dieses Buch ist aus der Überzeugung heraus entstanden, dass wir unsere unbewussten Prozesse nicht nur verstehen, sondern auch bearbeiten müssen – sei es in der therapeutischen Arbeit mit Patientinnen und Patienten oder in unserer Gesellschaft als Ganzes. Ich möchte es meinen Kindern widmen, in der Hoffnung, dass ihnen und allen anderen Kindern dieser Welt ein Leben ohne Hass, Gewalt oder Missetaten möglich wird.

Mein persönlicher Dank gilt dem Springerverlag und insbesondere Frau Monika Radecki und Herrn Amose Stanislaus für das Vertrauen in dieses Buchprojekt sowie die ermutigende Unterstützung und Begleitung.

Dortmund   Dr. med. Christian Dürich
den 31.03.2025

Competing Interests Der/die Autor*in hat keine für den Inhalt dieses Manuskripts relevanten Interessenkonflikte.

Inhaltsverzeichnis

1 Traumafolgestörungen: Symptomatik, Diagnostik, Beziehungsdynamik 1
- 1.1 Formen von Traumafolgestörungen 2
  - 1.1.1 Zur Definition und Typologie psychischer Traumata 2
  - 1.1.2 Risikofaktoren für die Entwicklung von Traumafolgestörungen und die Bedeutung sicherer Bindung 3
  - 1.1.3 Traumafolgestörungen in ICD und DSM 4
  - 1.1.4 Komorbiditäten, atypische PTBS und das Spektrum der Traumafolgestörungen 5
  - 1.1.5 Traumasensitivität und diagnostische Verantwortung ... 6
- 1.2 Typische und atypische Posttraumatische Belastungsstörung 8
- 1.3 Posttraumatische Persönlichkeitsstörung und Komplexe Posttraumatische Belastungsstörung 12
- 1.4 Diagnostik 16
  - 1.4.1 Anamnesegespräch 16
  - 1.4.2 Reflexion von Übertragung, Gegenübertragung und Projektion 17
  - 1.4.3 Reflexion der Szene 19
  - 1.4.4 Ergänzende testpsychologische Instrumente 20
  - 1.4.5 Zeitfenster und ihre Bedeutung im Rahmen des Erstgespräches 21
- 1.5 Übertragung, Gegenübertragung und die Begegnung mit dem Bösen 22
  - 1.5.1 Übertragungsbeziehung, Intersubjektivität und Abstinenz 22
  - 1.5.2 Symbolisierungsniveau und Übertragung 23
  - 1.5.3 Traumatisierende Übertragung 25
  - 1.5.4 Sekundäre Traumatisierung 26
  - 1.5.5 Grenzen des Containments und Grenzen des Externalisierens 27
- 1.6 Opfer, Täter, Helfer: im Dramadreieck zwischen Rache und Wiedergutmachung 29
  - 1.6.1 Das Täterintrojekt 29

		1.6.2	Das Dramadreieck	30
		1.6.3	Die Rachekollusion	31
		1.6.4	Die Wiedergutmachungsfalle	32
	1.7		Exkurs: Leitlinienempfehlungen und VT-Verfahren	33
	Literatur			35
2	**Psychodynamik der Traumafolgestörungen**			39
	2.1		Einführung: Psychoanalyse ist Traumatherapie	40
	2.2		Trauma-Affekt-Modell: Sigmund Freud, Josef Breuer und die Anfänge der Psychoanalyse	42
		2.2.1	Traumatisierte leiden an Reminiszenzen	42
		2.2.2	Katharsis und Erinnerung	43
		2.2.3	„Talking Cure" und Freie Assoziation	43
		2.2.4	Erregung, Abwehr und das Unbewusste	44
		2.2.5	Symbolisierung und Verdrängung	45
		2.2.6	Wiederholungszwang und Todestrieb	46
		2.2.7	Es, Ich und Über-Ich: das Instanzenmodell	46
		2.2.8	Fazit: die Freud'sche Psychoanalyse als Fundament einer modernen Traumatherapie	47
	2.3		Objektbeziehungstheorie – wie aus belastenden Beziehungserfahrungen Traumafolgesymptome werden	47
		2.3.1	Melanie Klein, die Paranoid-schizoide und die Depressive Position	48
		2.3.2	Wilfred R. Bion und das Container-contained-Modell	50
		2.3.3	Donald Winnicott und die Zerstörung des Objekts	51
		2.3.4	Sándor Ferenczi, das Täterintrojekt und die Identifikation mit dem Aggressor	53
		2.3.5	Objektbeziehungstheorie nach William R. D. Fairbairn	54
		2.3.6	Fazit: traumatisierende Beziehungserfahrungen werden verinnerlicht	55
	2.4		Ich-Psychologie: Abwehrmechanismen, Ich-Funktionen, Ich-Zustände und deren Integration	55
		2.4.1	Heinz Hartmann: seelische Autonomie und die Ich-Funktionen	57
		2.4.2	Anna Freud: psychische Gesundheit gründet auf gelingenden Abwehrmechanismen	58
		2.4.3	Pierre Janet und die Geschichte der Dissoziation	59
		2.4.4	Van der Hart, Nijenhuis und Steele: strukturelle Dissoziation als besondere Form der Abwehr	60
		2.4.5	John und Helen Watkins: Ich-Zustände und die Ego-State-Therapie	61
		2.4.6	Fazit: Traumata beeinflussen Entwicklung, Kohäsion und Funktionalität des Ichs	62

2.5	Selbstpsychologie: Heinz Kohut und die Selbstkohäsion		62
	2.5.1	Die Entwicklung des Selbst und seine Störungen	63
	2.5.2	Selbstobjekte und Selbstobjektübertragungen	65
	2.5.3	Empathie, Resonanz und ihre Unterbrechung	66
	2.5.4	Fazit: Traumatisierungen beeinträchtigen die Kohäsion des Selbst, die Fähigkeit zu Selbstobjektbeziehungen und die Regulation des Selbstwertes	66
2.6	Intersubjektive Psychoanalyse: Jessica Benjamin, Jean Laplanche und die Fähigkeit des Mentalisierens		67
	2.6.1	Jessica Benjamin: Anerkennung, Herrschaft und Unterwerfung in Beziehungen	68
	2.6.2	Jean Laplanche, rätselhafte Botschaften und die Revision der Verführungstheorie	69
	2.6.3	Die Mentalisierungstheorie	70
	2.6.4	Fazit: Anerkennung und Mentalisierung subjektiven Erlebens ist ein zentraler Bestandteil von Traumatherapie	72
2.7	Gruppenanalytische Perspektiven: Transgenerationalität, Mobbing, Fremdenhass		72
	2.7.1	Bion und die Regression der Gruppe, Foulkes und die Gruppenmatrix	73
	2.7.2	Horst-Eberhard Richter und die Dynamiken der Familie	73
	2.7.3	Transgenerationale Traumatisierungen als innerfamiliäre Reinszenierungen	74
	2.7.4	Mobbing und Fremdenhass als destruktive Gruppendynamiken	75
	2.7.5	Fazit: Gruppendynamiken und der soziale Kontext von Traumatisierungen sind für Traumatherapien von Bedeutung	76
2.8	Operationalisierte Psychodynamische Diagnostik und Traumafolgestörungen		76
	2.8.1	Operationalisierte Psychodynamische Diagnostik (OPD-3)	77
	2.8.2	Manual zur Ereignis- und Traumaverarbeitung	78
2.9	Zusammenfassung: Psychodynamik des Traumas		79
	Literatur		80
3	**Psychodynamische Traumatherapie im ambulanten Einzelsetting**		**83**
3.1	Settings und Indikationsstellung		83
	3.1.1	Tiefpsychologisch fundierte Traumatherapie	83
	3.1.2	Analytische Traumatherapie	85
	3.1.3	Indikationsstellung und Behandlungsziele	87

3.2	Fallkonzeption		90
	3.2.1	Psychodynamischer Befund	90
	3.2.2	Tiefenpsychologisch fundierte Traumatherapie	93
	3.2.3	Analytische Traumatherapie	99
	3.2.4	Fazit: Gemeinsamkeiten und Unterschiede Analytischer und Tiefenpsychologisch fundierter Traumatherapie	107
3.3	Beziehungsgestaltung und Interventionen		108
	3.3.1	Beziehungsgestaltung in Psychodynamischen Traumatherapien	108
	3.3.2	Verfahrensspezifische Interventionen	109
	3.3.3	Störungsspezifische Interventionen	115
3.4	Umgang mit Krisen		121
	3.4.1	Dekompensation	121
	3.4.2	Dissoziation	122
	3.4.3	Suizidalität und Fremdgefährdung	123
Literatur			124

4 Psychodynamische Traumatherapie im Gruppensetting 127
- 4.1 Psychodynamische Gruppenpsychotherapie als eigenständiges Verfahren 127
  - 4.1.1 Psychodynamische :Gruppenpsychotherapie stellt ein eigenständiges Verfahren mit eigener Methodik dar 127
  - 4.1.2 Zur Theorie der Psychodynamischen Gruppenpsychotherapie 129
  - 4.1.3 Evidenz und Wirkfaktoren der Gruppenpsychotherapie 130
- 4.2 Indikation und Setting 132
  - 4.2.1 Grundsätzliche Indikation zur Gruppenpsychotherapie 132
  - 4.2.2 Indikation bei Traumafolgestörungen 134
  - 4.2.3 Vorbereitung der Gruppe, Setting und Rahmenbedingungen 137
- 4.3 Praxis der Psychodynamischen Traumatherapie im Gruppensetting 139
  - 4.3.1 Symbolisierung und Deutung in der Gruppe 139
  - 4.3.2 Wiederholungszwänge und Reinszenierungen in Gruppen 142
  - 4.3.3 Umgang mit Krisen 143
- 4.4 Kombinationsbehandlung von Einzel- und Gruppentherapie 145
  - 4.4.1 Kombinationsbehandlung im Rahmen der ambulanten Richtlinienpsychotherapie 145
  - 4.4.2 Inhalte für Gruppe, Inhalte für Einzel 146

		4.4.3	Triangulierungsmöglichkeiten der Kombinationsbehandlung.	147

- 4.5 Transgenerationale Traumaweitergabe und Soziales Trauma 149
  - 4.5.1 Innerfamiliäre Traumata und die transgenerationale Traumaweitergabe 149
  - 4.5.2 Soziale Traumata und ihre Relevanz für die Psychotherapie. 150
- Literatur. 151

5 Psychodynamische Traumatherapie im tagesklinischen und vollstationären Setting 153

- 5.1 Psychodynamische Psychotherapie im multiprofessionellen Setting 153
  - 5.1.1 Multiprofessionelle Psychotherapie als eigenes Setting 153
  - 5.1.2 Überblick verschiedener multiprofessioneller Settings. 155
  - 5.1.3 Reflektierte Methodenintegration im multiprofessionellen Setting. 158
- 5.2 Tagesklinische und stationäre Psychodynamische Psychotherapie. 160
  - 5.2.1 Das Integrative Modell (teil-)stationärer Psychodynamischer Psychotherapie 160
  - 5.2.2 Praxis Stationärer Psychodynamischer Psychotherapie. 162
  - 5.2.3 Indikation zur Stationären Psychotherapie. 164
  - 5.2.4 Geschichte und Konzepte der tagesklinischen Psychotherapie. 166
  - 5.2.5 Praxis tagesklinischer Psychotherapie 168
  - 5.2.6 Indikation zur tagesklinischen Psychotherapie 170
- 5.3 Behandlung von Traumafolgestörungen in Tagesklinik und auf Station 171
  - 5.3.1 Spezielle Indikationsstellung für Tagesklinik und Station. 171
  - 5.3.2 Stabilisierung und Traumakonfrontation 173
  - 5.3.3 Durcharbeitung von Übertragung und Reinszenierung. 175
- Literatur. 177

6 Evidenz der Psychodynamischen Traumatherapie 179

- 6.1 Historische Entwicklung und aktuelle Studienlage 179
  - 6.1.1 Einführung der PTBS und Studienlage zur Psychodynamischen Traumatherapie. 179
  - 6.1.2 Zentrale Ergebnisse aktueller Vergleichsstudien 181

		6.1.3	Befunde aus Metaanalysen und systematischen Reviews	182
	6.2	\multicolumn{2}{l	}{Kritische Bewertung der Evidenz}	183

      6.1.3 Befunde aus Metaanalysen und systematischen Reviews ... 182
  6.2 Kritische Bewertung der Evidenz ... 183
      6.2.1 Stärken und Limitationen Psychodynamischer Psychotherapie ... 183
      6.2.2 Methodische Herausforderungen und bestehende Evidenzlücken ... 185
      6.2.3 „Absence of evidence is not evidence of absence" – methodenkritische Diskussion ... 186
  6.3 Einseitigkeit in der Psychotraumatologie und Perspektiven ... 187
      6.3.1 Dominanz kognitiv-behavioraler Verfahren und ihre Ursachen ... 187
      6.3.2 Traumatherapie in der Praxis: wenn die Realität Abweichungen hervorbringt ... 188
      6.3.3 Auswege aus dem Forschungsbias – Wege zu einer integrativen Evidenzbasis ... 190
  Literatur ... 191

7 Fazit für die Praxis ... 193
  7.1 Indikation, Intervention und Integration ... 193
      7.1.1 Indikationsstellung für die verschiedenen Settings der Psychodynamischen Traumatherapie ... 193
      7.1.2 Übersicht über die störungsspezifischen Interventionen ... 196
      7.1.3 Getting it all together: Verbindung von Verfahren, Störungsorientierung und Settings ... 202
  7.2 Psychohygiene ... 203
  7.3 Abschließende Gedanken ... 204
  Literatur ... 206

Über den Autor

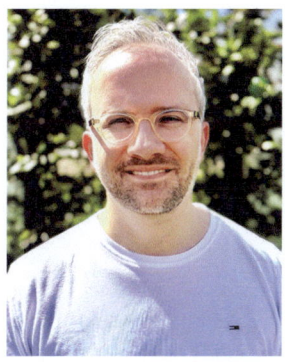

Dr. med. Christian Dürich geboren 1982, begann seine akademische Karriere in der Medizin an der Universität Witten/Herdecke. Nach seinem Medizinstudium absolvierte er die Facharztweiterbildung in Psychosomatischer Medizin und Psychotherapie. Seine Ausbildung vertiefte er durch die Institutsweiterbildung zum Psychoanalytiker sowie die Zusatzqualifikation „Psychotherapie der Traumafolgestörungen" an der Köln-Bonner Akademie für Psychotherapie und die Weiterbildung zum Gruppenanalytiker bei der Internationalen Arbeitsgemeinschaft für Gruppenanalyse (D3G).

In seiner ärztlichen Weiterbildung erlangte Dr. Dürich wertvolle Erfahrungen in der Psychiatrie, Psychosomatik und Inneren Medizin. Er war als Oberarzt am Klinikum Westfalen Dortmund tätig und ist seit 2018 Chefarzt der Abteilung für Psychosomatische Medizin und Psychotherapie am Katholischen Krankenhaus Hagen gGmbH. Sein Engagement in der Fachgemeinschaft zeigt sich auch in seinen Rollen als Vorsitzender der Westfälischen Arbeitsgemeinschaft für Psychosomatik, Psychotherapie und Psychoanalyse e. V. sowie als Vorstandsmitglied der Deutschen Fachgesellschaft für tiefenpsychologisch fundierte Psychotherapie / Psychodynamische Psychotherapie (DFT) e. V.

Dr. Dürichs Arbeitsschwerpunkte liegen in der Psychodynamischen Psychotherapie, Psychoanalyse und Gruppenanalyse, wobei er in verschiedenen Behandlungssettings tätig ist. Das vorliegende Buch markiert seine zweite umfangreiche Publikation.

Neben seiner medizinischen Tätigkeit ist Dr. Dürich auch im musikalischen Bereich aktiv. Er studierte Kirchenmusik an der Robert-Schumann-Hochschule

Düsseldorf und ist als Chorleiter und Organist tätig. Als Gründer und Leiter des Ärztechors Ruhr bringt er seine musikalischen und beruflichen Interessen zusammen.

Für Kontakt und weitere Informationen ist Dr. Dürich unter der E-Mail-Adresse c.duerich@kkh-hagen.de erreichbar.

Traumafolgestörungen: Symptomatik, Diagnostik, Beziehungsdynamik

1

Inhaltsverzeichnis

1.1 Formen von Traumafolgestörungen 2
1.2 Typische und atypische Posttraumatische Belastungsstörung 8
1.3 Posttraumatische Persönlichkeitsstörung und Komplexe Posttraumatische Belastungsstörung 12
1.4 Diagnostik 16
1.5 Übertragung, Gegenübertragung und die Begegnung mit dem Bösen 22
1.6 Opfer, Täter, Helfer: im Dramadreieck zwischen Rache und Wiedergutmachung 29
1.7 Exkurs: Leitlinienempfehlungen und VT-Verfahren 33
Literatur 35

▶ Dieses Kapitel führt in das Spektrum der Traumafolgestörungen ein und beleuchtet ihre Symptomatik, Diagnostik und psychodynamische Bedeutung. Anhand klassifikatorischer Kriterien sowie psychodynamischer Konzepte wird deutlich, wie vielfältig die Folgen traumatischer Erfahrungen sein können – von typischer PTBS über atypische und komplexe Störungsbilder bis hin zur posttraumatischen Persönlichkeitsstörung. Das Kapitel sensibilisiert für diagnostische Verantwortung, übertragungsdynamische Aspekte und die Bedeutung sicherer Bindung als zentralem Schutzfaktor. Fallbeispiele veranschaulichen die klinische Relevanz.

© Der/die Autor(en), exklusiv lizenziert an Springer-Verlag GmbH, DE, ein Teil von Springer Nature 2025
C. Dürich, *Psychodynamische Traumatherapie,* Psychotherapie: Praxis,
https://doi.org/10.1007/978-3-662-70909-2_1

1.1 Formen von Traumafolgestörungen

1.1.1 Zur Definition und Typologie psychischer Traumata

Menschen sind in ihrem Leben unvermeidlich psychischen Belastungen ausgesetzt. Diese werden ihnen von einer nicht selbst gewählten Realität zugemutet: So gilt nach Jaspers (1973) das als Wirklichkeit, was Widerstand leistet, was die Bewegung des Leibes hemmt und die Verwirklichung von Streben und Wünschen verhindert. Freuds Trieb- und Konfliktpsychologie, wie er sie mit *Die Traumdeutung* (1900) zunächst vom Gegenpol der Realität aus erforschte und in weiteren Schriften ausdifferenzierte, versteht in ähnlicher Logik die Konfrontation von Lustprinzip und Realitätsprinzip als Entstehungsursache des psychischen Apparats, in dem das Ich schließlich die zentrale Aufgabe des Vermittlers zwischen konflikthaften inneren und äußeren Anforderungen einnimmt. Die Auseinandersetzung mit Enttäuschung, Verletzung und Schmerz bewirkt somit psychische Entwicklung – im günstigen Fall. Stehen Ressourcen und Bewältigungsmöglichkeiten zu einer belastenden Situation aber im Missverhältnis, finden wiederum andere Prozesse statt.

So werden im Rahmen der physiologischen Stressreaktion („fight, flight, freeze") neben Bewältigung (auch Kampf genannt) noch Vermeidung bzw. Flucht (die belastende Situation wird als nicht bewältigbar, aber vermeidbar bewertet) und Einfrieren (die belastende Situation wird als weder bewältigbar noch vermeidbar bewertet) unterschieden. Die beiden letztgenannten Verhaltensweisen begründen dabei keine positive psychische Bewältigung i. S. von Auflösung der Belastung und Zunahme eigenen Selbstwirksamkeitserlebens, sondern konservieren die Gefahr im Außen und Innen, wo sie sich einschränkend auf die Bewegungsfreiheit im eigenen Seelenraum sowie in der eigenen Lebenswelt auswirken kann. Reagiert sich die durch die Stressreaktion hervorgerufene physiologische Reaktionsbereitschaft zudem nicht ab, verbleibt diese als dysfunktionale Erregung im Organismus (auch allostatische Last genannt). Psychodynamisch betrachtet können die Folgen solcher verbliebener Belastungen und Einschränkungen schließlich in Konflikt-, Struktur- und Traumapathologien unterschieden werden: So entstehen Hemmungen im Umgang mit Grundbedürfnissen durch innere Konflikte, ich-strukturelle Unreife durch Beeinträchtigungen in der Entwicklung psychischer Grundfertigkeiten sowie Desymbolisierungsprozesse, Introjektion von Gewalt und dissoziative Abwehrmechanismen im Rahmen traumatischer Verarbeitung, wie im Folgenden noch ausgeführt wird.

Somit können Traumafolgestörungen anhand physiologischer, kognitiver und psychodynamischer Reaktionen definiert werden; diese bilden allesamt die Innenseite des betroffenen Individuums ab.

Auf der Außenseite hingegen lassen sich Stressoren hinsichtlich ihrer traumatogenen Wirkung typologisieren. So werden infolge Terr (1991) heutzutage Typ-I-Traumata (einmalige und unerwartete „akute" lebensbedrohliche Ereignisse) von Typ-II-Traumata (lang anhaltende oder wiederkehrende „chronische" Belastungen) unterschieden. Schellong (in: Epple et al., 2018) unterteilt diese weiter in akzidentelle

1.1 Formen von Traumafolgestörungen

Typ-I- (z. B. Auto- oder Arbeitsunfall) bzw. Typ-II-Traumata (z. B. Natur- oder technische Katastrophen und ihre Folgen) sowie interpersonelle Typ-I- (z. B. Überfall, sexueller Übergriff) bzw. Typ-II-Traumata (z. B. kindlicher Missbrauch, häusliche Gewalt, Folter). In der Praxis beschreiben Typ-I-Traumata häufig die isolierten Monotraumata im Erwachsenenalter, Typ-II-Traumata Missbrauchserfahrungen in der Kindheit, aber auch Traumatisierungen durch Kriegserfahrungen.

Traumafolgestörungen gründen zusammengefasst also auf der dysfunktionalen Verarbeitung überfordernder Einwirkungen der Außenwelt, denen sich das Individuum nicht frei gewählt ausgesetzt sieht, einem pathologischen Zusammenspiel äußerer und innerer Einflüsse.

1.1.2 Risikofaktoren für die Entwicklung von Traumafolgestörungen und die Bedeutung sicherer Bindung

In der Literatur werden verschiedene Risikofaktoren für die Entwicklung einer Traumafolgesymptomatik diskutiert, wobei häufig prätraumatische (z. B. frühere traumatische Erfahrungen oder psychische Erkrankungen), peritraumatische (z. B. schwerwiegendes traumatisches Ereignis, peritraumatische Dissoziation) und posttraumatische Risikofaktoren (z. B. mangelnde soziale Unterstützung und Anerkennung, Vermeidungsverhalten) unterschieden werden (vgl. Epple et al., 2018). Schützend wiederum können sich z. B. Alter bei Erleben des Ereignisses, prämorbide psychische Gesundheit und ein stabiles soziales Umfeld auswirken. Die Art des Ereignisses schließlich geht mit unterschiedlichen Auftretenswahrscheinlichkeiten einer Erkrankung einher, für PTBS z. B. mit hohen Wahrscheinlichkeiten bei Vergewaltigung oder kindlichem Missbrauch, niedrigeren bei Naturkatastrophen oder Verkehrsunfällen (vgl. z. B. Wiggers et al., 2020). Das Erleben kindlicher Traumatisierungen wiederum erhöht die Wahrscheinlichkeit, unter Depressivität oder Ängstlichkeit zu leiden, um das 7- bis 8-Fache (Witt et al., 2019). Witt et al. (2019) haben in ihrer deutschlandweiten Erhebung darüber hinaus aufgezeigt, dass in ihrem Studienkollektiv ($n = 2531$) 43,7 % der Teilnehmenden in ihrer Kindheit mindestens ein traumatisches Ereignis erlebt hatten.

Von allen Betroffenen eines traumatischen Ereignisses entwickeln hingegen „nur" zu ca. 20 bis 30 % in den folgenden 2 Jahren eine PTBS. Traumatische Intrusionen erfahren im Rahmen sicherer Bindungen innerhalb von 4 bis 12 Wochen eine normalpsychologische Desensibilisierung und werden als explizite Erinnerungen abgelegt, wodurch 85 bis 90 % der Typ-I-Traumata bewältigt werden (aus: Sachsse, 2013). Ähnlich konnten Rausch et al. (2016) für Typ-II-Traumata aufzeigen, dass Betroffene, die sexuellen und/oder physischen Missbrauch in der Kindheit erlebt haben, signifikant häufiger eine Traumafolgestörung oder Borderlinestörung entwickelten, wenn zusätzlich auch emotionale Vernachlässigung und emotionaler Missbrauch vorlagen. Dies unterstreicht indirekt den potenziellen protektiven Einfluss von sicheren Bindungen in der Kindheit.

Solche Befunde sind insofern von Bedeutung, als sie die zentrale Rolle sicherer und unterstützender Bindung bei der Verarbeitung traumatischer Erfahrungen aufzeigen. Das Anbieten und Herstellen einer solchen Beziehungserfahrung wiederum spielt im Rahmen Psychodynamischer Psychotherapien eine zentrale Rolle, gleichsam die Reflexion von Störungen und Brüchen innerhalb der therapeutischen Arbeitsbeziehung, was bei Traumafolgestörungen von besonderer Relevanz ist und in den folgenden Kapiteln noch weiter ausgeführt wird.

Die Entstehung von Traumafolgestörungen schließlich wird also wesentlich durch das Vorliegen von Risikofaktoren begünstigt, wozu einerseits Vorbelastung, Art und Schwere des Traumas sowie peritraumatische Dissoziation zählen, andererseits maßgeblich das Ausbleiben sicherer Bindung sowie sozialer Unterstützung und Anerkennung.

1.1.3 Traumafolgestörungen in ICD und DSM

Die pathologischen Reaktionen auf ein traumatisches Erlebnis werden im ICD-10 einerseits entlang von Zeitfenstern definiert, andererseits anhand phänomenologisch-deskriptiver Kriterien.

Die diagnostische Zuordnung entlang von Zeitfenstern (vgl. z. B. Bengel & Hubert, 2010) definiert eine unmittelbar nach dem Ereignis auftretende Traumafolgestörung als Akute Belastungsreaktion (F43.0), die entweder nach Stunden oder Tagen remittiert oder in eine Anpassungsstörung (F43.2) oder Posttraumatische Belastungsstörung (F43.1) übergehen kann. Anpassungsstörungen treten üblicherweise innerhalb eines Monats nach dem Ereignis auf, Posttraumatische Belastungsstörungen Wochen bis Monate (auch Jahre) nach dem Ereignis. Traumafolgestörungen, die länger als 2 Jahre bestehen, definiert der ICD-10 als Andauernde Persönlichkeitsänderung nach Extrembelastung (F62). Während die Akute Belastungsreaktion auch als normale Reaktion auf außergewöhnliche Belastungen verstanden wird und Symptome wie Numbing, Unruhe, Desorientiertheit, Rückzug und vegetative Beschwerden umfassen kann, zählen die persistierende Akute Belastungsreaktion (ab 4 Wochen, dann als Anpassungsstörung oder PTBS bezeichnet) wie auch die verzögert auftretende Posttraumatische Belastungsstörung als pathologische Zustände. Die Anpassungsstörung wird im ICD-10 als Reaktion auf zumeist psychosoziale Krisen (Trennung, Verlust, Misserfolge, Schwellensituationen) beschrieben, die v. a. mit Ängsten, depressiven Zuständen, Sorgen und/oder beeinträchtigter Lebensführung einhergeht, die PTBS als Reaktion auf ein Ereignis „mit außergewöhnlicher Bedrohung oder katastrophenartigem Ausmaß", das „bei fast jedem eine tiefe Verzweiflung hervorrufen würde". Die PTBS kennzeichnet sich symptomatisch durch Intrusionen (Flashbacks, Albträume), Numbing, Hyperarousal und Vermeidungsverhalten; Depressionen, Ängste und Suizidalität können hinzukommen.

Die ICD-11 führt verschiedene Veränderungen in der Beschreibung der PTBS ein. So bleibt einerseits das Ereigniskriterium einer außergewöhnlichen oder katastrophalen Situation, die Bewertung, „dass bei fast jedem eine tiefe Verzweiflung hervorrufen würde", fällt jedoch weg, was das Auslöserspektrum etwas öffnet. Als Zeitkriterium soll die Symptomatik mindestens über mehrere Wochen bestehen und zusätzlich relevante Beeinträchtigungen in zentralen Lebensbereichen hervorrufen. Syndromatisch wird die PTBS durch das Vorliegen von drei Symptomclustern definiert: Wiedererleben (Flashbacks, Albträume) inkl. starker Gefühle und vegetativer Erregung, Vermeidung von Auslösern (Gedanken, Erinnerungen, Situationen, Personen), anhaltendes Bedrohungserleben (Hypervigilanz, Schreckhaftigkeit).

In der ICD-11 wird darüber hinaus erstmalig die Komplexe Posttraumatische Belastungsstörung (kPTBS) beschrieben. Diese wird vorrangig mit dem Erleben von Typ-II-Traumata in Verbindung gebracht; in der Anamnese soll die Symptomatik der typischen PTBS zumindest vorgelegen haben, zusätzlich müssen Schwierigkeiten der Affektregulation (Reizbarkeit, Aggressivität, Dissoziation) und Beziehungsgestaltung sowie ein negatives Selbstbild mit Scham- und Schuldgefühlen bestehen. Die kPTBS weist mitunter Überlappungen zur Borderlinepersönlichkeitsstörung (BPS) auf, und oft treten beide Krankheitsbilder komorbid auf.

Das DSM-5 nimmt ebenfalls eine Ereignisdefinition vor und legt das eigene Erleben oder die Zeugenschaft einer traumatischen Situation wie die Konfrontation mit drohendem oder tatsächlichem Tod, ernsthafter Verletzung oder sexueller Gewalt zugrunde. Es beschreibt vier Symptomcluster, aus denen unterschiedlich viele Kriterien erfüllt sein müssen: Symptome des Wiedererlebens, Vermeidung, negative Veränderungen von Kognitionen und der Stimmung, Hyperarousal. Die Symptomatik muss mindestens einen Monat bestehen. Eine Komplexe Posttraumatische Belastungsstörung wird im DSM-5 nicht beschrieben.

Schellong et al. (2019) haben die PTBS-Diagnostik nach ICD-11 und DSM-5 gegenübergestellt und aufgezeigt, dass beide Klassifikationssysteme eine hohe Übereinstimmung aufweisen können, wenn das Wiedererleben im ICD-11 weiter operationalisiert wird, also inklusive intrusiver Erinnerungen. Wird jedoch eine zu restriktive Auslegung angewendet, könnten Patienten/Patientinnen mit traumatischer Belastung keine Diagnose nach ICD-11 erhalten. In solchen Fällen sollte das DSM-5 zusätzlich herangezogen werden.

Die prominenteste Traumafolgestörung ist die Posttraumatische Belastungsstörung (PTBS), die entlang unterschiedlicher Schwerpunktlegungen in den Klassifikationssystemen ICD-10, ICD-11 und DSM-5 v. a. durch Wiedererleben, Vermeidungsverhalten/Numbing und Hyperarousal beschrieben wird; zusätzlich grenzen sie Zeit- und Ereigniskriterien von anderen Störungsbildern (Akute Belastungsreaktion, Anpassungsstörung) ab.

1.1.4 Komorbiditäten, atypische PTBS und das Spektrum der Traumafolgestörungen

Traumatische Erfahrungen münden nicht ausschließlich im Vollbild einer typischen PTBS, sondern können auch zu anderen Störungsbildern führen, oder diese treten komorbid zu ihr auf (atypische PTBS). So resümieren Schäfer et al. (2019)

in der aktuell in Überarbeitung befindlichen S3-Leitlinie zur Posttraumatischen Belastungsstörung, dass bis zu 80 % der Patientinnen/Patienten mit PTBS mindestens eine weitere psychische Störung haben, am häufigsten Angststörungen (Männer/Frauen: 52 %/54 %), Depressionen (Männer/Frauen: 50 %/51 %), Suchterkrankungen (Männer/Frauen: 65 %/32 %) sowie somatoforme Störungen und Dissoziationen; daneben weist die Borderlinepersönlichkeitsstörung je nach Erhebung Assoziationen von 30 % bis 79 % zu PTBS auf. Ermann (2020) führt ferner Traumafolgestörungen auf, die nicht das Vollbild einer PTBS oder Persönlichkeitsstörung aufweisen, dafür aber einem Dissoziationstyp, affektivem Typ (mit v. a. Ängsten oder Depressionen) oder einem somatoformen Typ (mit vegetativen, konversiven oder Schmerzstörungen) zuzuordnen sind (s. a. Abschn. 1.2).

Der Blick von den unmittelbaren, „klassischen" Traumafolgestörungen wie der PTBS über die traumatischen Veränderungen der Persönlichkeit bei BPS und kPTBS hin zu den Komorbiditäten und atypischen Traumafolgestörungen lässt schließlich erneut Cluster ableiten, die neben zusammenhängenden, kategorial abgrenzbaren Syndromen auch Mischverhältnisse beschreibbar machen. Diese Krankheitsbilder (typische und atypische PTBS, Posttraumatische Persönlichkeitsstörung, kPTBS) werden in den folgenden Abschnitten ausführlich beschrieben.

Somit lässt sich das Spektrum der Traumafolgesymptomatiken zusammenfassend in die drei Cluster Intrusives Syndrom (Flashbacks/Albträume, Hyperarousal, Numbing, Vermeidungsverhalten), Defensive Persönlichkeit (Misstrauen, Rückzügigkeit, phobisches Verhalten, Selbstentwertung) und Komorbidität (affektive Störungen, Dissoziation, Somatisierung, Sucht) einteilen, deren Ausprägungen und Kombinationen das klinische Bild und die Diagnose(n) bestimmen (nach Arndt & Klingen, 2011; s. Abb. 1.1).

1.1.5 Traumasensitivität und diagnostische Verantwortung

Das im Vorangegangenen dargestellte Spektrum der Traumafolgesymptomatiken verdeutlicht, dass nicht nur die typische PTBS auf eine traumatische Erfahrung folgen kann, sondern auch andere Krankheitsbilder, vor allem solche, die rein oberflächlich betrachtet zunächst nicht zwingend mit einer traumatischen Genese in Verbindung gebracht werden würden (z. B. Depressionen, Angststörungen, Somatoforme Störungen). Vor diesem Hintergrund sollte auch bei zunächst anderem Konsultationsanlass eine mögliche Traumafolgesymptomatik vollständig abgeklärt werden, und die Patienten/Patientinnen sollten respektvoll hinsichtlich traumatischer Erfahrungen exploriert werden. In Anbetracht der Tatsache, dass ausbleibende soziale Unterstützung und Anerkennung oft ein wesentlicher Faktor bei der Entstehung von Traumafolgestörungen ist, gilt es, diese anzubieten, statt unachtsam in bagatellisierend wirkende Äußerungen zu verfallen. Letztlich trägt das Gesundheitswesen einen wesentlichen Teil der Verantwortung für angemessene Wiedergutmachung und Gerechtigkeit an jenen Mitgliedern der Gesellschaft, gegenüber denen die Gesellschaft ihrer Aufgabe, sie zu schützen, nicht gerecht geworden ist.

1.1 Formen von Traumafolgestörungen

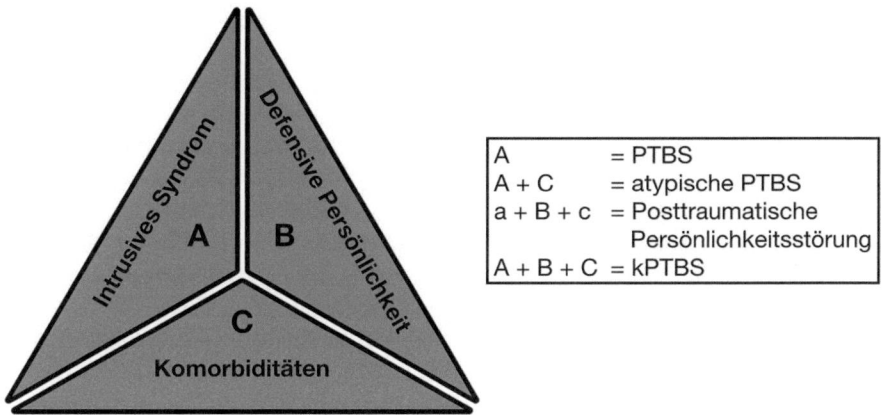

Abb. 1.1 Die drei Symptomcluster der Traumafolgestörungen

Auf der anderen Seite besteht eine Verantwortung der eigenen Profession gegenüber insofern, als eine valide Diagnostik und ätiologisch begründete Behandlung Grundpflicht und Ethik ärztlich-therapeutischen Handelns darstellt. Jedwede Störung als traumatisch zu verklären, führt nicht nur in therapeutische Sackgassen, sondern auch zu möglichen Chronifizierungen und psychosozialen Verwerfungen. So führt Rudolf (2012) z. B. treffend aus, dass niemandem geholfen ist, wenn Patientinnen/Patienten einseitig in eine Opferrolle polarisiert werden und Therapeutinnen/Therapeuten sich kämpferisch in einer Retterrolle verlieren. Des Weiteren reicht auch die alleinige Fokussierung auf äußerlich als traumatisch zu bewertende Ereignisse nicht aus, ohne die diesbezügliche innere Dynamik zu ergründen, um deren Bearbeitung es in der Behandlung ja gehen soll. Wie bereits ausgeführt, hinterlassen nicht alle traumatischen Erlebnisse Traumafolgestörungen (vgl. Abschn. 1.1.2); eine Offenheit für die Vielfalt möglicher Verarbeitungsweisen, wie sie in der Psychodynamischen Psychotherapie ausführlich beschrieben sind, ist essenziell, um einer möglichen Traumainflation entgegenzuwirken, so Quindeau (2019), wofür dezidiert die erfahrene Reflexion der Übertragungsbeziehung erforderlich ist.

Psychotherapie trägt dazu bei, dass gesellschaftliche Missstände, die sich in Traumafolgestörungen niederschlagen, Heilung und stellvertretende Wiedergutmachung erfahren. Psychotherapie verleiht verletzten Menschen wieder eine Stimme. Entgleist Psychotherapie aber in eine einseitige Verklärung aller Patienten/Patientinnen in traumatisch geschädigte Opfer, wirkt sie genau diesem Potenzial entgegen und nivelliert damit ungewollt die Bedeutung tatsächlicher traumatischer Schädigungen. Psychotherapeuten/-therapeutinnen tragen daher die Verantwortung, durch korrekte und reflektierte Verwendung des Traumabegriffs heilsame und emanzipatorische Prozesse anzustoßen, statt das Selbstbild und soziale Umfeld ihrer Patientinnen/Patienten zu belasten.

1.2 Typische und atypische Posttraumatische Belastungsstörung

In diesem Abschnitt werden psychische Erkrankungen und die Auswirkungen traumatischer Erlebnisse detailliert beschrieben. Die konstruierten Fallbeispiele enthalten Darstellungen von:

- Traumatischen Erlebnissen wie Unfälle, Gewalt und sexuelle Übergriffe,
- Symptomen von Posttraumatischer Belastungsstörung (PTBS), einschließlich Flashbacks, Albträume, Hyperarousal und Vermeidungsverhalten,
- psychischen und emotionalen Belastungen, die durch vergangene Traumata ausgelöst werden.

Diese Inhalte können für Menschen, die eigene Traumata erlebt haben oder sensibel auf Darstellungen von Gewalt, Missbrauch und Traumafolgen reagieren, belastend sein.

Fallbeispiel 1: Die 56-jährige Frau P. fährt an einem sonnigen Herbsttag mit ihrem Ehemann auf dem Sozius zusammen Motorrad. Beide sind auf dem Weg zu einem Betriebsfest des gemeinsamen Arbeitgebers, einem Zulieferer von Automobilersatzteilen. An einer schwer einsehbaren Kreuzung auf der Landstraße nimmt ihnen plötzlich ein 20-jähriger Autofahrer die Vorfahrt, es kommt zum Zusammenstoß, beide Ehepartner werden 20 Meter durch die Luft geschleudert und landen im Gras. Der Vorfall zieht einen langen Krankenhausaufenthalt sowie eine Rehabilitationsbehandlung nach sich, ungefähr ein Dreivierteljahr später können beide im Rahmen einer stufenweisen Wiedereingliederung an den Arbeitsplatz zurückkehren. Frau P. beklagt nun zunehmende Schlafstörungen, Unruhe und massive Ängste beim Autofahren – sie fährt nicht mehr selber, will nur noch Beifahrerin sein, ihr Ehemann fährt beide zur Arbeit. So erleidet sie insbesondere an Kreuzungen Flashbacks der Unfallsituation und fürchtet, es könnte wieder jemand ungebremst von der Seite kommen. Beim Autofahren selber ist sie noch unruhiger als ohnehin schon und oft dem Hyperventilieren nahe. Der Hausarzt überweist sie an eine Traumaambulanz der Psychosomatik am Wohnort.

Fallbeispiel 2: Die 22-jährige Lehramtsstudentin Frau K. lernt auf einer Party den 26-jährigen Herrn G. kennen, der charmant und selbstbewusst mit ihr flirtet. Später am Abend bietet er ihr an, sie noch nach Hause zu begleiten, da es schon dunkel ist und der Weg für eine junge Frau gefährlich sei. Sie willigt ein, und er wirkt schließlich auch noch auf sie ein, sie bis in ihre Wohnung zu begleiten. Frau K. fühlt sich zunehmend unwohl und kann dies zunächst nicht einordnen. In der Wohnung übt Herr G. Druck auf sie aus, ins Schlafzimmer zu gehen. Dort redet er plötzlich manipulativ und entwertend auf sie ein, Frau K. fühlt sich wie gelähmt. Es kommt zum Geschlechtsverkehr, bei dem Herr G. auch Gewalt anwendet. Er geht schließlich und lässt die völlig verstörte Frau K. alleine zurück. Am nächsten Tag steht sie komplett neben sich, nimmt alles wie im Nebel wahr, erlebt sich und ihre Umwelt als unwirklich. Sie erscheint nicht zur Universität, ihre Freundinnen machen sich Sorgen und versuchen, sie zu kontaktieren. Es fällt ihr schwer, sich zu öffnen, sie schämt sich und empfindet Selbsthass. Beim Duschen kann sie sich nicht anfassen, in ihrem Schlafzimmer nicht mehr schlafen und erlebt dort auch Flashbacks des Übergriffs. Erst als eine Freundin ihre Eltern über ihre Veränderung informiert, wird schließlich die Polizei eingeschaltet, die Frau K. auch hinsichtlich einer therapeutischen Behandlung berät.

Die typischen Posttraumatischen Belastungsstörungen charakterisieren sich durch das Intrusive Syndrom (vgl. Abschn. 1.1.4), das das klinische Bild dominiert. Sie entstehen aufgrund einer traumatischen Situation und können in direkter zeitlicher Folge – d. h. zunächst als akute Belastungsreaktion, die bei Persistenz in die PTBS übergeht – zum Ereignis auftreten. Es sind aber auch Verläufe mit deutlicher Latenz von Wochen, Monaten, Jahren und sogar Jahrzehnten möglich; man spricht dann von einer posttraumatischen Spätreaktion. Hierbei zeigt sich das verspätete Auftreten oft in Verbindung mit einer Labilisierung und/oder konkreten Triggersituation. Trigger – ein Begriff, der im Zusammenhang von Traumafolgestörungen Anwendung findet und auslösende Faktoren von Intrusionen bezeichnet; auch dieser Begriff sollte vor Inflation durch Ausweitung auf nicht traumaassoziierte Belastungen geschützt werden – aktivieren Erinnerungen oder Erinnerungsfragmente an das traumatische Ereignis, die mit Hier-und-Jetzt-Qualität die Betroffenen in das Geschehen zurückversetzen. Dabei treten oft starke Ängste und vegetative Reaktionen auf, und der Kontakt zur Gegenwartsrealität geht vorübergehend verloren. Die typische und intensivste Intrusion ist der Flashback mit v. a. visuellen Wahrnehmungen und starkem Zurückversetzen in die traumatische Situation, daneben sind aber auch andere Intrusionen möglich. Dissoziationsforscher Braun (1988) hat den Zerfall integrierter Wahrnehmung mit dem BASK-Modell in die Bestandteile Verhalten (Behavior), Affekt (Affect), Wahrnehmung (Sensation) und Wissen (Knowledge) beschrieben; sämtliche Fragmente hiervon können als Intrusion auftreten (z. B. olfaktorische Intrusionen, traumaassoziierte Verhaltensweisen, traumaassoziierte Kognitionen). Intrusionen gehen mit einer starken seelischen Belastung einher, weshalb Betroffene zunehmend ein Vermeidungsverhalten Triggern gegenüber entwickeln. Diesem Verhalten wohnt eine Generalisierungsgefahr inne: So kann sich die Triggerwahrnehmung ausweiten, was die Umwelt immer gefährlicher erscheinen lässt und ein umfängliches Rückzugsverhalten begründet. Das persistierende Bedrohungserleben schließlich begründet eine vegetative Übererregung (Hyperarousal), die mit Schreckhaftigkeit, Reizbarkeit, Schlafstörungen u. a. einhergeht. Fallbeispiel 1 zeigt ein akzidentelles Typ-I-Trauma. Das Ehepaar P. ist durch den Unfall in eine lebensbedrohliche Situation geraten, die massive körperliche Schädigung und entsprechende Behandlungen nach sich zog. Frau P. entwickelt in der Folge die Symptomatik einer typischen PTBS mit Intrusionen, Hyperarousal und Vermeidungsverhalten. Fallbeispiel 2 wiederum zeigt ein interpersonelles Typ-I-Trauma. Frau K. wird Opfer eines sexuellen Übergriffs, der mit Flashbacks, Numbing, negativen Kognitionen und Rückzügigkeit als Symptome einer typischen PTBS einhergeht. Beide Vorfälle lassen aufgrund der Symptomatik und der Schwere des Traumas eine Spontanremission unwahrscheinlich erscheinen, eine zeitnahe traumafokussierte Behandlung ist dringend indiziert.

Fallbeispiel 3: Der 42-jährige Versicherungskaufmann Herr J. war in seinen Zwanzigern bereits mit einer generalisierten Angststörung und Zwangsgedanken in psychiatrisch-psychotherapeutischer Behandlung. Mehrjährig hat er mit seiner Symptomatik nun schon Ruhe, wenngleich er „gut auf seine Nerven aufpassen" muss. Er wohnt in einer Souterrainwohnung seines Elternhauses; beide Eltern wohnen im 1. Stock, das Erdgeschoss teilen sie sich. In einer Starkregenphase werden mehrere Straßen und Häuser des Wohnortes überflutet, so auch das Elternhaus von Herrn J., bei dem der Keller und seine Souterrainwohnung betroffen sind. Diese Situation ereilte ihn nachts, während er sich für das Zubettgehen fertig machte. Die betagten Eltern riefen nach ihm, was er im Badezimmer erst recht spät wahrnahm, und dann sah er das Wasser die Treppen herunterkommen. Der Vorraum zu seiner Wohnung war schon knöcheltief geflutet, panisch rannte er zu seinen Eltern in den 1. Stock, wo beide hilflos, ängstlich und völlig außer sich um Hilfe schrien. Überfordert, aber noch handlungsfähig kann er nach mehreren Versuchen die Feuerwehr erreichen, die im Laufe der Nacht zu den dreien kommt. Nachdem die Situation bewältigt ist, tritt bei Herrn J. die Angststörung mit Zwangsgedanken und Panikattacken wieder auf, zusätzlich kann er seine Wohnung nicht mehr betreten, da ihn dann Unruhe und Flashbacks überfallen. Auch kann er nicht mehr alleine im Badezimmer oder auf Toilette sein, er muss dafür jemanden dabei haben oder die Tür offen lassen.

Fallbeispiel 4: Die 47-jährige Bedienung einer dörflichen Gaststätte Frau F. leidet lebenslang schon an wiederkehrenden depressiven Episoden, in denen sie sich zurückzieht, ihre Tagesstruktur verliert und dann auch zu viel trinkt. Die letzte Episode, die nach einer Trennung einsetzte, liegt nun schon fast 2 Jahre zurück, sie konnte durch einen stationären psychiatrischen Aufenthalt durchbrochen werden. Seitdem achtet sie auf eine regelmäßige Medikamenteneinnahme, einen geregelten Tagesablauf und ein besseres Umfeld. Auch trinkt sie keinen Alkohol mehr und versucht, positiven Aktivitäten nachzugehen, nimmt am Kirchenchor teil und besucht eine Nordic-Walking-Gruppe. Eines Abends ist sie die Letzte in der Gaststätte, will noch aufräumen und Gedecke für den nächsten Tag stellen, als sie die Türglocke hört, die klingelt, sobald jemand eintritt. Sie ruft, dass bereits geschlossen ist, als plötzlich unvermittelt ein vermummter Mann vor ihr steht und ihr mit der Faust ins Gesicht schlägt. Schockiert und desorientiert weicht sie zurück, als er sie mit einem Messer bedroht und die Tageseinnahmen verlangt. Eine Stunde später kommt der Besitzer der Gaststätte herein, der die Tür offen stehen gesehen hat. Er findet Frau F. blass und aus der Nase blutend, immer noch im Schock und desorientiert, auf einer Bank sitzend vor. Die Polizei kommt schnell, und ein Rettungswagen bringt sie in die nächstgelegene Krankenhausambulanz, wo sie versorgt wird und mit einem Schlafmittel nach Hause geschickt wird. Sie meldet sich krank, der Hausarzt stellt ihr eine vierwöchige Arbeitsunfähigkeitsbescheinigung aus und verschreibt ihr weiter ein Schlafmittel. Alleine zu Hause verliert sie wieder zunehmend die Tagesstruktur, fühlt sich mal unruhig, mal wie im Nebel und entwickelt Albträume und Flashbacks, die sie erst mit Wein, dann Spirituosen zu betäuben versucht. Nachdem Mitsängerinnen des Chores länger nichts mehr von ihr gehört haben, suchen sie sie zu Hause auf, wo sie sie völlig verwahrlost und betrunken antreffen. Mithilfe des Hausarztes können sie sie schließlich zu einem weiteren Klinikaufenthalt bewegen.

Reine Posttraumatische Belastungsstörungen, die im Sinne der typischen PTBS auf das Intrusive Syndrom begrenzt sind, sind, wie bereits unter Abschn. 1.1.4 aufgeführt, allerdings selten, sie treten nur in ca. einem Viertel der Fälle ohne weitere Symptome auf (vgl. auch Ermann, 2020). Kommen komorbide Störungen hinzu, spricht man von einer atypischen PTBS, in der affektive, somatoforme, dissoziative Störungen oder Abhängigkeitserkrankungen vordergründig, gleichrangig oder subsyndromal ausgeprägt eine klinische Bedeutung haben. Ermann (2020) beschreibt, dass oft Merkmale der Defensiven Persönlichkeit (Misstrauen, Rückzügigkeit, Selbstentwertung) unter Niveau einer Persönlichkeitsstörung sowie ein gering ausgeprägtes Intrusives Syndrom neben der komorbiden Symptomatik vorliegen. Daneben können Konstellationen vorliegen, in denen anfangs die Komorbidität vollständig das klinische Bild dominiert, sodass zunächst von einer neurotischen Ätiologie ausgegangen wird; erst im Verlauf einer Behandlung kann sich dann unter fortschreitender Aufweichung der Abwehr im Rahmen gutartigregressiver Prozesse die traumatische Pathologie offenbaren, was dann schließlich mit Auftreten des Intrusiven Syndroms einhergehen kann. Ermann (2020) spricht hier von verdeckten posttraumatischen Störungen, die zunächst durch das Fehlen eines intrusiven Syndroms verkannt werden können. Er rät dazu, bei neurotischen Störungen, bei denen keine überzeugende intrapsychische Dynamik und Auslösesituation eruiert werden kann, immer die Möglichkeit einer solchen verdeckten posttraumatischen Störung mitzubedenken sowie diagnostisch abzuklären. In Fallbeispiel 3 entwickelt Herr J. nach dem traumatischen Ereignis – ein akzidentelles Typ-I-Trauma (kurzdauernde Naturkatastrophe) – Symptome der vorbekannten affektiven Störung. Ängste, Panikattacken und Vermeidungsverhalten können sowohl ihn als auch vorbehandelnde Kollegen/Kolleginnen dazu verleiten, zunächst an ein Rezidiv der Grunderkrankung zu denken, wenngleich auch intrusive Symptome, v. a. in Bezug auf seine Wohnung und Badezimmer, vorliegen. Die prämorbide psychische Belastung stellt dabei einen Risikofaktor für die Entwicklung der PTBS dar, die sich eigenständig zur Grunderkrankung entwickelt hat. Ein alleiniges Anknüpfen an bisherige Behandlungsstrategien würde vor diesem Hintergrund nicht ausreichen, auch er benötigt eine traumafokussierte Behandlung. Frau F. aus Fallbeispiel 4 wird ebenfalls nach ihrem interpersonellen Typ-I-Trauma von Symptomen ihrer Vorerkrankung heimgesucht (Depression, Sucht). Die gut gemeinte hausärztliche Verordnung eines Schlafmittels kann als problematisch betrachtet werden, da einerseits die PTBS-Symptome damit verkannt wurden, andererseits, v. a. bei Verordnung eines Benzodiazepins oder einer Z-Substanz, eine Suchtentwicklung angestoßen wurde. Auch sie benötigt eine traumafokussierte Behandlung; zum Zeitpunkt der Behandlungsentscheidung zeigt sich die Symptomlast dabei so ausgeprägt, dass bereits ein stationäres Setting indiziert ist.

1.3 Posttraumatische Persönlichkeitsstörung und Komplexe Posttraumatische Belastungsstörung

Dieser Abschnitt behandelt die Auswirkungen lang anhaltender und wiederholter Traumata auf die psychische Gesundheit, insbesondere bei Komplexer Posttraumatischer Belastungsstörung (kPTBS) und Posttraumatischer Persönlichkeitsstörung. Die konstruierten Fallbeispiele beinhalten:

- Beschreibungen von Missbrauch, Gewalt und Vernachlässigung, insbesondere in Kindheit und Jugend;
- dissoziative Zustände, starke Schuldgefühle und zwischenmenschliche Schwierigkeiten, die auf wiederholte Traumata zurückzuführen sind;
- Langzeitfolgen von Missbrauch und deren Einfluss auf das Selbstbild, Beziehungen und die Alltagsbewältigung.

Die Inhalte können bei Lesern und Leserinnen, die eigene Traumata oder schwierige Erfahrungen durchlebt haben, emotionale Reaktionen auslösen.

Fallbeispiel 5: Die 46-jährige Frau B. kommt mit einer somatoformen Schmerzstörung und rezidivierenden depressiven Störung (ggw. mittelgradig) zur elektiven Behandlung in die psychosomatische Tagesklinik. Eine Zunahme von Erschöpfung und allgemeinem Schmerzniveau hatte vor 3 Monaten zu einer bis jetzt bestehenden Krankschreibung geführt, die durch bisherige Maßnahmen (Erhöhung der Medikation, Physiotherapie, Ausruhen) nicht durchbrochen werden konnte. Biografisch fallen bei Frau B. diverse traumatische Belastungen auf, so Gewalt durch die alkoholkranke Mutter und unter den insgesamt 7 Geschwistern sowie sexuelle Übergriffe ab der Pubertät durch wechselnde Partner der Mutter. Auch in ihren Paarbeziehungen hat Frau B. wiederholt Gewalt erlebt; sie ist mittlerweile zum zweiten Mal geschieden und lebt erneut in einer problematischen Partnerschaft. Sehr aufopferungsvoll kümmert sie sich um ihre 2 Kinder, die je aus einer der Ehen stammen. In der weiteren Exploration fällt auf, dass es vor der Krankschreibung zu einem Konflikt auf dem Arbeitsplatz, einer Textilfabrik, kam. Frau B. schildert, dass sie sich von ihrem Vorarbeiter ungerecht behandelt fühlte – er bevorzuge immer ihre Kollegen und Kolleginnen bei der Verteilung von attraktiven Aufgaben und Anerkennung –, was dazu führte, dass sie eines Arbeitstages impulsiv den Arbeitsplatz verließ. Stets habe sie um seine Anerkennung gekämpft, bis es schließlich gänzlich gekippt war und sie sich nur noch betrogen und ausgenutzt fühlte. Misstrauen gegenüber den Kollegen und Kolleginnen stellte sich ein, und sie entwickelte das Gefühl, nicht mehr dort sein zu können. Das Schmerzniveau erhöhte sich schlagartig, und ihre Kräfte ließen immer mehr nach. In der Tagesklinik fällt sie in der Patientengruppe als verloren, reizbar und tendenziell feindselig auf, eine hohe Bereitschaft, Interaktionen misszuverstehen wird früh therapeutisches Arbeitsthema.

Fallbeispiel 6: Der 25-jährige Herr A. kommt infolge der dritten abgebrochenen Ausbildung mit absprachefähiger Suizidalität, depressiver Stimmungslage, gastrointestinaler Somatisierung sowie Impulskontrollstörungen in die stationäre psychotherapeutische Behandlung. Nachdem er zum wiederholten Male seinen Vorgesetzten beleidigt hatte, seinen Aufgaben nur ungenügend nachkam und schon einmal einen Kollegen geschlagen hatte, wurde ihm sein Ausbildungsplatz fristlos gekündigt, was ihn in eine Krise stürzte. Biografisch ist er das einzige Kind der gemeinsamen Eltern, der Vater war Mitglied eines Motorradclubs und ging kriminellen Aktivitäten nach, die Mutter, die oft vom Vater geschlagen wurde, verließ beide in seinem 5. Lebensjahr, seitdem hat er nichts mehr von ihr gehört. Der Vater, der ihn ebenfalls schlug, ließ ihn oft alleine zu Hause, bis seine Situation schließlich einem Schulsozialarbeiter auffiel, der das Jugendamt informierte. Dieses leitet die Fremdunterbringung in einer Pflegefamilie ein, wo er bis zu seinem 18. Lebensjahr blieb. Er verließ sie dann infolge heftiger Konflikte und Verwerfungen und kam in einer Jugend-WG unter. Es wechselten sich Ausbildungsversuche und ungelernte Tätigkeiten ab, unter Menschen fühlte sich Herr A. nie wirklich wohl oder sicher. In der Patientengemeinschaft auf Station fällt er einerseits mit grandiosen Persönlichkeitszügen auf, aus denen heraus er zu dominieren und erniedrigen versucht, andererseits ist er kränkbar und rückzügig. Im Rahmen alltäglicher Verrichtungen und Dienste auf Station wirkt er hingegen unsicher und unbeholfen.

Traumatische Erfahrungen können die Beziehung zu sich selbst und den anderen erheblich belasten. Leidenszustände, bei denen der Cluster der Defensiven Persönlichkeit dominiert und wiederholt zu psychosozialen Krisen führt, die dann mit Symptomentwicklungen in den anderen Clustern (Intrusives Syndrom, Komorbiditäten) einhergehen, werden Posttraumatische Persönlichkeitsstörung (Ermann, 2020) genannt. Psychodynamisch gehen diese oft mit dem Befund eines geringen Strukturniveaus einher und weisen Überschneidungen zur Borderlinepersönlichkeitsorganisation auf. Sie charakterisieren sich durch hohes zwischenmenschliches Misstrauen, Bedrohungsgefühle, Isolationserleben, Rückzügigkeit, beeinträchtigte Beziehungsgestaltung, Scham, Schuldgefühle und Selbsthass. Diese Entwicklung ist oft die Folge kumulativer Typ-II-Traumata in der frühen Biografie, wodurch nicht nur intrusive Symptome entstehen, sondern auch die Entwicklung von Ich-Funktionen, Bindungstyp und Beziehungsmustern beeinträchtigt werden. Während in diesen Fällen die intrusive Symptomatik abklingen kann, persistieren die Entwicklungsschäden. Durch die traumatisch verzerrte Selbst- und Fremdwahrnehmung scheitern die Betroffenen schließlich im Aufbau einer stabilen sozialen und beruflichen Existenz, was wiederkehrend zu Dekompensationen führt, die nicht selten (teil-)stationäre Behandlungen nach sich ziehen. In diesen intensivierten Behandlungen sollten die Beziehungsdynamiken der Betroffenen daher therapeutischer Fokus sein, neben der Entaktualisierung akuter Symptomatiken und dem Wiederaufbau einer sozialen Perspektive. Fallbeispiel 5 zeigt die Geschichte einer Patientin mit kumulativen Typ-II-Traumata (emotionale, physische und sexuelle Gewalt, Vernachlässigung, alkoholkranker Elternteil, Trennung der Eltern), die gewalttätige Paarbeziehungen führt und sich durchs Leben kämpft. Der Arbeitsplatz, der als gruppales System oft ein unbewusstes Wiedererleben verinnerlichter familiärer Dynamiken hervorruft, aktiviert bei ihr frustrierte Wünsche nach väterlicher Zuwendung durch den Vorarbeiter. Als diese Dynamik kippt, drohen Gewalt- und Missbrauchserfahrungen bewusstseinsnah zu werden, was nur durch Dekompensation und Symptomentwicklung abzuwehren ist. In Fallbeispiel 6 zeigt sich ebenfalls ein Patient mit kumulativen Typ-II-Traumata (physische Gewalt, Miterleben häuslicher Gewalt, Trennung von der Mutter, Vernachlässigung, Fremdunterbringung), der durch sein Beziehungsverhalten am Aufbau einer eigenen Existenz scheitert. Hier fallen insbesondere aggressive Verhaltensweisen auf, mit denen er in Konflikt mit seiner Lebensumwelt gerät; daneben versucht er, mit einer narzisstischen Abwehr seine belastete Selbst- und Fremdwahrnehmung dysfunktional zu kompensieren, wodurch weiterhin Konflikte provoziert werden. Insbesondere die Kränkung wiederholten Scheiterns in beruflichen Ausbildungen führt schließlich zu Suizidalität, die Ausdruck von Selbsthass ist, der nicht mehr abgewehrt werden kann.

Fallbeispiel 7: Die 63-jährige Frau M. kommt durch konsiliarische Vorstellung der Abteilung für Innere Medizin des Krankenhauses zur Übernahme auf die psychosomatische Station. Sie kam ursprünglich aufgrund rektaler Blutung zur Verdachtsabklärung eines Colonkarzinoms in die ambulante Darmsprechstunde, wo sie während einer proktologischen Untersuchung einen dissoziativen Anfall erlitt. Sie fing an zu hyperventilieren und erzählte bruchstückhaft Szenen, die einen brutalen kindlichen Missbrauch andeuteten. In einem ausführlichen konsiliarischen Gespräch lässt sie sich vom psychosomatischen Konsiliararzt beruhigen, der sie mit Übungen zum Dissoziationsstopp schrittweise ins Hier und Jetzt zurückholen kann. Bei Aufnahme zeigt sie sich sehr misstrauisch, erhebt schwere Vorwürfe gegen den internistischen Kollegen und droht, schnell wieder in Dissoziation zu verfallen. Zu Behandlungsbeginn zeigt sie das Vollbild einer PTBS, erhebliches Misstrauen mit teilweise starken Projektionen, Rückzügigkeit, diffuse Somatisierungsbeschwerden und Ängste. Mit viel Beziehungsarbeit gelingt es dem Team, ein Arbeitsbündnis mit ihr aufzubauen sowie Halt für ihre aufgewühlten Affekte anzubieten. Im Behandlungsverlauf wird es dann möglich, die Lebensgeschichte von Frau M. zu rekonstruieren. Sie ist früh Heimkind geworden und hatte ihre leiblichen Eltern nie kennengelernt. Im Heim waren sexueller Missbrauch und Gewalt an der Tagesordnung; einerseits unter den Heimkindern selber, andererseits durch das Personal. Hierbei stellt sich heraus, dass von diesem besonders perfide gehandelt wurde: So wurden gegen Geld nachts Männer eingeschleust, die die Kinder dann missbrauchten. Hierbei war auch medizinisches Personal beteiligt. Ein Kind habe sich infolge dieses Geschehens umgebracht.

Fallbeispiel 8: Der 19-jährige Herr N. ist ein syrischer Flüchtling und wird mit einer Dolmetscherin und einer Sozialarbeiterin in der psychiatrischen Institutsambulanz vorgestellt. Er fiel in seiner Unterkunft durch wechselhaftes, verunsicherndes Verhalten auf: So sitzt er manchmal mehrstündig teilnahmslos im Essensraum, ohne ansprechbar zu sein, dann wieder ist er aufgekratzt, missachtet die Distanzbedürfnisse anderer Menschen und wirkt bedrohlich. Phasenweise zeigte er einen umgekehrten Tag-Nacht-Rhythmus und ließ sich nur schwer auf Begrenzungen und Vorgaben des Personals ein. Als ihn eine Mitbewohnerin der Unterkunft hinsichtlich seiner Liebesbedürfnisse abwies, kam es zur Schlägerei mit einem anderen Mitbewohner, den er als Konkurrenten wähnte. Das Sicherheitspersonal konnte die Situation mit Mühe begrenzen, auch die Polizei wurde eingeschaltet. Da niemand konkret zu Schaden kam und er sich durch die Autorität der Polizisten beruhigen ließ, wurde die Entscheidung zur psychiatrischen Vorstellung getroffen. Mit der Dolmetscherin lassen sich mühevoll anamnestische und biografische Daten von Herrn N. eruieren: Im Krieg verlor er seinen Vater sowie seinen Bruder, die in seiner Gegenwart erschossen wurden. Eine Schwester wurde von Soldaten missbraucht. Durch seine Flucht konnte er sich selber in Sicherheit bringen, weiß aber bis heute nicht, wie es seinen restlichen Familienmitgliedern geht. Er leidet täglich unter Schuldgefühlen, hat Flashbacks und Schwierigkeiten zu schlafen, hauptsächlich wegen Albträumen. Seinen Körper nehme er nicht mehr wahr, auch käme ihm die ganze aktuelle Situation wie ein Traum vor. Wer ihm wohlgesonnen sei und wer nicht, könne er kaum unterscheiden. Am liebsten wäre er tot, um bei seinem Vater und Bruder zu sein, will sich aus religiösen Gründen aber nichts antun. Er wird psychiatrisch stationär aufgenommen, und das Behandlungsteam bemüht sich um eine Dolmetscherin und eine traumafokussierte Behandlung.

Kommen schließlich alle drei Cluster in voller Ausprägung zusammen, spricht man von der Komplexen Posttraumatischen Belastungsstörung. Hier bilden sich die Posttraumatische Persönlichkeitsstörung mit Defensiver Persönlichkeit, das Vorliegen typischer PTBS durch eine intrusive Symptomatik sowie komorbide Störungen in Form affektiver, somatoformer oder dissoziativer Störungen ab. Die ICD-11 würdigt dies in ähnlicher Form, indem auch sie neben der belasteten Beziehungsgestaltung inkl. selbstentwertender Anteile Beeinträchtigungen der Affektivität und eine zumindest anamnestisch bestandene PTBS definiert (vgl. Abschn. 1.1.3). Die Betroffenen sind Menschen, denen derart Schlimmstes widerfahren ist, das ihr Seelenleben bis in die Grundfesten erschüttert ist; nicht selten ist für sie lebensbegleitend Therapie erforderlich, um Zustandsverschlimmerungen vorzubeugen, bestehendes Funktionsniveau zu erhalten und bestmöglich Heilung und Entwicklung zu ermöglichen. Da die Patienten/Patientinnen oft über wenige oder gar keine guten Beziehungserfahrungen verfügen, ist das Aufrechterhalten der therapeutischen Arbeitsbeziehung dabei ein zentraler Aspekt. Patientinnen/Patienten mit ausgeprägten dissoziativen Störungsanteilen schließlich, so z. B. Patientinnen/Patienten mit dissoziativen Gangstörungen oder dissoziativen Identitätsstörungen, benötigen oft spezialisierte Settings, die mit diesen Krankheitsbildern vertraut sind und z. B. ein zugeschnittenes multimodales Angebot vorhalten. Frau M. in Fallbeispiel 7 trägt abgründigste Erfahrungen in sich, die ihr in ausweglosen und abhängiger Situation auf kriminelle und perverse Weise angetan wurden. Vor diesem Hintergrund und dem Ausbleiben sicherer und gutartiger Bindungserfahrungen ist ein erhebliches Misstrauen samt Orientierungslosigkeit in zwischenmenschlichen Situationen nachvollziehbar; die medizinische Routineuntersuchung stellt dabei einerseits das Erleben solchen Ausgeliefertseins wieder her, andererseits ist die damit einhergehende Überschreitung ihrer Körpergrenzen zusätzlich ein erheblicher Trigger, der im Rahmen einer ggf. bestehenden Gesamtlabilität zur massiven symptomatischen Dekompensation führt. Mit Mühe kann die Übernahme in ein psychosomatisches Setting gelingen, was nicht selbstverständlich ist; unter anderen Umständen wäre sicherlich eine psychiatrische Notfallaufnahme erfolgt. Herr N. wiederum leidet neben der Primärsymptomatik auch noch unter der Sprachbarriere und der ihm fremden Kultur, was zunächst erhebliche Verständigungs- und Einordnungsschwierigkeiten mit sich bringt. Auch er ist in den Grundfesten seiner Psyche sowie seines Vertrauens in eine gute und berechenbare Lebensumwelt verletzt, was aufgrund seiner daraus resultierenden aggressiven Handlungen glücklicherweise keine Fremd- oder Selbstschädigung hervorbringt, sondern schließlich zur Behandlungsindikation führt. Vielleicht wird er aufgrund mangelnder Verfügbarkeit von Dolmetschern eher medikalisiert denn traumafokussiert psychotherapeutisch behandelt werden, was eine der großen Herausforderungen des Gesundheitswesens an dieser Stelle aufzeigt.

1.4 Diagnostik

1.4.1 Anamnesegespräch

Der zentrale Baustein der Diagnosefindung ist das Anamnesegespräch mit seinen verbalen, nonverbalen und szenischen Informationen. Es wird mit einer zugewandten, interessierten und gleichschwebend-aufmerksamen Haltung geführt, bei der hinsichtlich traumatischer Inhalte gleichzeitig Normalisierung traumatischer Symptome und Reaktionsweisen angeboten werden, die individuelle Bewältigungsleistung gewürdigt und auf die Selbstbestimmungsfähigkeit der Patienten/Patientinnen vertraut wird. Die Therapeutin/der Therapeut wiederum gewährleistet Sicherheit sowie Vertraulichkeit und stellt sich als verlässliches Gegenüber zur Verfügung (vgl. Epple et al., 2018).

In der Exploration werden zunächst die Beschwerden und Anliegen, die zur Behandlungsaufnahme geführt haben, erfragt. Es werden dann ergänzend Symptome der drei Cluster aus Abschn. 1.1.4, v. a. solche des Intrusiven Syndroms (Flashbacks, Hyperarousal, Vermeidungsverhalten, Numbing), erfragt; abschließend sind im Verlauf jene Informationen einzuholen, die für das Aufstellen eines vollständigen psychischen Befunds (v. a. psychotische Symptome, Suchtverhalten, Eigen-/Fremdgefährdung!) und einer psychodynamischen Ersteinschätzung gemäß OPD (Beziehungsmuster, Grundkonflikte, Strukturniveau) erforderlich sind. Hierbei entsteht immer ein individuelles Spannungsfeld zwischen freiem Erzählenlassen und dezidiertem Nachfragen, in dem sowohl dem Mitteilungs- und damit auch schon Entlastungsbedarf der Patienten/Patientinnen als auch dem Abklärungsbedarf der Behandelnden Rechenschaft getragen wird. So verschaffen sich die Patientinnen/Patienten oftmals in einem solchen Gespräch mit intimen Belastungen und Erfahrungen zum ersten Mal Gehör, was eine besondere Situation und einen besonderen Mut darstellt und daher eine besondere Würdigung verdient. Hiermit beginnt auch die wiedergutmachende Erfahrung sozialer Anteilnahme und Anerkennung, die im traumatischen Prozess oft ausgeblieben ist (vgl. Abschn. 1.1.2).

Weiterhin sollte eine mögliche auslösende Situation für die aktuelle Symptomatik und Behandlungsaufnahme eruiert werden. Hierbei lässt sich das Vorliegen von Typ-I-Traumata im Erwachsenenalter klären, die Behandlungsanlass sein können, aber auch Trigger, die zurückliegende Traumata aktiviert haben können. Schließlich kann das Scheitern an lebensüblichen Aufgaben und Belastungen hinweisgebend auf biografische Typ-II-Traumata sein. Darauf aufbauend kann dann eine Traumaanamnese, die oft in Form einer Traumalandkarte mit Y-Achse als Belastungsschwere (SUD) von 0 bis 10 und X-Achse als Lebensalter erstellt wird, durchgeführt werden, für die es zu Behandlungsbeginn nach Schellong und Epple (Epple et al. 2018, S. 44) ausreicht, im Stil von Überschriften zunächst zu erfahren, „welche Art von Ereignis ungefähr wann geschehen ist und ob es danach Hilfe gegeben hat". Etwaig dabei sich anbahnende Dissoziationen haben einerseits diagnostischen Wert und können andererseits durch entsprechende Gesprächsführung und Anwendung von Übungen (s. Abschn. 3.6) begrenzt werden.

Angaben zur Primärfamilie, eigenen Entwicklung und sozialen Situation ergänzen die Exploration. Nachrangig priorisierte Informationen können auch in Folgesitzungen erhoben werden.

1.4.2 Reflexion von Übertragung, Gegenübertragung und Projektion

„Anstatt sich zu erinnern, wiederholt er aus seinem Leben solche Einstellungen und Gefühlsregungen, die sich mittels der sogenannten »Übertragung« zum Widerstand gegen Arzt und Kur verwenden lassen" (Freud, aus: Freud 2019, S. 271).

Nicht alle relevanten Informationen sind dabei sofort erinnerbar, bewusstseinsfähig und in Worte zu fassen. Wie im Folgenden noch ausgeführt wird, führen Traumatisierungen immer zu einem Zusammenbruch des Symbolisierens, d. h. der Fähigkeit, Erlebtes und Wahrgenommenes in Form reifer psychischer Repräsentanzen abzubilden, diese erinnern und sie schließlich reflektieren zu können. Desymbolisierte oder nicht symbolisierte psychische Anteile wiederum verfallen einer unbewussten Dynamik, die sich in Symptombildung und Übertragungsprozessen niederschlägt.

Zu den Grundprinzipien der Psychodynamischen Psychotherapie gehört grundsätzlich die Reflexion von Übertragung und Gegenübertragung, sprich der unbewussten Kommunikation, wie sie sich in der Therapiebeziehung niederschlägt. Diese Kommunikation nutzt verschiedene Kanäle, in deren Wahrnehmung der Therapeut/die Therapeutin geschult sein sollte. So sind dies:

- das Körpererleben, in dem sich Empfindungen (z. B. Schmerzen oder Sensibilitätsstörungen) und Handlungsimpulse (z. B. Schlagen oder Weglaufen) einstellen können;
- das emotionale Erleben, in dem sich Veränderungen der allgemeinen Stimmungslage und kontextbezogenen Affekte einstellen können;

- die unwillkürliche Entwicklung von Fantasien, Tagträumen und Gedanken, in denen sich symbolisch oder konkret Bezüge zu Inhalten und abgewehrtes Material abbilden können;
- Handlungs- und Beziehungsimpulse der Therapie und den Patienten/Patientinnen gegenüber.

Nach Racker (2023) erlebt der Therapeut/die Therapeutin als Reaktion auf das Übertragungsangebot der Patientinnen/Patienten entweder eine konkordante Gegenübertragung, in der sie/er innere Anteile der Patientin/des Patienten in sich erlebt, oder eine komplementäre Gegenübertragung, in der er/sie sich wie das verinnerlichte Objekt erlebt. Hiermit wird eine Reinszenierung der traumatischen Beziehungsdynamik innerhalb der Therapiebeziehung möglich, und zwar von beiden Seiten (Rollenumkehr). Die Bereitschaft zur Rollenübernahme ist ebenfalls ein Bestandteil der Psychodynamischen Psychotherapie, mit dem in den jeweiligen Verfahren TP/AP allerdings unterschiedlich gearbeitet wird. Unter Abschn. 1.5 wird dieser Aspekt weiter vertieft.

Nicht alle Übertragungsprozesse wiederum bilden hinreichend konturierte Rollenbilder und Beziehungsszenen ab; in der Gegenübertragung können sich auch Projektionen abbilden, die abgewehrte Bestandteile der eigenen Psyche darstellen (unerträgliche Gefühle, Impulse, Teilaspekte von Beziehungen). Wird dabei Handlungsdruck auf den Projektionsempfänger ausgeübt, entsprechend den projizierten Inhalten zu fühlen, zu handeln oder zu erleben, wird von Projektiver Identifizierung gesprochen.

An dieser Stelle sei auf das Container-contained-Modell von W. R. Bion verwiesen, der abgeleitet aus der frühen Mutter-Kind-Bindung die Entwicklung des Symbolisierens in den Kontext einer haltgebenden und Bezogenheit eingehenden Beziehung verortet hat. Hier gilt die Projektive Identifizierung als naturgemäßer Kommunikationsvorgang: So wird das Kind durch innere oder äußere Reize in Unruhe versetzt und überfordert, was es archaisch äußert, um die Mutter in denselben Zustand zu versetzen (z. B. durch Schreien; die kommunizierten Inhalte werden β-Elemente genannt), was die Mutter empathisch-träumerisch wiederum in sich aufnimmt und ihrerseits in reife Repräsentanzen (α-Elemente) übersetzt (α-Funktion) und zurückgibt („Vielleicht hast du Hunger oder bist müde?"), woraufhin das Kind sich verstanden fühlt, seine Zustände als denkbar und bewältigbar erlebt und sich so beruhigt. Durch viele solche verinnerlichten Interaktionen entwickelt das Kind die α-Funktion schließlich in sich selbst und kann dann Spannungen in sich aushalten („containen") und sie durch Reflexion bewältigen.

Diese nach Bion mütterliche Beziehungsleistung erachtet der Autor ebenfalls als sehr zentral im Rahmen der Psychodynamischen Psychotherapie und v. a. der Psychodynamischen Traumatherapie. Die Erschütterungen und Beunruhigungen der Patientinnen und Patienten haltgebend aufzunehmen, sie auf sich wirken zu lassen und eine Resonanz zu entwickeln, sie aus dem Status der β-Elemente als Manifestationen im eigenen Unbewussten auf das Niveau reifer Repräsentanzen zu übersetzen und dem Gegenüber geordnet zurückzugeben, um letztlich die eigene Verstörung zu verarbeiten und (wieder) an den Punkt zu gelangen, durch

Symbolisierung und Reflexion „Herr im eigenen Haus" (frei entgegen Freud, 2019, S. 266, im Sinne von „Wo Es war, soll Ich werden", Freud, 2019, S. 507) zu werden.

1.4.3 Reflexion der Szene

„Je größer der Widerstand ist, desto ausgiebiger wird das Erinnern durch das Agieren (Wiederholen) ersetzt sein" (Freud, aus: Freud 2019, S. 3789).

Die Repräsentation der traumatischen Szene unterliegt zu Behandlungsbeginn ebenso Symbolisierungsdefiziten wie andere Anteile der traumatischen Erfahrung. Freud prägte den Begriff des Wiederholungszwangs, mit dem er den unbewussten Drang zur Wiederherstellung einer belastenden Situation oder Beziehungserfahrung beschreibt. Dieser Handlungsdialog ist somit einerseits eine Symbolisierungs- bzw. Repräsentationsform für sich, andererseits in heutiger Lesart ein oft scheiternder Versuch der (stellvertretenden) Meisterung der früheren Ohnmachtssituation, der letztlich in Zyklen der Reviktimisierung mündet. In umfassenderem Verständnis lassen sich auch Intrusionen bzw. Flashbacks als scheiternde Meisterung im Dienste des Wiederholungszwangs verstehen.

Im Rahmen des Wiederholungszwangs werden unbewusst handelnd Beziehungsmuster bis hin zu ganzen Lebensszenarien (Misserfolge, Unglück, Schicksalsschläge) inszeniert. Dies kann das wiederkehrende Eingehen gewaltvoller Paarbeziehungen sein, aber auch das immer gleiche Scheitern auf dem Weg zu Glück, Erfüllung oder Wohlergehen. Auch Muster der transgenerationalen Traumaweitergabe gründen darauf (vgl. Abschn. 2.4).

Therapeuten/Therapeutinnen sollen daher nicht nur hinsichtlich ihrer Gegenübertragung achtsam sein, sondern auch szenische Details, die sich handelnd im therapeutischen Miteinander einstellen, wahrnehmen. Dies kann die Art der Kontaktaufnahme sein, der Umgang mit dem Sitzungsende, Geschehnisse zwischen den Sitzungen u. v. m. So kann der Therapeut/die Therapeutin unbewusst verwickelt werden, Patienten/Patientinnen an der Warteliste entlang aufzunehmen, Sitzungen zu verlängern, zwischen den Sitzungen umfänglich zur Verfügung zu stehen oder an die Patienten/Patientinnen zu denken. All dieses Beziehungshandeln seitens der Therapeutin/des Therapeuten ist, solange keine Grenzverletzungen passieren, nicht als Fehler zu bewerten, sondern als notwendiges Aufspannen einer unbewussten Szene, die fast immer erst nachträglich interpretiert werden kann. Ähnlich wie verbales Material direkter Kommunikation oder nonverbales Material unbewusster Kommunikation ist auch handelndes Material notwendiger unbewusster Dialog, der zur therapeutischen Arbeit dazugehört. Diesem Dialog Raum zu geben und sich auch hier im Dienste der Klärung pathogener unbewusster Prozesse umgrenzt szenisch verwenden zu lassen, gehört wie das Bion'sche Container-contained-Modell als therapeutische Grundhaltung zum Behandlungsauftrag dazu.

Die Reflexion von Übertragung/Gegenübertragung, Projektion und Szene trägt schließlich zur psychodynamischen Hypothesenbildung bei. Das Erstgespräch kann dabei aufgrund seiner oft hohen Bedeutung schon ein starker Manifestationspunkt unbewusster Kommunikation sein, nicht immer ist diese hier aber schon abgeschlossen oder vollständig. Dieser Reflexionsprozess bleibt Bestandteil der gesamten Behandlung.

1.4.4 Ergänzende testpsychologische Instrumente

Während die vorangegangenen Schritte allesamt Bestandteile der recht dichten Therapiebeziehung sind, ermöglicht die Einbeziehung testpsychologischer Instrumente einen triangulierenden Rahmen, in dem objektiviert und ohne unmittelbare persönliche Reaktion Informationen mitgeteilt werden können. Dieses „Distanzmedium" erlaubt dann einerseits, Inhalte, die als heikel erlebt werden oder mit starker Scham besetzt sind, kontrolliert mitzuteilen; andererseits ermöglicht die quantifizierte Auswertung kategorialer Aspekte eine quasi-objektive Einschätzung erlebter Belastungen, was unabhängig zur patientenseitig oft subjektiv bewerteten Einschätzung der Therapiekraft drittinstanzlich eine Traumadiagnose legitimieren kann. So kann es sowohl vorkommen, dass vor dem Hintergrund einer verdeckten posttraumatischen Störung das Anamnesegespräch zunächst in Richtung einer neurotischen Störung weist, auf einem routinemäßig mitgegebenen Fragebogen (dem ACE-Fragebogen zum Beispiel) aber mehrere traumatische Belastungen auffallen. Oder eine Patientin/ein Patient bagatellisiert ihre/seine eindrücklich geschilderte Symptomatik als nicht so schlimm, während ein ITQ oder IES-R eindeutig das Vorliegen einer PTBS bestätigt.

Ein umfänglich untersuchtes Instrument ist der auf Felitti et al. (2019) zurückgehende ACE-Fragebogen. Dieser erhebt mit 10 Ja/Nein-Fragen bis zum 18. Lebensjahr erlebte Typ-II-Traumata durch:

- Körperliche Misshandlung
- Sexuellen Missbrauch
- Emotionale Misshandlung
- Körperliche Vernachlässigung
- Emotionale Vernachlässigung
- Kontakt mit häuslicher Gewalt
- Suchtmittelmissbrauch im Haushalt
- Psychische Erkrankungen im Haushalt
- Trennung oder Scheidung der Eltern
- Inhaftiertes Haushaltsmitglied

Der ACE-Fragebogen ist einfach durchzuführen und schnell erhoben.

Der auf Cloitre et al. (2018) zurückgehende International Trauma Questionnaire (ITQ) erhebt die Diagnose einer PTBS und kPTBS nach ICD-11 und kann auch zur Verlaufsmessung verwendet werden. Er steht in verschiedenen Sprachen frei zur Verfügung (https://www.traumameasuresglobal.com/itq).

Die Impact of Event Scale – Revised (IES-R) nach Weiss und Marmar (1996) beurteilt die Folgen eines dezidierten traumatischen Ereignisses und kann die Diagnose einer PTBS nach DMS-4 stellen. Die PCL-5 von Weathers et al. (2013a, 2013b) schließlich kann auf eine PTBS-Diagnose nach DMS-5 screenen und ebenfalls als Verlaufsinstrument dienen. Die Clinician-Administered PTSD Scale (CAPS-5) nach Weathers et al. (2013a, 2013b) ist das international anerkannte, strukturierte Interview zur diagnostischen Erfassung der Posttraumatischen Belastungsstörung (PTBS) nach DMS-5-Kriterien. Es erfasst sowohl das Vorhandensein als auch die Schwere von PTBS-Symptomen anhand standardisierter Fragen und wird von geschultem Fachpersonal durchgeführt. Die CAPS-5 eignet sich sowohl zur Erstdiagnostik als auch zur Verlaufskontrolle im Rahmen traumafokussierter Behandlungen.

Die Dissociative Experiences Scale (DES) nach Bernstein und Putnam (1986) ist ein international verbreiteter Selbstbeurteilungsfragebogen zur Erfassung dissoziativer Symptome im Alltag, z. B. Depersonalisation, Derealisation, Amnesien oder Identitätsveränderungen. Sie umfasst 28 Items, die auf einer Skala von 0 % bis 100 % angeben, wie häufig bestimmte Phänomene erlebt werden. Der Fragebogen zu dissoziativen Symptomen (FDS) nach Freyberger et al. (1998) ist die validierte deutschsprachige Version der DES, ergänzt um 16 zusätzliche Items zur Erfassung klinisch relevanter dissoziativer Phänomene. Der FDS erlaubt sowohl eine Screeningfunktion als auch eine grobe Einschätzung der Schwere dissoziativer Symptome. Beide Instrumente eignen sich gut zur ergänzenden Diagnostik in der Psychotraumatologie.

1.4.5 Zeitfenster und ihre Bedeutung im Rahmen des Erstgespräches

Akut von einem traumatischen Ereignis Betroffene sollen innerhalb von 4 Wochen nach dem Vorfall noch nicht umfänglich exploriert werden, da hierdurch eine physiologische akute Belastungsreaktion unnötig pathologisiert werden könnte. Bei ihnen werden vielmehr die aktuellen Beschwerden sowie ein psychischer Befund erhoben, Schutz- und Risikofaktoren für die Entwicklung einer PTBS eruiert sowie die äußere Sicherheit eingeschätzt (Täterkontakt, Gefahr der Retraumatisierung?). Für die Betroffenen kann es ferner sinnvoll sein, ein Gedächtnisprotokoll des Erlebten zu erstellen, auch aus juristischen Gründen. Vor dem Hintergrund der aufgeführten hohen Remissionsraten (vgl. Abschn. 1.1.2) nach Akuttraumatisierung sind zu einem frühen Zeitpunkt Psychoedukation, Ressourcenaktivierung und Bewältigungsorientierung angezeigt. Gemäß Studienlage kann auch der Einsatz der manualisierten traumafokussierten kognitiven Verhaltenstherapie (TF-KVT) erfolgen. Besteht die Symptomatik nach 4 Wochen weiter, ist die Diagnose einer PTBS zu stellen; bei subsyndromaler Ausprägung kann die Symptomatik bis maximal 3 Monate weiter beobachtet werden. Hierfür sollten aktiv Termine vereinbart werden, Wiedervorstellungen sollten auch im weiteren Intervall grundsätzlich möglich sein. Abb. 1.2 fasst den Umgang mit Akuttraumatisierten zusammen.

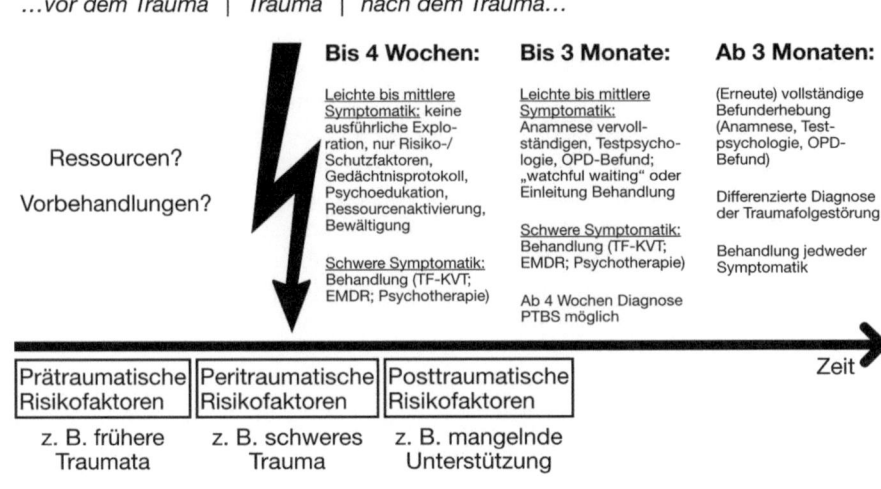

Abb. 1.2 Akuttraumatisierung, Zeitfenster und Handlungsoptionen

1.5 Übertragung, Gegenübertragung und die Begegnung mit dem Bösen

1.5.1 Übertragungsbeziehung, Intersubjektivität und Abstinenz

In der Psychoanalyse bestehen verschiedene Positionen hinsichtlich der Definition der Übertragungsbeziehung. Diese lassen sich hauptsächlich in zwei Strömungen einteilen:

- So definiert das intrapsychische Paradigma die Übertragung als ubiquitäres Phänomen, das sich in jeder Therapiebeziehung gleich entfalten würde; der Therapeut/die Therapeutin hat lediglich auf die davon unabhängige Arbeitsbeziehung einen Einfluss.
- Das intersubjektive Paradigma hingegen geht davon aus, dass die Person der Therapeutin/des Therapeuten einen wesentlichen Einfluss auf die Ausgestaltung der Übertragungsbeziehung ausübt; es versteht die Übertragung schließlich als kokonstruiert, wobei auch die theoretische Ausrichtung der Therapiekraft eine Rolle spielt.

Diese Positionen haben auch eine Auswirkung auf das jeweilige Verständnis von Abstinenz: So geht aus dem intrapsychischen Paradigma, das auf Freuds Chirurgen- und Spiegelmetapher („Der Arzt soll undurchsichtig für den Analysierten sein und wie eine Spiegelplatte nichts anderes zeigen, als was ihm gezeigt wird", aus: Freud 2019, S. 3762) gründet, eher eine potenziell distanzierte Haltung hervor, während das intersubjektive Paradigma, das auf Hans Loewalds Konzept der Bezogenheit zurückgeht (vgl. Loewald, 1977), eher eine auf Verbundenheit ausgerichtete Haltung fördert. Während aus der Sicht des intrapsychischen Paradigmas Verbundenheit zu einer Verunreinigung der Übertragungsbeziehung führen kann, stellt die kühle Distanziertheit aus Sicht der Intersubjektivität eine artifizielle Beziehungsform dar, die artifizielle Übertragungen hervorbringt.

Sicherlich hängt es auch mit der Persönlichkeit der Therapeutin/des Therapeuten zusammen, welche Orientierung eingenommen wird und welches therapeutische Beziehungsangebot realisiert werden kann. Andersherum können unterschiedliche Patientenpersönlichkeiten unterschiedliche therapeutische Beziehungsangebote besser annehmen; hierbei scheint der Aspekt der Passung in jedem Fall eine Rolle zu spielen.

Vor dem Hintergrund der zentralen Bedeutung sicherer Bindung und der Erforderlichkeit von Containment im Bion'schen Sinne spricht der Autor ein Plädoyer für eine intersubjektiv orientierte Psychodynamische Traumatherapie aus. Hierbei sollten die guten Gründe des intrapsychischen Paradigmas aber nicht in Vergessenheit geraten: So hatte Freud seine Abstinenzforderung und sterile Beziehungsdefinition insbesondere vor dem Hintergrund sexueller Grenzverletzungen in den frühen psychoanalytischen Therapien aufgestellt. Dieser Schutz ist wie auch der Schutz vor jedweder anderen Ausbeutung (z. B. narzisstischer oder wirtschaftlicher Art) von Patienten/Patientinnen durchgehend zu gewährleisten!

1.5.2 Symbolisierungsniveau und Übertragung

Wie bereits unter Abschn. 1.4.2 dargelegt, gründen Traumapathologien psychodynamisch auf Desymbolisierung bzw. fehlender Symbolisierung. Dies bedeutet, dass psychische Phänomene keine reife Repräsentanzenbildung in Form von Gedanken, Gefühlen, Fantasien oder Erinnerungen erfahren, sondern auf das primärprozesshafte Niveau unstrukturierter Erregung (β-Elemente nach Bion) zurückfallen bzw. dort verbleiben. Entlang der Reife und Vollständigkeit der Repräsentanzen stellen sich entsprechende Formen von Übertragung und Gegenübertragung ein, aus denen Rückschlüsse auf das Symbolisierungsniveau gezogen werden können.

Barwinski (2020) hat ein Modell aufgestellt, das die Repräsentationsformen entlang des Symbolisierungsniveaus ordnet. Sie unterscheidet dabei 3 zentrale Kategorien (von unreif nach reif):

- Körperlich/räumliche Darstellung des Traumas (mit fehlender Abgrenzung vom Hier und Jetzt):
  - körperliche Reinszenierung des Traumas durch somatoforme Schmerzen oder dissoziative Symptome (Stufe 1),

- räumliche Reinszenierung des Traumas durch Intrusionen, Flashbacks oder Handlungsimpulse (Stufe 2).
- Interpersonelle Darstellung des Traumas (fehlende intrapsychische Integration des Erlebten):
  - Erinnerungen in Form von Bildern sind möglich, die Affekte bleiben aber davon abgespalten und werden projiziert (Stufe 3).
  - Erinnerungen in Form von Bildern und Gefühlen sind möglich, die Beziehungsrepräsentanzen bleiben aber in Form von Teilobjektbeziehungsdyaden in Gut/Böse gespalten, um die abhängige Beziehung zum Täter zu schützen (Stufe 4).
- Intrapsychische Darstellung des Traumas (fehlende Abgrenzung von Über-Ich-Introjekten gegenüber legitimen Beziehungswünschen)
  - Es bestehen intrapsychische Konflikte mit Bezug zum traumatischen Geschehen, aus denen heraus Über-Ich-Gebote persistieren, die legitime Beziehungswünsche (z. B. nach Bindung, Versorgung, Bestätigung) hemmen (Stufe 5).
  - Die reifste, nicht mehr mit einer Pathologie einhergehende Darstellungsform des Traumas ist das Narrativ der Traumageschichte, demgemäß ohne Desymbolisierung, Spaltung/Projektion oder neurotische Hemmung eine vollständige intrapsychische Repräsentanz möglich ist (Stufe 6).

Hieraus abgeleitet ergeben sich verschiedene Formen der Gegenübertragung:

- Stufe 1 (Körpersymptome): Körpersymptome als Gegenübertragung,
- Stufe 2 (Traumaschema): Körpersymptome und Affektansteckung als Gegenübertragung,
- Stufe 3 (Bilder und abgespaltene Gefühle): traumatisierende Übertragung und Projektive Identifikation als Gegenübertragung,
- Stufe 4 (gespaltene Repräsentanzen): Teilobjektübertragungen,
- Stufe 5 (intrapsychische Konflikte): reife Übertragungs-/Gegenübertragungsmuster.

Je unreifer die Symbolisierung und damit Gegenübertragung, umso schwieriger wird es für die Therapeutin/den Therapeuten, diese Wahrnehmungen vom eigenen Erleben abzugrenzen; gleichzeitig kann diese Intensität sie so in Not bringen, dass bei ihnen Gegenübertragungswiderstände einsetzen. Barwinski (2020) führt folgende Gegenübertragungswiderstände auf:

- Anwendung von Techniken zur Abwehr von Ohnmacht und Hilflosigkeit,
- Abbruch der emotionalen Beziehung zur Patientin/zum Patienten,
- Opferbeschuldigung,
- Identifikation mit der Verleugnung der Patientin/des Patienten,
- eigene Übernahme einer Opfer- oder Täterrolle.

Diese Gegenübertragungswiderstände stellen Agieren seitens der Therapiekräfte dar, Beziehungshandeln, dass den eigenen überforderten Innenraum regulieren soll. Da sie auch „nur" Menschen sind (was Patientinnen/Patienten genauso wie Therapeuten/Therapeutinnen manchmal nicht wahrhaben wollen), wohnt dieser Form der Regulation einerseits eine Legitimität inne, andererseits sollte sie aber retrospektiv immer reflektiert werden, um ggf. einen besseren Umgang mit den zugrunde liegenden Inhalten zu finden, Agieren zu begrenzen und Entwicklung zu ermöglichen.

1.5.3 Traumatisierende Übertragung

In anderer Wortwahl drückt sich Hirsch (2011) aus, der das Agieren und Mitagieren treffend als „manchmal heftiges Spiel" umschreibt, in dem modellhaft die damals undenkbare Selbstbehauptung gegen den Täter als neue Beziehungserfahrung möglich wird. Im Rahmen dieses heftigen Spiels findet allerdings eine Reinszenierung der Opfer-Täter-Beziehung statt, die durch projektive Identifizierungen aus der Therapiekraft vorübergehend entweder Opfer oder Täter macht. Hirsch (2011) führt aus, dass das Opfererleben (konkordante Gegenübertragung nach Racker, vgl. Abschn. 1.4.2) bei dem Therapeuten/der Therapeutin heftige Gefühle von Ohnmacht, Angst, Schuld, Scham und Insuffizienz hervorrufen kann; die Abwehr desselben wiederum eine Rollenumkehr hervorruft, sprich eine Einnahme der Täterrolle (komplementäre Gegenübertragung nach Racker) und eine Zuweisung der Opferrolle an die Patientinnen/Patienten. Die Opfer-Täter-Dynamik, die mit zunehmender Länge und Tiefe der Therapie unweigerlich in die Beziehung drängt, wird so zunächst im Handlungsdialog zum unbewussten Aushandlungsdialog, wo Opfer- und Täterposition hin und her wechseln. Agierend bringen sich Patient und Therapeut jeweils in die eine oder andere Position, getrieben von heftigen Affekten und Vorstellungen, die sie nicht haben wollen. Wichtig ist an dieser Stelle, dass die Arbeitsbeziehung sowie therapeutische Methode der gemeinsamen Reflexion erhalten bleiben, um aus der Intrusion des Traumas in die Therapiebeziehung eine emotional korrektive Erfahrung zu machen, die den Wiederholungszwang abschließen kann und zu einer nachhaltigen Veränderung der intrapsychischen Dynamik der Patienten/Patientinnen führt. Dieses heftige Spiel findet auf den Stufen 3 und 4 von Barwinskis Symbolisierungsmodell (vgl. Abschn. 1.5.2) statt und erfordert ausreichend Erfahrung und Containment bei der Therapiekraft sowie Befähigung zur therapeutischen Ich-Spaltung und Vertrauen in den therapeutischen Prozess bei den Patientinnen/Patienten. Eine Aufklärung über solche Phasen der Behandlung zu Beginn der Therapie ist dringend zu empfehlen.

Ähnlich wie das Erleben eines Flashbacks geht auch die „Beziehungsintrusion" auf der Übertragungsebene mit intensiver psychischer Belastung einher – bei beiden bzw. allen Beteiligten. Hirsch (2011) zitiert an dieser Stelle Holderegger, der den Begriff „Traumatisierende Übertragung" geprägt hat, womit Holgeregger ausdrücken will, dass der Therapeut/die Therapeutin durch diese Erfahrungen in der Gegenübertragung zumindest partiell am traumatischen Geschehen leidvoll Anteil hat. Die Patienten/Patientinnen wiederum setzen sich ebenfalls einem Wiedererleben schwieriger Erfahrungen aus und gehen damit ein Risiko ein. Dieses Wagnis, das beide eingehen, kann in bedeutsamer Heilung und nachhaltigen Entwicklungsprozessen oder aber in Behandlungsabbruch oder schlimmstenfalls Retraumatisierung münden. Erfahrung, ausgleichende Ressourcen und Supervision können dabei die Therapiekraft unterstützen, eine haltgebende, verlässliche Therapiebeziehung, aber auch Motivation, Kontinuität sowie gutartige soziale Beziehungen zu den Patienten/Patientinnen aufzubauen.

Ebenso wie Barwinski (vgl. Abschn. 1.5.2) versteht auch Hirsch (2011) das Ausweichen auf Techniken (Imaginationsübungen, Traumakonfrontation …) als möglichen Gegenübertragungswiderstand sowie Ausstieg aus der beziehungsreflexiven psychodynamischen Kernarbeit. Er hebt hervor, dass Techniken für akute Monotraumata, sprich isolierte Typ-I-Traumata des Erwachsenenalters, indiziert sein mögen, insbesondere die interpersonellen Typ-II-Traumata der Kindheit hingegen die intensive Beziehungsarbeit einer Psychodynamischen Psychotherapie erfordern. Der Autor dieses Buches folgt dieser Überzeugung, will jedoch auch Möglichkeiten der Integration von Techniken reflektieren, ohne den Beziehungsansatz zu opfern.

1.5.4 Sekundäre Traumatisierung

Medizinisches Personal, das mit traumatisierten Patienten/Patientinnen arbeitet, unterliegt dem Risiko, eine sekundäre Traumatisierung zu entwickeln. Sekundäre Traumatisierungen bezeichnen Traumafolgestörungen, die ohne direkte sensorische Eindrücke des Ausgangstraumas und mit zeitlicher Distanz zu ihm entstehen (Daniels, 2003). Hierdurch können Menschen, die nahen Kontakt zu Indexpatienten/-patientinnen haben (somit auch Angehörige), Symptome der drei Cluster (vgl. Abschn. 1.1.4), z. B. Hyperarousal, Intrusionen, Vermeidungsverhalten, Misstrauen oder Komorbiditäten, ausprägen, ohne selber dem ursprünglichen Trauma exponiert gewesen zu sein (vgl. Daniels, 2008). Diese Dynamik kann vor dem Hintergrund der im Vorangegangenen aufgeführten unbewussten Kommunikationsprozesse, v. a. der projektiven Identifizierung, verstanden werden. Das Konzept der sekundären Traumatisierung betont dabei noch stärker als der Begriff der traumatisierenden Übertragung die psychische Herausforderung, die eine beziehungsorientierte Arbeit mit traumatisierten Menschen bedeutet.

Weitere Ausführungen zur Gegenübertragung von Racker (1953), die im Hinblick auf die Durcharbeitung der Störung in der Übertragung die Ausprägung einer regelrechten Gegenübertragungsneurose in den Therapeutinnen/Therapeuten fordert, die in ihnen selbst durchgearbeitet werden muss, knüpfen an dieser Thematik an. Sich von der Störung anstecken zu lassen, um sie in sich selbst für beide Beteiligten zu heilen, bringt das therapeutische beziehungsdynamische Geschehen auf den Punkt, wobei der an Grenzen kommen könnende Einsatz der Therapiekraft die Schattenseite der Medaille ausmacht. Aufseiten der Patienten/Patientinnen wiederum wohnt alledem die unbewusste Hoffnung inne, der Therapeut/die Therapeutin möge die Aggression und Zerstörung, die unbewusst von ihm/ihr ausgeht, „überleben" (vgl. Kernberg, 2014). „Überlebt" die Therapeutin/der Therapeut die Zerstörung hingegen nicht, ist dies ein „Desaster" für alle Beteiligten, weist Ogden (2016) mit Bezug auf einen berühmten Artikel von Winnicott auf. Ähnlich wie das Regeldrama der französischen Klassik nimmt die Spannungskurve in der Therapiebeziehung unweigerlich Fahrt auf und kann sich entweder in Katharsis und Lysis abführen oder in die zwingend zu vermeidende Katastrophe.

Die sekundäre Traumatisierung kann in diesem Kontext sowohl als Gegenpol als auch als Wegbereiter des Gegenübertragungswiderstands verstanden werden, versucht er doch schließlich, die „Infektion" des Traumas im Seelenraum/der Therapeutin abzuwehren. Misslingt nun das „manchmal heftige Spiel" (vgl. Abschn. 1.5.3) der Durcharbeitung des Traumas in der Übertragung, bleibt die Therapeutin/der Therapeut ähnlich ohnmächtig auf ihrer/seiner emotionalen Last sitzen wie der Patient/die Patientin. Zugrunde liegend ist das Scheitern – oder Stagnieren – der Transformation von β-Elementen in α-Elemente, des Symbolisierens körperlicher Erregung in verstehbare Gedanken und abgrenzbare Erinnerungen, der Auflösung sadomasochistischen Beziehungserlebens und schuldhafter Verstrickungen miteinander. Hieraus folgt im Rahmen pathologischer Verarbeitung dieser Dynamik schließlich die Symptomentwicklung, die ein Spektrum von Burnout-Entwicklung bis hin zu manifester Traumafolgestörung umfassen kann. Vielleicht lässt sich das eigene Krankwerden auch als masochistische Sühneleistung für das Versagen als Helfer oder Helferin interpretieren, was in supervisorischen Prozessen zu reflektieren ist. Jedenfalls wohnt dieser Entwicklung somit auch der Angriff auf die eigene psychotherapeutische Wirksamkeit und Identität inne, die im Stagnieren bzw. Scheitern zentral infrage gestellt erscheinen kann.

Um all dem vorzubeugen, ist einerseits ein Wissen um die Möglichkeit sekundärer Traumatisierung in der Arbeit mit Traumatisierten wichtig, das auch die Kenntnis der unbewussten Beziehungsprozesse (wie projektiver Identifizierung, Gegenübertragungswiderstände) umfasst. Andererseits ist kontinuierliche Supervision erforderlich, die triangulierend das Erlebte einordnen hilft sowie unterstützt, Belastungen zu verarbeiten und an konstruktiven Entwicklungen festzuhalten. Schließlich ist auch eine konsequente Kultur der Psychohygiene (vgl. Abschn. 7.3) notwendig.

1.5.5 Grenzen des Containments und Grenzen des Externalisierens

Therapeuten und Therapeutinnen stellen als Helfende eine kontinuierliche Halte- und Containmentfunktion zur Verfügung, wodurch die Therapiebeziehung stets im Ungleichgewicht ist: Dank, Zuwendung, Anerkennung und Resonanz bekommen Therapiekräfte, nie ausreichend genug zurück, wodurch sie chronisch im oral-narzisstischen Defizit sind (vgl. Lohmer, 2022). Sie opfern damit im Vorschussvertrauen einen Teil ihrer seelischen Empfindsamkeit, ohne genau wissen oder vorhersagen zu können, wann und ob sich dieser Einsatz lohnt. Während sich oft genug die Erfahrung einstellt, dass Patientinnen/Patienten mit tiefem Dank auf die Phasen der Therapie zurückblicken, in denen sie „schwierig" waren, und ihre Therapeuten/Therapeutinnen trotzdem zu ihnen gehalten haben, gibt es auch jene Verläufe, in denen konstruktive Veränderungen, Einsichten, korrektive Beziehungserfahrungen schlichtweg ausbleiben, entgegen jeder Geduld, jeden Containments, jeder guten Intervention. In diesen Fällen kann die – vielleicht zu lange – in Fürsorge abgewehrte Aggression der Therapiekraft schließlich kippen und sich unvorhergesehen in die Therapiebeziehung entladen. Dabei sind alle Varianten aggressiven Ausdrucks denkbar, von passiv-aggressivem Gelangtweiltsein und innerer Abkehr bis zum impulsiven Therapieabbruch.

Patientinnen und Patienten, denen selber aggressive Impulsdurchbrüche passieren, wird in der Regel geraten, ihre Aggressionen in angemessenen Formen auszudrücken, noch bevor sie die Schwelle des Kontrollverlusts erreichen. An die eigene Nase gefasst lässt sich dies auch uns Therapeuten/Therapeutinnen raten: Nur Containment reicht nicht, konstruktive Konfrontation, Interpretation und Durcharbeitung destruktiver unbewusster Prozesse gehören auch dazu. Und dies gelingt am besten mit einer bezogenen, auf Entwicklung abzielenden Aggression, die um das bestmögliche Gute ringt. Löst sich dieser Teil als notwendiger Gegenpart zum Containment hingegen nicht ein, verbleibt es beim „undankbaren" Aufnehmen destruktiver Inhalte, wodurch die Therapiekraft zum „seelischen Mülleimer" wird. Ein Verharren darin kann nur als masochistische Dynamik bewertet werden. Grenzenloses Externalisieren, d. h. das grenzenlose projektive Identifizieren belastender Zustände in Therapeuten/Therapeutinnen oder auch andere Bezugspersonen hinein, ohne eine Modulation in positive bezogene Affekte zuzulassen, stellt wiederum einen Akt des (unbewussten?) Sadismus seitens der Patientinnen/Patienten dar und bildet den Gegenpart zum therapeutischen Masochismus.

Hiermit stellt sich schließlich die diffizile Frage der Grenzen des Containments. Aus Sicht des Autors gibt es hierfür keine einfache oder gar standardisierte Antwort, nur individuell zu reflektierende Verläufe und Dynamiken. In letzter Konsequenz geht es hierbei auch um die Frage nach Grenzsetzung und Beendigung von Behandlungen. Lohmer (2022) benennt in seinem Artikel die Selbstfürsorgehandlung der Therapeuten/Therapeutinnen, stagnierende Therapien abzubrechen, als in der Realität deutlich schwerer fallend. Reisinger (2013) wiederum beschreibt in einem sehr ehrlichen Artikel einen eigenen Behandlungsfall, in dem er zum „Watschenmann" seines entwertenden Patienten geworden ist. Diese langjährig ihn belastende Dynamik fand eine konstruktive Wendung, als er seinem Patienten grenzsetzend mitteilte, dessen Respektlosigkeit nicht mehr zu akzeptieren. Respekt wiederum, so schließt Reisinger seinen Artikel, ist die Minimalvoraussetzung zur Entstehung einer positiven Übertragung, welche die wesentliche Triebfeder einer gelingenden Therapie ist und entwicklungsförderliche Interventionen erst wirksam werden lässt. Vielleicht lässt sich Respekt schließlich als notwendiger Rahmen des Containments verstehen, der im Zweifel auch eingefordert werden muss. Lässt er sich nicht (wieder-)herstellen, ist ein zeitloses Aufrechterhalten sadomasochistischen Beziehungshandelns ohne durcharbeitende Reflexion therapieseitig zu beenden.

1.6 Opfer, Täter, Helfer: im Dramadreieck zwischen Rache und Wiedergutmachung

1.6.1 Das Täterintrojekt

Interpersonelle Traumata, vor allem als Typ-II-Traumata, führen zur Verinnerlichung einer Beziehungsrepräsentanz in Form von Opfer- und Täteranteilen. Anschaulich hat z. B. Rosenberg (2010) dargestellt, wie die entstehende Ambivalenz bei Traumatisierung durch eine Bezugsperson durch den dadurch erlebten Verlust des vormals guten Objekts mit einem Introjektionsvorgang bewältigt wird: Aus dem äußeren wird ein inneres Objekt. Dieser Introjektionsvorgang kann als Gegenpart zur Projektion, wie sie z. B. unter Abschn. 1.4.2 beschrieben wurde, verstanden werden: Während sich das Selbst durch die Projektion belastender innerer Anteile entledigt, nimmt es durch die Introjektion belastende äußere Anteile in sich auf, um an etwas festhalten zu können, was nicht verloren gehen soll. Dieses Introjekt bewirkt, dass die erlebte äußere Beziehung im Innen weitergeht, allerdings in einer rohen, destruktiven Form: Hierbei kommt es nämlich nicht zu einer Aufrichtung der konkreten äußeren Person im Selbst, sondern es schlagen sich verdichtete Aspekte des Objekts in Bezug zum Selbst innerlich nieder. Trotzdem besteht die Verbindung zum Objekt so schließlich weiter, anstatt dass ein zentraler Objektverlust droht, der als noch schlimmere Konsequenz gefürchtet wird. Introjektion dient also der Bewältigung von Verlust, wobei hier der Verlust durch die plötzlich in die Beziehung tretende traumatisierende Schattenseite des eigentlich als gut benötigten Objekts entsteht.

Im Rahmen des traumatischen Introjektionsvorgangs existiert das äußere Objekt allerdings weiter, anders als bei einem konkreten Objektverlust durch z. B. Tod einer Bezugsperson. Durch die traumatische Introjektion soll das äußere Objekt darüber hinaus als gutes Objekt virtuell wiederhergestellt werden, weshalb Schuld- und Schamgefühle der Täter/Täterinnen durch introjektive Identifizierung durch das Opfer in sich aufgenommen werden. Hierzu gehört meist auch, dass Täter diese ebenfalls projektiv abwehren und in das Opfer drängen möchten („Du bist selber schuld, dass ich dir das antun musste!"). Auf dysfunktionale Weise entsteht somit im Opfer wieder ein Gefühl von Berechenbarkeit und Einflussmöglichkeit. Rosenberg (2010, S. 59) fasst dies treffend in Worte: „Indem ich deine Schuld übernehme, kann ich mich dir nahe fühlen. In Form der übernommenen Schuld lebst du nun in mir weiter, du bist nun ein Teil von mir."

Das Täterintrojekt kann nun schließlich Bestandteil des Über-Ichs werden, von wo aus es wie vormals im Außen ähnlich bösartig auf das Ich einwirkt, es kann aber auch Bestandteil des Ichideals werden, von wo aus es das Ich verführen will, ihm ähnlich zu werden. Dies bewirkt schließlich, dass in späteren Beziehungen sowohl die Opfer- als auch die Täterposition im Rahmen der Wiederherstellung der Opfer-Täter-Dyade eingenommen werden kann, wie ebenfalls bereits in Abschn. 1.4.2 aufgeführt.

1.6.2 Das Dramadreieck

Die Opfer-Täter-Dyade erfährt durch Hinzukommen einer dritten Person eine potenzielle Triangulierung: Eine neutrale Instanz blickt auf die Beziehung und bewertet sie. Diese Rolle nimmt häufig erstmals die Therapeutin/der Therapeut ein, wenn soziale Unterstützung vormals ausgeblieben ist. Da die einzeltherapeutische Situation aber einerseits ebenfalls wieder eine Dyade darstellt, andererseits die Beziehung zwischen Therapeutin/Therapeut und Patient/Patientin aufgrund ihrer Asymmetrie oft Elternübertragungen befördert, besteht seitens der Patienten/Patientinnen ein starker Druck, das verinnerlichte Beziehungsmuster in dieser Beziehung wiederherzustellen, wie ähnlich bereits im Vorangegangenen dargestellt. Somit können aus Helfern plötzlich Täter werden, andersrum aber auch aus dem eigentlichen Opfer ein Täter, und aus dem eigentlichen Helfer ein Opfer.

Hieraus spinnt sich ein Dreieck mit den drei Positionen Opfer – Täter – Helfer auf, in der Literatur durch Karpman (1968) auch als Dramadreieck bekannt (vgl. Abb. 1.3). Diese drei Positionen werden in der Traumatherapie durch Patient/Patientin (Opfer), Therapeut/Therapeutin (Helfern) und dem biografischem Täter/der Täterin besetzt. Durch Übertragungs- und Inszenierungsprozesse schließlich können diese Positionen hin und her wechseln.

Das Dramadreieck ist ein anschauliches Modell, das vereinfacht und praxisnah das Beziehungserleben in Traumatherapien auf den Punkt bringt. Neben den relevanten Rollenbildern, die wechselhaft eingenommen werden können, verweist es dabei auf die dritte Person, welche dynamisch hinzukommt. Während in der

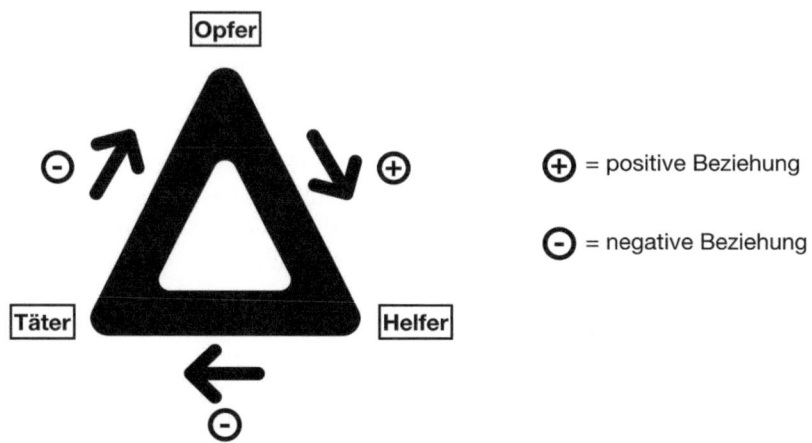

Abb. 1.3 Das Dramadreieck

dyadischen Einzeltherapie die dritte Person ein abwesendes Objekt ist, das vielmehr im Fantasieraum beider Beteiligter eine Rolle spielt, kann in gruppalen Settings (Gruppentherapie, tagesklinische/stationäre Behandlung) diese Konstellation auch in Form konkret anwesender Personen manifest werden.

In jedem Fall aber gilt es, das Beziehungserleben in all seinen Variationen zum Reflexionsgegenstand zu machen, um den Patientinnen/Patienten zu ermöglichen, Veränderungen seiner inneren Objekte zu erfahren und aus dem Wiederholungszwang auszusteigen.

Im Vorangegangenen wurde aufgezeigt, dass die Einnahme der unterschiedlichen Positionen, insbesondere im Rahmen traumatisierender Übertragungen und projektiver Identifizierungen, für die Therapeutin/den Therapeuten leidvoll sein und unbewusst mit Gegenübertragungswiderständen einhergehen kann. Blockiert daher die Therapeutin/der Therapeut den Fluss eines flexiblen Rollenspiels, kann es zu einseitigen Auslenkungen kommen, die nicht mehr reflektiert werden, sondern als kollusive Arrangements eine stagnierende, aber harmonisch-stabile Therapiebeziehung hervorbringen. Zwei extreme Varianten, die Rachekollusion und die Wiedergutmachungsfalle, spielen in diesem Zusammenhang eine besondere Rolle und sollen im Folgenden ausgeführt werden.

Sachsse (2013) betont, dass in der psychotherapeutischen Arbeit die Auseinandersetzung mit der Opferrolle zentral sei. Es gehe darum, das erlittene Unrecht anzuerkennen, die damit verbundene Ohnmachtserfahrung in der Vergangenheit zu validieren und daraufhin den Opferstatus zu überwinden, um den Patienten/Patientinnen die Rückkehr in eine selbstwirksame, gestalterische Haltung zu seiner Lebensgegenwart zu ermöglichen. Wer hingegen an Rache oder Wiedergutmachung festhalte, laufe Gefahr, das Trauma fortlaufend zu aktualisieren.

1.6.3 Die Rachekollusion

„Auge um Auge, Zahn um Zahn", heißt es in der Bibel (2. Mose 21,24) – das Rachemotiv ist ein urmenschlicher Handlungsimpuls, der erfahrene Ungerechtigkeit und Schädigung mit gleicher Münze heimzahlen will. Auch hier ist die Umkehrung der Opfer-Täter-Beziehung dynamisch wirksam, vor dem Hintergrund aber, dass die/der andere angefangen hat, ohne jedwedes Unrechtsbewusstsein. Täter werden zu können, ohne sich schuldig zu machen bzw. schuldig fühlen zu müssen, mag grundsätzlich für manche Menschen attraktiv sein, denen es die Abfuhr aggressiver oder gar sadistischer Triebe ermöglicht, ohne dass sich ein Gewissen (Über-Ich) gegenüberstellt. Dies ist dann möglich, wenn die/der andere bereits schuldig ist, aber auch, wenn sie/er dehumanisiert und zum Feindbild erklärt werden kann.

Therapeuten und Therapeutinnen können einerseits Gegenübertragungswiderstände entwickeln, wenn sie die Rollenzuschreibung der Täter/Täterinnen in der Übertragung spüren. Dies kann dazu führen, dass sie diese Rolle lieber den Patienten/Patientinnen überlassen, wie in Abschn. 1.5.3 beschrieben, oder aber eine dritte Person dafür nutzen. So kann ein starres Dramadreieck entstehen, in dem

Patient/Patientin und Therapeut/Therapeutin sich unbewusst auf das Arrangement einigen, dass die Bösen abwesende Dritte sind, um gemeinsam eine harmonische Beziehung zu haben. Diese Dritten können biografische Täter/Täterinnen sein, die mitunter auch noch leben, oder deren Stellvertreter in der Gegenwart (schwierige Partner/Partnerinnen, schwierige Kollegen/Kolleginnen, schwierige Vorgesetzte …). Diese Figuren können dann in ihrer Schlechtigkeit ausgemalt werden, in der Therapie darf Affektkatharsis (Wut, Hass, Trauer, …) stattfinden und Mitgefühl sowie Bestärkung in der Opferrolle erfahren werden, was allesamt aber lediglich einen Status quo statt eine Entwicklung ermöglicht.

Andererseits können die Therapiekräfte selber auf ungelebten Rachebedürfnissen und offenen Rechnungen eigenes Leid betreffend sitzen. Sie können somit eine stellvertretende Befriedigung erfahren, wenn ihre Patienten/Patientinnen sich für sie an der bösen Objektwelt rächen. Hier schließen sich beide scheinsolidarisch zusammen, um fast paranoid gegen das im Außen verortete Böse zu wettern. Ein solch massiver therapeutischer blinder Fleck bedarf dringend der Reflexion, insbesondere auch im Rahmen supervisorischer und lehrtherapeutischer Prozesse.

Bleiben die Patienten/Patientinnen in der Opferposition arretiert, bleibt somit Entwicklung aus, und es müssen immer wieder neu böse Objekte hervorgebracht werden, an denen das Erlittene abgearbeitet wird. Psychotherapien sollten solche Dynamiken nicht zementieren, sondern durcharbeiten, damit die Patientinnen/Patienten einen Weg aus der Reinszenierung in die Verarbeitung des Erlebten finden.

1.6.4 Die Wiedergutmachungsfalle

Ein anderes, dem Rachemotiv verwandtes urmenschliches Streben ist das nach Wiedergutmachung, nach (Wieder-)Herstellung von Gerechtigkeit: „Er vollbringt mit seinem Arm machtvolle Taten: Er zerstreut, die im Herzen voll Hochmut sind; er stürzt die Mächtigen vom Thron und erhöht die Niedrigen. Die Hungernden beschenkt er mit seinen Gaben und lässt die Reichen leer ausgehen" (Lukas 1, 53–55). Solch ein hoher Anspruch kann sich (unbewusst) der Therapiekraft gegenüber einstellen, die daran nur scheitern kann. Nicht selten stehen hinter dem Berufswunsch Psychotherapeut/-therapeutin idealistische Werte, soziale Gerechtigkeit, Trost und Heil zu stiften, was sich an dieser Stelle unglücklich mit der Beziehungs- und Psychodynamik traumatisierter Patientinnen/Patienten verstricken kann.

So begibt sich der Therapeut/die Therapeutin zunächst in die Position des Helfenden, in der er Idealisierung und Bestätigung der eigenen Grundannahmen, für Trost, Heil und Gerechtigkeit zu sorgen, erfährt. Zwangsläufig kippt eine solche Konstellation aber im Verlauf, da keine Therapiekraft biblische Wunder vollbringen kann; Frustration und die Erfahrung von Grenzen des Machbaren sind unvermeidlich, was an dieser Stelle einen Positionswechsel im Dramadreieck bewirken kann, sodass der Therapeut/die Therapeutin plötzlich Täterzuschreibungen erfährt. Während diese nun wieder nach Außen verschoben werden können, wie in Abschn. 1.6.3 beschrieben, kann der Therapeut/die Therapeutin auch

Schuldgefühle entwickeln und sich unbewusst mit der Täterzuschreibung identifizieren, da er/sie ja an den überhöhten Versprechungen gescheitert ist, vielleicht mit der ein oder anderen Intervention oder einer nicht eingebrachten Intervention sogar geschadet hat.

In einer solchen Dynamik bleiben unrealistische Ansprüche auf Wiedergutmachung und Heilung unreflektiert dynamisch ständig wirksam, was ebenfalls einer Durcharbeitung des ursprünglichen Traumas im Wege steht. So geht die Identifikation mit der Opferposition eine Verbindung mit Ansprüchen einer stellvertretenden Objektwelt gegenüber ein, was die traumatische Beziehungsdynamik zementiert, statt eine Durcharbeitung zu ermöglichen. Der Therapeut/die Therapeutin wiederum verliert sich hier statt in aggressiven Dynamiken wie bei der Rachekollusion vielmehr in Schulddynamiken, aus denen heraus er/sie sich an stellvertretenden Wiedergutmachungsleistungen für vergangene Täter/Täterinnen abarbeitet, ohne dass eine Veränderung spürbar wird. Auch hier kann die Dynamik quälend werden und schließlich kippen, wie in Abschn. 1.5.5 beschrieben, sodass irgendwann ein Durchbruch gehemmter aggressiver Impulse des Therapeuten/der Therapeutin stattfindet.

Sehr anschaulich hat diese Dynamik schließlich Lesmeister (2021) beschrieben, indem er die Frage aufwirft, ob sich nicht viele der unter dem Leitbild des beschädigten Selbst praktizierenden Psychotherapeutinnen und -therapeuten unbewusst als „Wiedergutmacher" verstehen, die bis zu einem gewissen Grad die Schuld der versagenden oder defizitären Primärobjekte auf sich nehmen und ihren Patientinnen/Patienten eine verspätete Entschädigung in Form psychologischer Wiederherstellung zukommen lassen wollen. Dahinter kann eine eigene Parentifikation der Therapeuten/Therapeutinnen stehen, die ebenfalls einen blinden Fleck darstellt. Sie bringt schließlich die beschriebene Arretierung im Dramadreieck hervor, die eine behandlungstechnische Sackgasse darstellt. Auch hier sind möglicherweise Supervision und Lehrtherapie angezeigt.

1.7 Exkurs: Leitlinienempfehlungen und VT-Verfahren

Die S3-Leitlinie zur PTBS empfiehlt Psychotherapie als primären Behandlungsansatz bei sowohl PTBS als auch kPTBS (vgl. Schäfer et al., 2019).

Für die typische PTBS lautet die Empfehlung im Wortlaut: „Patient:innen mit einer Posttraumatischen Belastungsstörung soll eine traumafokussierte Psychotherapie im Einzelsetting angeboten werden, bei der der Schwerpunkt auf der Auseinandersetzung mit den traumatischen Ereignissen und den dazugehörigen Kognitionen, Emotionen und Erinnerungen liegt." Die Empfehlung für kPTBS ergänzt dabei noch „Techniken zur Emotionsregulation und zur Verbesserung des Selbstwertgefühls sowie von Beziehungsstörungen im Sinne der Bearbeitung dysfunktionaler zwischenmenschlicher Muster".

Psychodynamische Psychotherapie zählt hierbei zur traumafokussierten Psychotherapie, da sie traumakonfrontative Interventionen (im Sinne der Leitlinie v. a.

EMDR) integrieren kann. Zudem findet im Rahmen Psychodynamischer Psychotherapien grundsätzlich eine Auseinandersetzung mit traumatischen Ereignissen und ihren Auswirkungen statt, ebenso die Ich-strukturelle Arbeit an Emotions- und Selbstwertregulation sowie Bearbeitung von Beziehungsstörungen und dysfunktionalen Beziehungsmustern, wie bereits im Vorangegangenen ausführlich dargestellt.

Vor dem Hintergrund des Studienlagenunterschieds zwischen VT und anderen Verfahren werden in der Leitlinie noch dezidiert VT-Verfahren mit „robuster Studienlage" genannt, so insbesondere Kognitive Verarbeitungstherapie (Cognitive Processing Therapy, CPT), Kognitive Therapie (KT), Prolongierte Exposition (PE) und Narrative Expositionstherapie (NET). Diese sollen hier kurz vorgestellt werden:

- Kognitive Verarbeitungstherapie (CPT): Die CPT ist ein manualisiertes verhaltenstherapeutisches Verfahren, das im deutschsprachigen Raum auf 15 Sitzungen ausgelegt ist, die Hausaufgaben und Arbeitsblätter beinhalten und die auf die Bearbeitung dysfunktionaler Kognitionen zum Ereignis und zu zentralen sozialen Einstellungen (z. B. Vertrauen, Wertschätzung, Intimität) abzielt. Hierbei unterscheidet sich das Vorgehen von der klassischen kognitiven Verhaltenstherapie dadurch, dass nicht nur durch das Trauma entstandene Kognitionen fokussiert werden, sondern auch, wie das Trauma im Rahmen bereits bestehender Überzeugungen Verarbeitung findet (vgl. König und Rosner, 2014).
- Kognitive Therapie (KT): Die Kognitive Therapie gründet auf einem Therapierational von Ehlers und Clark (2000), das die verschiedenen Formen kognitiver Vermeidung fokussiert. Es zielt ab auf 1. die Exploration des Traumagedächtnisses und dessen Integration in das autobiografische Gedächtnis, 2. die Veränderung problematischer Bewertungen des Traumas, die zu einer Aufrechterhaltung von Bedrohungserleben führen, und 3. die Veränderung dysfunktionaler Strategien, mit denen die Patienten/Patientinnen ihr Bedrohungserleben und andere resultierende Symptome kontrollieren.
- Prolongierte Exposition (PE): Die PE nach Foa et al. (2007) beruht auf der lernpsychologischen Grundannahme der Habituation, d. h., wenn man einen gefürchteten Stressor nicht vermeidet, sondern in der auslösenden Situation verbleibt, nimmt die emotionale und psychovegetative Erregung kontinuierlich ab. Hierzu erfolgt in einer Therapiesitzung eine Exposition in sensu, d. h. imaginative Traumakonfrontation, die auf Band (oder Handy) aufgenommen wird. Die Patientin/der Patient soll sich diese Aufnahme im Sinne einer Hausaufgabe dann täglich anhören.
- Narrative Expositionstherapie (NET): Die manualisierte NET nach Schauer et al. (2011) zielt auf eine Einordnung erlebter Traumata in die Lebenslinie ab, sodass die traumatisch bedingte fehlende räumliche und zeitliche Verortung Bearbeitung findet. Hierbei finden auch lebensgeschichtliche Ressourcen eine Würdigung, während unverarbeitete Traumata mittels Exposition in sensu prozessiert werden können.

Das EMDR (Eye Movement Desensitization and Reprocessing) nach Shapiro (2001) schließlich zielt auf die Bearbeitung traumatischer Erinnerungen und zusammenhängender Kognitionen mittels bilateraler Stimulation ab. Es folgt eigenen Protokollen, wobei v. a. Protokolle für die PTBS und kPTBS vorliegen. Es kann im Rahmen eines psychotherapeutischen Gesamtbehandlungsplans Anwendung finden.

Die aktuell revidierte Fassung der S3-Leitlinie zur PTBS bildet den strittigen Diskurs hinsichtlich einer der Traumakonfrontation vorangehenden Stabilisierungsphase ab, v. a. bei kPTBS. An dieser Stelle sei auf eine Metaanalyse von Darby et al. (2023) verwiesen, die einerseits eine höhere Wirksamkeit von zweiphasigen Behandlungsmodellen (Stabilisierung – Traumabearbeitung) gegenüber einphasigen Modellen aufzeigen konnte (nur Traumabearbeitung), andererseits einen hohen Ausschluss von Patientinnen/Patienten mit Komorbiditäten bei kPTBS (die, wie im Vorangegangenen ausgeführt, die Regel und nicht die Ausnahme darstellen) in Studien, die die Notwendigkeit von Stabilisierung infrage stellen. Üblicherweise berücksichtigen Psychodynamische Psychotherapien Beziehungsaufbau, Halt und Containment sowie stabilisierende vor konfrontativen Interventionen, weshalb sich in dieser Auseinandersetzung eine Polarisation zwischen VT und Psychodynamischer Psychotherapie zeigt.

Diesen Abschnitt soll der Hinweis von Lutz Wittmann (aus Wittmann et al., 2020) abschließen, dass es ihn nach wie vor erstaune, dass Konfrontation und Exposition als Errungenschaften der Verhaltenstherapie gelten. Dabei verweise er nicht nur auf die bereits bei Freud und Breuer (1895/1987) beschriebene Expositionstechnik, sondern auch auf das psychoanalytische Konzept des Erinnerns, Wiederholens und Durcharbeitens (Freud, 1958/1914). Auch wenn die Psychoanalyse typischerweise eine direktive Manualisierung zugunsten des individuellen Rhythmus und der Herangehensweise der Patienten/Patientinnen meide, stehe sie mit ihrer 120-jährigen Tradition doch genau für dieses Durcharbeiten.

Literatur

Arndt, P. & Klingen, N. (2011). *Memorix Psychosomatik und Psychotherapie*. Thieme.
Barwinski, R. (2020). *Steuerungsprozesse in der Psychodynamischen Traumatherapie*. Klett-Cotta.
Bengel, J. & Hubert, S. (2010). *Anpassungsstörung und akute Belastungsreaktion*. Fortschritte der Psychotherapie: Bd. 39. Hogrefe.
Bernstein, E. M. & Putnam, F. W. (1986). Development, Reliability, and Validity of a Dissociation Scale. *The Journal of Nervous and Mental Disease 174*(12), 727–735. https://doi.org/10.1097/00005053-198612000-00004.
Braun, B. (1988). The BASK model of dissociation: *Dissociation: Progress in the Dissociative Disorders, 1*(2), 16–23.
Cloitre, M., Shevlin, M., Brewin, C. R., Bisson, J. I., Roberts, N. P., Maercker, A., Karatzias, T. & Hyland, P. (2018). The International Trauma Questionnaire: development of a self-report measure of ICD-11 PTSD and complex PTSD. *Acta Psychiatrica Scandinavica, 138*(6), 536–546. https://doi.org/10.1111/acps.12956.

Daniels, J. (2003). *Sekundäre Traumatisierung – Kritische Prüfung eines Konstruktes anhand einer explorativen Studie*. Diplomarbeit, Universität, Bielefeld.
Daniels, J. (2008). Sekundäre Traumatisierung. *Psychotherapeut, 53*(2), 100–107. https://doi.org/10.1007/s00278-008-0585-y.
Darby, R. J., Taylor, E. P. & Cadavid, M. S. (2023). Phase-based psychological interventions for complex post-traumatic stress disorder: A systematic review. *Journal Of Affective Disorders Reports, 14*, 100628. https://doi.org/10.1016/j.jadr.2023.100628.
Ehlers, A. & Clark, D. M. (2000). A cognitive model of posttraumatic stress disorder. *Behaviour Research and therapy, 38*, 319-345. https://doi.org/10.1016/S0005-7967(99)00123-0.
Epple, F., Weidner, K. & Schellong, J. (Hrsg.). (2018). *Praxisbuch Psychotraumatologie*. Thieme.
Ermann, M. (2020). *Psychotherapie und Psychosomatik: Ein Lehrbuch auf psychoanalytischer Grundlage* (7. Aufl.). Kohlhammer Verlag.
Felitti, V. J., Anda, R. F., Nordenberg, D., Williamson, D. F., Spitz, A. M., Edwards, V., Koss, M. P., & Marks, J. S. (2019). Relationship of childhood abuse and household dysfunction to many of the leading causes of death in adults: The Adverse Childhood Experiences (ACE) study. *American Journal of Preventive Medicine, 56*(6), 774–786. https://doi.org/10.1016/j.amepre.2019.04.001.
Foa, E. B., Hembree, E. A., & Rothbaum, B. O. (2007). *Prolonged exposure therapy for PTSD: Emotional processing of traumatic experiences: Therapist guide*. Oxford University Press. https://doi.org/10.1093/med:psych/9780195308501.001.0001.
Koss, M. P. & Marks, J. S. (1998). Relationship of Childhood Abuse and Household Dysfunction to Many of the Leading Causes of Death in Adults. *American Journal Of Preventive Medicine, 14*(4), 245–258. https://doi.org/10.1016/s0749-3797(98)00017-8.
Freud, S. (2019). *Sämtliche Werke* [Ebook]. Pandora Verlag.
Freyberger, H. J., Spitzer, C., Stieglitz, R.-D., Kuhn, G., Magdeburg, N., & Bernstein-Carlson, E. (1998). Fragebogen zu dissoziativen Symptomen (FDS). Deutsche Adaptation, Reliabilität und Validität der amerikanischen Dissociative Experience Scale (DES) [The Fragebogen (Questionnaire) zu dissoziativen Symptomen (FDS): German adaptation, reliability, and validity of the American Dissociative Experience Scale (DES)]. *PPmP: Psychotherapie Psychosomatik Medizinische Psychologie, 48*(6), 223–229.
Hirsch, M. (2011). *Trauma* (Orig.-Ausg.). *Analyse der Psyche und Psychotherapie: Bd. 1*. Psychosozial-Verl.
Jaspers, K. (1973). *Allgemeine Psychopathologie* (8. Aufl.). Springer Berlin/Heidelberg.
Karpman S. B. (1968). Fairy tales and script drama analysis. *Transactional Analysis Bulletin. 7*(26), 39–43. https://karpmandramatriangle.com/pdf/DramaTriangle.pdf.
Kernberg, O. F. (2014). *Liebe und Aggression: Eine unzertrennliche Beziehung*. Schattauer.
König, Julia & Rosner, Rita. (2014). Cognitive Processing Therapy zur Behandlung der Posttraumatischen Belastungsstörung. *Psychotherapeutenjournal. 13*, 265–274.
Lesmeister, R. (2021). *Selbst-Schicksale: Psychoanalytische Studien zum beschädigten, leeren und tragischen Selbst* (Originalausgabe). Bibliothek der Psychoanalyse. Psychosozial-Verlag.
Loewald, H. (1977). Triebtheorie, Objektbeziehungen und psychische Strukturbildung. In: Loewald, H. W. (1986). *Psychoanalyse: Aufsätze aus d. Jahren 1951–1979*. Klett-Cotta.
Lohmer, M. (2022). Die Freunde der Therapeuten. *PTT – Persönlichkeitsstörungen Theorie und Therapie, 26*(3), 354–367. https://doi.org/10.21706/ptt-26-3-354.
Ogden, T. H. (2016). Destruction reconceived: on Winnicott's 'The use of an object and relating through identifications'. *The International Journal of Psychoanalysis, 97*(5), 1243–1262. https://doi.org/10.1111/1745-8315.12554.
Priebe, K., Fydrich, T. & Kleindienst, N. (2016). Women with exposure to childhood interpersonal violence without psychiatric diagnoses show no signs of impairment in general functioning, quality of life and sexuality. *Borderline Personality Disorder And Emotion Dysregulation, 3*(1). https://doi.org/10.1186/s40479-016-0048-y.
Quindeau, I. (2019). Die Inflation des Traumabegriffs. *PiD – Psychotherapie Im Dialog, 20*(02), 26–31. https://doi.org/10.1055/a-0771-5039.

Racker H. (1953). A contribution to the problem of counter-transference. *Int J Psychoanal., 34*(4), 313–24.
Racker, H. (2023). *Übertragung und Gegenübertragung: Studien zur psychoanalytischen Technik* (G. Krichhauff, Übers.) (8. Auflage). Ernst Reinhardt Verlag.
Rausch, S., Herzog, J., Thome, J., Ludäscher, P., Müller-Engelmann, M., Steil, R., Priebe, K., Fydrich, T. & Kleindienst, N. (2016). Women with exposure to childhood interpersonal violence without psychiatric diagnoses show no signs of impairment in general functioning, quality of life and sexuality. *Borderline Personality Disorder And Emotion Dysregulation, 3*(1). https://doi.org/10.1186/s40479-016-0048-y.
Reisinger, E. (2013). Negative Übertragung und der Respekt gegenüber dem Analytiker. *Forum der Psychoanalyse, 29*(2), 161–179. https://doi.org/10.1007/s00451-013-0138-z.
Rosenberg, F. (2010). *Introjekt und Trauma: Eine Einführung in eine integrative psychoanalytische Traumabehandlung.* Brandes & Apsel.
Rudolf, G. (2012). Opfer-Überzeugungen. *Forum der Psychoanalyse, 28*(4), 359–372. https://doi.org/10.1007/s00451-012-0120-1.
Sachsse, U. (2013). Psychodynamische Psychotherapie von Traumafolgestörungen im Rahmen der Richtlinien-Psychotherapie. *Psychotherapeut, 58*(5), 496–502. https://doi.org/10.1007/s00278-013-1005-5.
Schäfer, I., Gast, U., Hofmann, A., Knaevelsrud, C., Lampe, A., Liebermann, P., Lotzin, A., Maercker, A., Rosner, R., Wöller, W. (2019). *S3-Leitlinie Posttraumatische Belastungsstörung.* Springer Verlag, Berlin.
Schauer, M., Neuner, F. & Elbert, T. (2011). *Narrative exposure therapy: A short-term treatment for traumatic stress disorders* (2., rev. und erw. Aufl.). Hogrefe.
Schellong, J., Hanschmidt, F., Ehring, T., Knaevelsrud, C., Schäfer, I., Rau, H., Dyer, A. & Krüger-Gottschalk, A. (2019). Diagnostik der PTBS im Spannungsfeld von DSM-5 und ICD-11. *Der Nervenarzt, 90*(7), 733–739. https://doi.org/10.1007/s00115-018-0668-0.
Shapiro, F. (2001). *Eye Movement Desensitization and Reprocessing: Basic Principles, Protocols, and Procedures* (2. Aufl.). Guilford Press.
Terr, L. C. (1991). Childhood traumas: an outline and overview. *American Journal Of Psychiatry, 148*(1), 10–20. https://doi.org/10.1176/ajp.148.1.10.
Weathers, F. W., Blake, D. D., Schnurr, P. P., Kaloupek, D. G., Marx, B. P., & Keane, T. M. (2013a). *The Clinician-Administered PTSD Scale for DSM-5 (CAPS-5).* National Center for Posttraumatic Stress Disorder.
Weathers, F. W., Litz, B. T., Keane, T. M., Palmieri, P. A., Marx, B. P. & Schnurr, P. P. (2013b). *The PTSD Checklist for DSM-5 (PCL-5).* National Center for PTSD. https://www.ptsd.va.gov/professional/assessment/documents/PCL5_Standard_form.PDF
Weiss, D. S., & Marmar, C. R. (1996). The Impact of Event Scale – Revised. In J. Wilson & T. M. Keane (Hrsg.), *Assessing psychological trauma and PTSD* (S. 399–411). Guilford.
Wiggers, A., Stierle, C. & Rolvering-Dijkstra, M. (2020). Alles Trauma? – Ein aktueller Blick auf die „Posttraumatische Belastungsstörung". *PSYCH Up2date, 14*(04), 327–343. https://doi.org/10.1055/a-0889-3497
Witt, A., Sachser, C., Plener, P. L., Brähler, E. & Fegert, J. M. (2019). The Prevalence and Consequences of Adverse Childhood Experiences in the German Population. *Deutsches Ärzteblatt International, 116*: 635–42. https://doi.org/10.3238/arztebl.2019.0635
Wittmann, L. (2020). *Trauma: Psychodynamik – Therapie – Empirie* (1. Auflage). *Psychoanalyse im 21. Jahrhundert.* Verlag W. Kohlhammer.

Psychodynamik der Traumafolgestörungen

2

Inhaltsverzeichnis

2.1 Einführung: Psychoanalyse ist Traumatherapie 40
2.2 Trauma-Affekt-Modell: Sigmund Freud, Josef Breuer und die Anfänge der Psychoanalyse 42
2.3 Objektbeziehungstheorie – wie aus belastenden Beziehungserfahrungen Traumafolgesymptome werden 47
2.4 Ich-Psychologie: Abwehrmechanismen, Ich-Funktionen, Ich-Zustände und deren Integration 55
2.5 Selbstpsychologie: Heinz Kohut und die Selbstkohäsion 62
2.6 Intersubjektive Psychoanalyse: Jessica Benjamin, Jean Laplanche und die Fähigkeit des Mentalisierens 67
2.7 Gruppenanalytische Perspektiven: Transgenerationalität, Mobbing, Fremdenhass 72
2.8 Operationalisierte Psychodynamische Diagnostik und Traumafolgestörungen 76
2.9 Zusammenfassung: Psychodynamik des Traumas 79
Literatur 80

▶ Dieses Kapitel entfaltet die psychodynamische Perspektive auf Traumafolgestörungen anhand zentraler theoretischer Schulen der Psychoanalyse. Es zeigt, wie traumatische Erfahrungen Affekte, Abwehrmechanismen, Ich-Strukturen und Objektbeziehungen tiefgreifend beeinflussen. Von Freuds Wiederholungszwang über Kleins Positionen bis hin zu Bions Containment oder Fairbairns innerem Bürgerkrieg entsteht ein facettenreiches Bild der Traumadynamik. Die vorgestellten Modelle bilden die Grundlage für ein tiefes Verständnis komplexer Traumafolgestörungen und begründen psychodynamisch fundierte therapeutische Zugänge.

© Der/die Autor(en), exklusiv lizenziert an Springer-Verlag GmbH, DE, ein Teil von Springer Nature 2025
C. Dürich, *Psychodynamische Traumatherapie*, Psychotherapie: Praxis,
https://doi.org/10.1007/978-3-662-70909-2_2

2.1 Einführung: Psychoanalyse ist Traumatherapie

Sigmund Freud war ein habilitierter Neurologe mit Forschergeist und philosophischen Interessen. Sein Interesse an der Behandlung „hysterischer" Störungen – heute würde man von dissoziativen oder somatoformen Störungen als Traumafolgestörung sprechen – führte ihn dank eines Forschungsstipendiums nach Paris an die Salpêtrière zu Jean-Martin Charcot, der eindrucksvoll mit Hypnose Patienten/Patientinnen mit ebensolchen Beschwerden untersuchte. Zusammen mit Josef Breuer setzte Freud dann Hypnose ein, um Patienten und Patientinnen mit hysterischen Leiden zu behandeln und besser zu verstehen. Hierbei stellte er fest, dass ein großer Teil seiner Patienten und Patientinnen von sexuellen Übergriffen und Grenzverletzungen in der Kindheit berichtete; Breuer wiederum konnte mit der Fallbehandlung der „Anna O." (Bertha Pappenheim) zeigen, dass das Bewusstmachen dieser verdrängten Erinnerungen zu einer Symptomlinderung führt. So kam es zur Entwicklung der Verführungstheorie, in der Freud einen direkten Zusammenhang zwischen sexuellem Missbrauch in der Kindheit und späterer Symptomentwicklung (Nachträglichkeit) postulierte. Mit dem gemeinsamen Werk „Studien über Hysterie", 1895 veröffentlicht, entstand schließlich das erste psychoanalytische Modell der Psyche sowie ihr erstes traumafokussiertes Krankheitskonzept.

Als Freud die Verführungstheorie 1896 dem Kollegenkreis der Wiener medizinischen Gesellschaft vorstellte, erfuhr er allerdings Ablehnung, Hohn und Isolation. Die Folgen dieser Erfahrung waren eine Revision der Verführungstheorie, die sich nun verstärkt auf eigene libidinöse Impulse und ihre Konflikte mit der Außenwelt konzentrierte, aber auch die spätere Begründung der Psychoanalyse als eigenständiger Disziplin. Mit Ende des Ersten Weltkriegs wiederum waren Freud und die nunmehr gewachsene psychoanalytische Gemeinschaft mit einem neuen Krankheitsbild konfrontiert: Aus dem Krieg zurückkehrende Veteranen wiesen Symptome auf, die körperlich nicht begründbar waren, für sie aber mit erheblicher Belastung einhergingen. Hierzu zählten u. a. Zittern (deshalb auch der Begriff „Kriegszitterer"), Lähmungserscheinungen, Schreckhaftigkeit und Amnesien. Während Militärärzte diese Erscheinungen als Simulation oder Schwäche abtaten – eine ähnliche Bagatellisierung, wie sie der Verführungstheorie widerfahren war –, arbeitete Freud auch hierfür eine Traumaätiologie aus. Unter anderem entstanden in der Folge das Konzept des Wiederholungszwangs, das den Versuch der Bewältigung überwältigender Erfahrungen durch ihr Wiedererleben beschreibt, aber auch das des Todestriebs, das das Lustprinzip (Eros) um das Pendant des Zerstörungsprinzips (Thanatos) ergänzt.

Freud war somit, je nach Lesart, mit einem breiten Spektrum von Traumafolgestörungen konfrontiert – Typ-I- und Typ-II-Traumata, intrusive, defensive und komorbide Syndrome – und hat mit seinen diesbezüglichen Theorien Grundlagen geschaffen, die sich analog in modernen Traumatherapien wiederfinden: die pathologische, verdrängte traumatische Erinnerung, die zweizeitige Symptomentwicklung durch Nachträglichkeit (Prinzip Trigger), den Wiederholungszwang als scheiternden Bewältigungsversuch (Intrusionen, Flashbacks und dysfunktionale Beziehungsmuster) sowie Bewusstmachen als therapeutische Kur (Prinzip Traumakonfrontation).

Eine erste stationäre Umsetzung psychoanalytischer Traumatherapie wiederum begründete Ernst Simmel in seinem Sanatorium Schloss Tegel (1927 gegründet). In einem Setting, das psychoanalytische Einzel- und Gruppenbehandlung sowie Methodenintegration (Hypnose) bot, behandelte er Kriegszitterer mit einer Kombination hypnotherapeutischer, psychoanalytischer und kathartischer Interventionen. Hierbei konnten die Patienten ihre Wiederholungszwänge u. a. durch konkretes Abreagieren an einer Puppe (angreifen, verstümmeln, …) überwinden (vgl. Schultz-Venrath und Hermanns, 1987). In diesem Zusammenhang sprach Freud schließlich von der Notwendigkeit, das Gold der Psychoanalyse mit dem Kupfer der direkten Suggestion bzw. der hypnotischen Beeinflussung zu legieren, um die Psychoanalyse der Massenanwendung zugänglich zu machen (vgl. Freud, 2019).

Mit Kriegszitterern waren auch Wilfred R. Bion und Sigmund H. Foulkes konfrontiert, die beide Veteranen im Militärkrankenhaus in Northfield behandelten. Hierbei machte die gruppenanalytische Arbeit je einen bedeutenden Arbeitsschwerpunkt aus, zu der beide maßgebliche Theorien beitrugen. Während Bion regressive Zustände von Gruppen – hier unter anderem die dem Militär entlehnte Kampf-und-Flucht-Grundannahmegruppe – ausformulierte, konzeptualisierte Foulkes psychische Störungen grundsätzlich als Niederschlag belastender sozialer Erfahrungen, die in der Gruppe wiedererlebt und durchgearbeitet werden können. Ferner entwickelte Bion mit seinem Container-contained-Modell (vgl. Abschn. 1.4.2), das sich auf die Gruppe als Container ausweiten lässt, ein wichtiges Beziehungskonzept zur Bewältigung überfordernder, nichtsymbolisierter psychischer Zustände, Foulkes mit seinem Matrixkonzept eine Erweiterung des klassischen Übertragungskonzepts um die multipersonelle Übertragung und Grundlagen für das Verständnis handelnder Reinszenierung im Mehrpersonensetting. Die Gruppenanalyse förderte zudem die Auseinandersetzung mit konflikthaften gesellschaftlichen Prozessen, so Machtverhältnissen, Unterdrückung und Ausbeutung, was den Blick auf die soziale Dimension von Traumatisierungen eröffnete.

Diese emanzipatorische Bewegung machte auch vor der Psychoanalyse nicht halt: Trug schon der Pionier der Gruppenanalyse, Trigant Burrow, mit ihrer Entwicklung zur Gleichberechtigung der analytischen Beziehung bei (ein Lehranalysand hatte ihn als autoritär kritisiert, Burrow sah in der Gruppe eine Alternative zu einer asymmetrischen Zweierbeziehung), zollte die relationale bzw. intersubjektive Psychoanalyse schließlich der gemeinsamen Verantwortung für die Übertragungsbeziehung endgültig Rechnung. So unterzog Jessica Benjamin die Psychoanalyse nicht nur einer feministischen Revision, sondern postulierte, dass Analytiker/Analytikerinnen und Patient/Patientin gleichwertig an der Erschaffung der Übertragung beteiligt sind und dass deren Subjektivität sowie die Begegnung der Subjekte von wesentlicher Bedeutung für den therapeutischen Prozess sind. Die Anerkennung der Subjektivität schließlich stellt nach Benjamin einen zentralen therapeutischen Faktor dar, der eine emotional-korrektive Erfahrung erst ermöglicht und somit auch zentrale Bindungstraumatisierungen der Behandlung zugänglich macht.

Die Psychoanalyse ist und war schon immer Traumatherapie, sie hat zu jeder Zeit traumatisierte Menschen behandelt und zur Theoriebildung der Traumatherapie beigetragen. Darüber hinaus hat sie die Auseinandersetzung mit sozialen Missständen und zwischenmenschlichem Unrecht sowie Emanzipation und konstruktive Gesellschaftskritik gefördert. Im Folgenden werden die Perspektiven, die verschiedene psychoanalytische und gruppenanalytische Schulen auf Traumatisierungen hervorgebracht haben, anhand exemplarischer Protagonisten vorgestellt und abschließend in einem psychodynamischen Modell zusammengefasst.

2.2 Trauma-Affekt-Modell: Sigmund Freud, Josef Breuer und die Anfänge der Psychoanalyse

Wie bereits aufgeführt, begann die Psychoanalyse als Traumatherapie mit der Behandlung von Traumafolgestörungen infolge frühkindlicher, hauptsächlich sexueller Typ-II-Traumata. Freud und Breuers Pionierleistung, vor allem entgegen massiver Ablehnung seitens der Wiener Ärzteschaft, kann gar nicht genug gewürdigt werden, setzt sie sich doch schon früh für eine Plausibilität psychischer und psychosomatischer Erkrankungen sowie eine Offenlegung traumatisierender zwischenmenschlicher Missstände ein. Mit ihren Bemühungen, aufdeckend die Ursachen scheinbar zusammenhangsloser Symptome bewusst zu machen, verhalfen sie als „hysterisch" herabgewürdigten Menschen zu Heilung und Verständnis. Gleichzeitig eröffneten sie damit die neue ätiologische Kategorie der psychogen begründeten Störungen. Jenseits dieses insbesondere für die damalige Zeit revolutionären Ansatzes wurden Patienten und Patientinnen mit psychischen und psychosomatischen Beschwerden in der Regel geächtet, isoliert und hospitalisiert. Häufig als unheilbar deklariert, wurden sie problematischen Behandlungsansätzen unterzogen, die nicht nur unwirksam, sondern oftmals schädlich waren: So fanden z. B. medikamentöse Ruhigstellungen und daraus entstehende Abhängigkeiten durch Sedativa und Opiate statt, daneben auch operative Eingriffe wie Trepanationen (Bohren eines Loches in den Schädel) und Entfernungen der Eierstöcke.

2.2.1 Traumatisierte leiden an Reminiszenzen

In „Studien über Hysterie" führen Freud und Breuer aus, dass Ereignisse der Kindheit die Macht haben können, in der Folgezeit zu Krankheitssymptomen zu führen. Dies können einzelne psychische Traumen oder kumulative Partialtraumen sein, letztlich aber auch Unfälle im Erwachsenenleben bei entsprechend disponierten Persönlichkeiten. Kennzeichnend ist der „Schreckaffekt", der mit einer überfordernden emotionalen Belastung einhergeht. Dies kann in Form von Angst, Scham oder seelischem Schmerz auftreten und schließlich zur „hysterischen" Symptomentwicklung führen.

Diese charakterisiert sich durch ein Ausbleiben normaler Gedächtnisbildung sowie abschließendem Abreagieren des überfordernden Affektes. Das Trauma verbleibt stattdessen wie ein „Fremdkörper" im Seelenraum, der Affekt „eingeklemmt". Hierdurch kommt es zu keiner Normalisierung des Erlebten: Der Affekt bleibt in voller Ladung erhalten, die Erinnerung mangels Assoziation mit gegenläufiger Erfahrung, z. B. der Geborgenheit, unkorrigiert. Affekt und Erinnerung bilden stattdessen einen zweiten, „hypnoiden" Bewusstseinszustand aus, der vom Normalbewusstsein abgetrennt eine Abfuhr aktivierter verdrängter Traumata ermöglicht. Tagträumen kann verdrängte Traumata aktivieren und zu einem hysterischen (heute: dissoziativen) Anfall führen: Die Patienten und Patientinnen leiden unter Reminiszenzen, fassen Freud und Breuer zusammen.

2.2.2 Katharsis und Erinnerung

Der therapeutische Ansatz ist für Freud und Breuer zugleich Beleg ihrer psychopathologischen Hypothese: So schreiben sie, dass die „hysterischen" Symptome in ihren Behandlungen bis zur Vollremission verschwanden, wenn die Erinnerung an das kausale traumatische Ereignis vollständig wiederhergestellt werden konnte. Praktisch bedeutet dies eine ausführliche Schilderung des Erlebten inklusive erlebnisintensiver Versprachlichung des zugehörigen Affekts. Hierdurch soll der ursprüngliche psychische Prozess so lebhaft wie möglich wiederholt und schließlich in Worte gefasst werden. Dies kann bedeuten, dass kardinale Symptome dabei ebenfalls wieder auftreten – Freud und Breuer benennen Krämpfe, Neuralgien und Halluzinationen –, die dann aber für immer verschwinden können, ebenfalls Funktionsausfälle, Lähmungen und Sensibilitätsstörungen. Insbesondere die Versprachlichung führt dabei zu einer Normalisierung des Verdrängten durch Assoziation des Erlebten mit korrigierenden Erfahrungen. Freud und Breuer betonen, dass dieser Prozess allerdings nur bei Erinnern mit intensivem Affekt stattfindet; affektloses Erinnern hingegen bleibt fast immer wirkungslos. Unter leichter Hypnose oder direkter Suggestion kann die abgespaltene Erinnerung so ins Normalgedächtnis überführt werden.

2.2.3 „Talking Cure" und Freie Assoziation

Anna O. bzw. Bertha Pappenheim, von der ein bedeutsamer Fallbericht in den Studien über Hysterie veröffentlicht wurde, wurde zunächst von Breuer mittels Hypnose behandelt. Pappenheim lehnte diese passive Behandlungsweise mit der Zeit aber ab und bevorzugte ein selbstbestimmtes freies Sprechen, das sie „Talking Cure" nannte. Sie machte die Erfahrung, dass ihr das freie Sprechen Katharsis ermöglichte und somit Symptomlinderung verschaffte, was den Weg zur modernen Psychoanalyse bereitete. Pappenheim selber hat auch in ihrem weiteren Leben ihre Stimme erhoben und sich als Schriftstellerin und Frauenrechtlerin engagiert. Freud wiederum machte verschiedene kritische Erfahrungen in der Anwendung von Hypnose, die er bereits in den Studien über Hysterie andeutet und in der Traumdeutung (1900) weiter ausführt. So bemerkte auch er eine Passivität der Behandelten in der Hypnose, auch war nicht jede/r Behandelte hypnotisierbar, Behandlungsergebnisse waren instabil und es bestand eine Abhängigkeit zum Hypnotiseur. Zwar half die Hypnose, den Verdrängungswiderstand zu lockern, wodurch abgewehrte Erinnerungen und Affekte bewusstseinsgängig wurden, die Kritikpunkte bewogen Freud aber, eine neue Methodik zu entwickeln. Ausgehend von Pappenheims „Talking Cure" versuchte er zunächst eine Drucktechnik auf der Couch, bei der er ohne Trance frei sprechen ließ und Widerstände durch manuellen Druck auf die Stirn auflockern wollte. Auch hier kamen aber Manipulationsbedenken auf, sodass schließlich das Couchsetting, bei dem der Patient/die Patientin liegt und den Analytiker/die Analytikerin nicht sieht, und die Grundregel der Freien Assoziation, bei der Behandelte möglichst frei und ohne Zensur alle Gedanken aussprechen sollen, als Kernmethodik entwickelt wurde.

2.2.4 Erregung, Abwehr und das Unbewusste

In der Traumdeutung entwirft Freud ein weiteres Modell der Psyche, das auch für das Verständnis von Traumata von essenzieller Bedeutung ist. Da es die Psyche in unterschiedliche Bereiche unterteilt und die Bewältigung von Erregung zu ihrer zentralen Aufgabe erklärt, wird es das topisch-dynamische Modell genannt. So kann Erregung grundsätzlich über zwei Wege bewältigt werden: motorische Abfuhr (auch über Sprach- und/oder Affektmotorik) oder Gedächtnisbildung. Wahrnehmung und Gedächtnis bilden dabei zwei voneinander unabhängige Bereiche, die einerseits das System Unbewusst, andererseits das System Bewusst-Vorbewusst ausmachen. Während er das System Unbewusst nah an den Sinnesorganen verortet, von wo aus durch Reizung der Sinnesorgane Erregung entsteht, verortet er das System Bewusst-Vorbewusst am motorischen Ende, wo Handlung und Sprach-/Affektmotorik stattfinden. Die Befähigung zur Hemmung motorischer Abfuhr wiederum fördert die Gedächtnisbildung durch Ausprägung von Erinnerungsspuren, wobei neue Erfahrungen assoziative Verbindungen mit bestehenden Erinnerungsspuren eingehen können, wodurch ihnen Bedeutung und Besetzung zuteilwird. Zwischen Unbewusstem, Vorbewusstem und Bewusstem besteht je ein Zensor, der die Bewusstwerdung problematischer Inhalte abwehren oder beeinflussen kann. Traumatische Erfahrungen werden gemäß diesem Modell weder vollständig über motorische Abfuhr noch über assoziative Gedächtnisbildung bewältigt. Abgespalten als Fremdkörper unterliegen sie suboptimaler körperlicher Abfuhr – v. a. durch Symptombildung – sowie suboptimaler Unbewusstmachung durch dysfunktionale Abwehr, was eine plötzliche, leidvolle Bewusstwerdung, z. B. durch Trigger oder Stress, jederzeit möglich macht. Erinnerungsspuren können ferner lebenslang Modifikationen durchlaufen, was die Nachträglichkeit mancher traumatischen Symptomentwicklung erklärt: In der Kindheit verinnerlichte Erfahrungen können oft erst im Erwachsenenalter verstanden werden, was ihre Bedeutung dann schließlich erfahrbar und wirksam werden lässt.

2.2.5 Symbolisierung und Verdrängung

Bewusstwerdung ist ein Prozess, der mit Symbolisierung von Erregung einhergeht. Erregung bildet sich im Organismus durch Reizung der Sinnesorgane oder Impulse der inneren Triebquelle, oftmals als Zusammenspiel beider Reizquellen. Symbolisierung bedeutet nun die Übersetzung roher Erregung in mentale Repräsentanzen, die eine bewusste Wahrnehmung ermöglichen. Dies können Körperwahrnehmungen, Handlungsimpulse, Affekte, Fantasien und schließlich sprachliche Gedanken sein. Symbolisierung ist somit die Voraussetzung bewusster reflexiver Erregungsverarbeitung. Umgekehrt geht Verdrängung mit Desymbolisierung einher, sprich dem Verlust reifer mentaler Repräsentation durch Regression auf frühere Repräsentationsebenen. Hierdurch wird die bewusste Wahrnehmung reduziert bis aufgelöst; die Erregung wird unbewusst gemacht. Während Bewusstwerdung psychische Erregung durch Symbolisierung an mentale Objekte bindet, entbindet Unbewusstwerdung sie wieder, was sie wieder potenziell beweglich macht (vgl. Abb. 2.1). Unbewusste Erregung ist somit nach Freud verschiebbar, d. h., sie kann andere Erinnerungsspuren besetzen, und verdichtbar, d. h., sie kann mit ähnlichen Erinnerungsspuren verschmelzen. Diese Phänomene finden sich z. B. in der Phobie, wo eine Angst auf einen „Nebenumstand" (Freud) – wie bei der Spinnenphobie – verschoben wird, oder in Träumen, wo sich verdrängte Erinnerungen in Verbindung mit anderen Symbolen verdichtet darstellen. Traumafolgestörungen werden in diesem Buch zentral als Zusammenbruch der Symbolisierungsfunktion verstanden, wie bereits in Kap. 1 (vgl. Abschn. 1.4.2) erwähnt wurde und im Folgenden noch weiter ausgeführt wird.

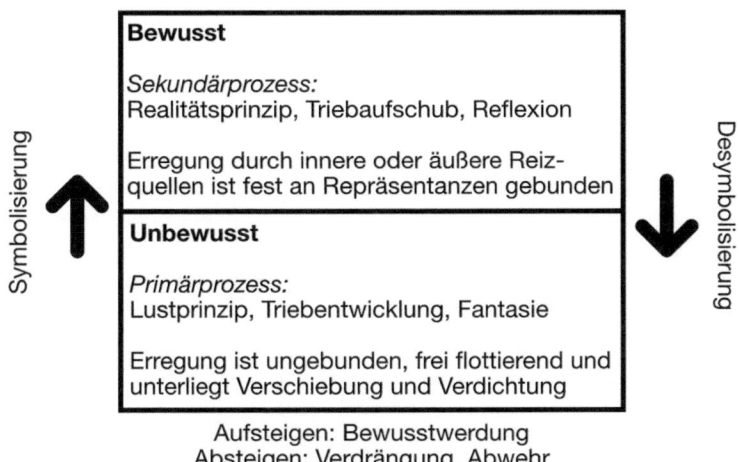

Abb. 2.1 Symbolisierung und Desymbolisierung

2.2.6 Wiederholungszwang und Todestrieb

In „Jenseits des Lustprinzips" (1920) beschreibt Freud eine besondere Form der Symbolisierung, die er aus Beobachtungen seines Enkels abgeleitet hat. So spielte dieser mit einer Garnrolle, die er abwechselnd fortwarf und am Faden wieder zurückzog, dabei „Fort" und „Da" rief (hiernach „Fort-Da-Spiel" genannt). Freud interpretierte dieses Spiel als Symbolisierung der Trennungserfahrung von der Mutter und sah darin einen Bewältigungsversuch durch Wiederherstellung und Wiedererleben der widerfahrenen Situation. Hierbei versetzt sich der Enkel nun allerdings in den Zustand der Selbstwirksamkeit, da er die Situation aktiv herbeiführt, statt sie nur ohnmächtig zu erleiden. Diese Wiederherstellung einer zunächst unlustvollen Situation sah er nicht mehr (nur) vom Lustprinzip motiviert, sondern daran auch eine gegenläufige, destruktive Motivation beteiligt, die er Todestrieb nannte. Das Konzept des Wiederholungszwangs spielt bei Traumafolgestörungen eine zentrale Rolle, da hier verschiedene Formen des Wiedererlebens vorkommen, die als scheiternde Formen von Symbolisierung und Bewältigung verstanden werden können. So sind dies einerseits Flashbacks und Intrusionen, andererseits die unbewusste Wiederherstellung von Beziehungsmustern und ganzen traumatischen Szenarien. Die daraus resultierende scheiternde Bewältigung des Widerfahrenen kann mit der Zeit in eine sich verselbstständigende Selbstzerstörung münden, die tatsächlich aus destruktiver Quelle motiviert scheint. Schließlich scheint es einen Rest gutartigen Lustprinzips zu brauchen, damit ein gutartiger Abschluss des Wiederholungszwangs möglich wird.

2.2.7 Es, Ich und Über-Ich: das Instanzenmodell

In „Das Ich und das Es" (1923) erweitert Freud das topisch-dynamische Modell um das Instanzenmodell, mit dem er den psychischen Apparat in das Es, Ich und Über-Ich differenziert. Dem Es ordnet er dabei die Triebe und Wünsche sowie das Verdrängte zu; es ist gänzlich unbewusst und unterliegt dem sog. Primärprozess, ein am Lustprinzip orientiertes Funktionieren, das sich Verschiebung und Verdichtung sowie halluzinatorische Wunscherfüllung in Traum und Fantasie zunutze macht. Gegenspieler des Es ist das Über-Ich, das Niederschlag von Moral (Gewissen) und Anforderungen (Ich-Ideal) darstellt, geronnen aus aggressiven und libidinösen Triebschicksalen. Es ist teilweise bewusst und teilweise unbewusst. In der Mitte steht das Ich, das als Schauplatz der Konflikte von Es und Über-Ich gilt und den Sekundärprozess vertritt, der für Realitätsprinzip und Triebaufschub steht. Das Ich ist teilweise bewusst und teilweise vorbewusst. Traumatisierungen wirken auf alle drei Instanzen ein, wie auch im Folgenden noch ausgeführt wird. Während gegen sich gerichtete Aggression verinnerlichte traumatische Aggression darstellt, die einen Niederschlag im Über-Ich hinterlassen hat, entstammen der Wiederholungszwang sowie der Todestrieb dem Es. Das Ich wiederum kann in seiner Funktionalität eingeschränkt sein, wenn seine Entwicklung durch Traumatisierungen beeinträchtigt wurde.

2.2.8 Fazit: die Freud'sche Psychoanalyse als Fundament einer modernen Traumatherapie

Bereits die analytische Traumatherapie nach Freud und Breuer erfüllt vollumfänglich die Anforderungen der S3-Leitlinie für die Behandlung der PTBS (Vgl. Abschn. 1.7). So stellt sie eine traumafokussierte Psychotherapie im Einzelsetting dar, die einen Schwerpunkt legt auf die Auseinandersetzung mit den zugehörigen

- Kognitionen (durch Assoziation der pathogenen Erfahrung – z. B. Ohnmacht – mit korrigierenden Ressourcenerfahrungen des Normalgedächtnisses – z. B. Selbstwirksamkeitserfahrungen im Hier-und-Jetzt -, vgl. Abschn. 2.2.1),
- Emotionen (durch kathartische, affektmobilisierende therapeutische Arbeit, vgl. Abschn. 2.2.2) und
- Erinnerungen (durch aufdeckende, bewusstmachende therapeutische Arbeit).

Auch ihr ätiologisches Modell greift der modernen Traumatherapie weit voraus und formuliert das Leiden unter Reminiszenzen, die nachträgliche Symptomentstehung sowie die intrusive Symptomatik im Sinne scheiternder Abwehr und scheiternder Bewältigung durch den Wiederholungszwang. Krankheitsbilder mit Symptomen des intrusiven Clusters (vgl. Abschn. 1.1.4) kann sie somit erkennen, verstehen und behandeln.

Mit ihren Weiterentwicklungen stellt die Psychoanalyse darüber hinaus Modelle und Settingvariablen zur Verfügung, die umfänglich zur Bearbeitung komplexer posttraumatischer Folgestörungen dienen. Auch hier wird sie der Leitlinie gerecht, indem sie zur Emotionsregulation, Verbesserung des Selbstwertgefühls sowie zur Bearbeitung dysfunktionaler zwischenmenschlicher Muster, insbesondere durch die intensive(n) Therapiebeziehung(en), beiträgt. Diese Aspekte sollen in den folgenden Abschnitten ausgeführt werden.

2.3 Objektbeziehungstheorie – wie aus belastenden Beziehungserfahrungen Traumafolgesymptome werden

Galt für Freud in seiner Psychoanalyse, die als Trieb- oder Konfliktpsychologie bezeichnet wird, das Objekt noch als der variabelste Teil des psychischen Geschehens, haben nachfolgende Generationen, die als Objektbeziehungstheoretiker gelten, im Objekt einen zentralen Faktor psychischer Entwicklung und psychischen Geschehens gesehen. So begann mit Melanie Klein ein Perspektivenwechsel, der die Organisation des Seelenlebens nicht mehr primär entlang von Trieben und Erregung definierte, sondern entlang innerer Objektbeziehungen. Diese bekommen ihre Besetzung entweder aus aggressiven oder libidinösen Quellen – Thanatos oder Eros, Lebens- oder Todestrieb. Aus dem Todestrieb leitet sich nach Klein auch ein frühes Über-Ich ab, das sadistische Qualitäten annehmen kann und einen Teufelskreis aus Angst und Aggression in Gang setzen kann. Während sie in Anlehnung an Freud'sche Konzepte noch von einem angeborenen Todestrieb ausging, lehnte Winnicott die Idee einer primären Destruktivität ab und verstand Aggression immer als eine reaktive Kraft. Diese hilft, Objektbeziehungen nicht mehr auf der Basis von Projektionen, sondern von wahrem Selbst zu wahrem Selbst führen zu können, was Trennungstoleranz und Empathie fördert und fordert. Beide Konzepte sind essenziell, um Misstrauen, Verfolgungserleben, Perversion und Destruktivität im Rahmen traumatischer Dynamiken besser zu verstehen.

Wilfred R. Bion hat der Projektion für die seelische Entwicklung des Kindes eine besondere Bedeutung eingeräumt, indem er in ihr einen Kommunikationskanal für die intersubjektive Symbolisierung roher Erregung erkannt hat. So projiziert das Kind seine überfordernden Zustände im Rahmen unbewusster Kommunikation in die Bezugsperson, die dann modulierende Gesten und Worte für sein Befinden rückäußert, wodurch es sich beruhigt. Während dieses Beziehungsmodell für die psychotherapeutische Arbeit mit schwer verstörten Menschen sehr hilfreich ist, skizziert es in seiner Umkehrung auch die oft auftretende Parentifikation, über die die transgenerationale Weitergabe von Traumatisierungen erfolgt. Unbewusste Kommunikationsprozesse waren auch Sándor Ferenczi ein wichtiges Anliegen, für den das Hier und Jetzt der therapeutischen Übertragungsbeziehung ein zentraler Fokus war. Neben seinen Beiträgen für eine kommende intersubjektive Psychoanalyse hat er mit seinen Konzepten der Introjektion und Identifikation mit dem Aggressor schließlich maßgeblich zum Verständnis der Entwicklung sadistischer und selbstschädigender Anteile beigetragen.

Dass die Spaltung von widersprüchlichen Beziehungserfahrungen in nur gute und nur schlechte Teilbeziehungsdyaden ein grundsätzlicher Bewältigungsmechanismus ist, um Reste des Guten in traumatischen Beziehungen zu retten, stellt die Objektbeziehungstheorie nach William R. D. Fairbairn dar. Fairbairn, der sowohl mit sexuell missbrauchten Kindern als auch mit „Kriegszitterern" gearbeitet hatte, bietet hiermit ein psychodynamisches Modell, das die Dissoziation des Ichs vor dem Hintergrund belastender Beziehungserfahrungen verstehbar macht und spätere Konzepte wie die strukturelle Dissoziation mit einer beziehungsdynamischen Perspektive anreichern kann.

Im Folgenden werden objektbeziehungstheoretische Perspektiven auf das Thema Traumafolgestörungen anhand der genannten Protagonisten ausgeführt. Diese tragen insbesondere dazu bei, den Cluster der defensiven Charakterbildung (vgl. Abschn. 1.1.4) psychodynamisch zu verstehen und schließlich Haltungen und Interventionen für Patienten und Patientinnen mit posttraumatischer Persönlichkeitsstörung und komplexer posttraumatischer Folgestörung abzuleiten.

2.3.1 Melanie Klein, die Paranoid-schizoide und die Depressive Position

Melanie Klein (1935, 1946) arbeitete zwei zentrale Positionen psychischen Erlebens heraus, die sie als Paranoid-schizoide und Depressive Position benannte. So sind beim Kind die nur-schlechten und nur-guten Selbst- und Objektrepräsentanzen

2.3 Objektbeziehungstheorie – wie aus belastenden Beziehungserfahrungen ...

zunächst getrennt gehalten, was dem Zustand einer Spaltung (d. h. schizoid) entspricht. Da schlechte und gute Selbstzustände des abhängigen Kindes mit Frustrations- oder Befriedigungserfahrungen mit dem Objekt einhergehen, bilden Selbst- und Objektrepräsentanzen dabei als Teilobjektbeziehungsdyaden ein Ganzes. Hierbei spielt ein projektiver Mechanismus des Kindes eine Rolle: Der eigene Zustand wird in das Objekt verlagert, auch aus kommunikativen Gründen (s. Abschn. 2.3.2). Bei der Projektion schlechter Zustände (Frustration, Wut, Hass) kann das Objekt hierdurch verfolgend erlebt werden (d. h. paranoid). Die rohe Affektivität führt zusammen mit der Spaltung der Repräsentanzen zu einer Exklusivität der jeweils wahrgenommenen Zustände, d. h., alle anderen Möglichkeiten und Erfahrungen sind in diesem Moment bewusstseinsfern. Spaltung und primitive Idealisierung bzw. Entwertung rufen somit einseitiges Selbst- und Objekterleben hervor, das mangels Differenzierung durch Verbindung mit anderen Repräsentanzen überwertig wird.

Dieser Zustand verändert sich entwicklungspsychologisch durch Reifung auf die Depressive Position, in der die Selbst- und Objektrepräsentanzen eine Integration eingehen (vgl. Abb. 2.2). Die Spaltung löst sich hierbei auf, nur-gut und nur-schlecht wachsen zu Gesamtbildern zusammen, was eine Mäßigung des rohen, überwertigen Affekterlebens bewirkt. Da nur-schlechtes Objekterleben stets eine Legitimation für Hass und Angriff auf das Objekt darstellt, entstehen im Zuge dieser Integration Schuldgefühle. Diese stellen sich deshalb ein, da erkannt wird, dass es auch das geliebte und liebevolle Objekt ist, das angegriffen und gehasst wurde. Schuldgefühle wiederum ziehen Wiedergutmachungsimpulse nach sich, die den Schaden am Objekt (und an der Objektrepräsentanz) reparieren wollen. Diese Dynamik definiert Klein aufgrund des Vorherrschens von Schuldgefühlen als depressiv. Damit die Reifung auf das Niveau integrierter Repräsentanzen bzw. die Depressive Position erfolgen kann, erfordert es ein Überwiegen liebevoller und befriedigender Objektbeziehungserfahrungen gegenüber schädigenden und

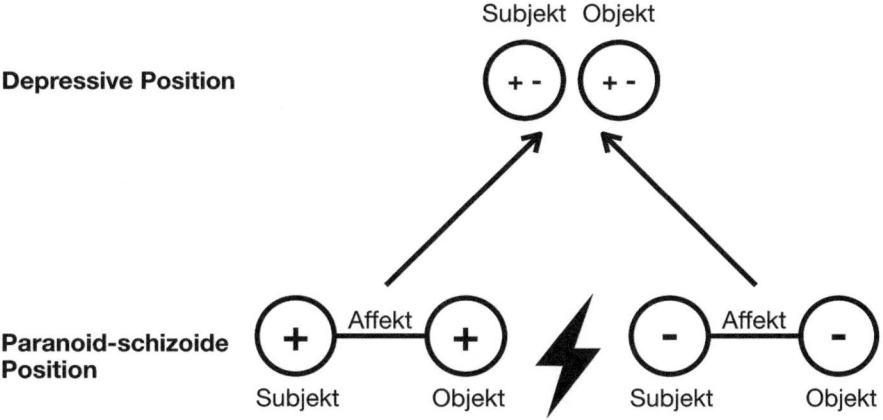

Abb. 2.2 Paranoid-schizoide und Depressive Position

frustrierenden vor allem in der frühen Kindheit. Entgegen dem in der modernen Psychoanalyse prominenten Konzept des Strukturniveaus stellen die Klein'schen Positionen flexible Zustände dar, zwischen denen auch im Erwachsenenleben gependelt wird.

Die Depressive Position ist eine Errungenschaft, die stets neu wiederhergestellt werden muss, so die Klein'sche Lesart. Ein paranoid-schizoides Erleben kann sich bei Überwiegen aggressiver, frustrierender Beziehungserfahrungen jederzeit potenziell wieder einstellen, was z. B. im Rahmen traumatischer Wiederholungszwänge destruktiver Beziehungen geschieht. Überwiegen letztlich projektive Abwehrmechanismen gegenüber introjektiven, kann von einem Vorherrschen der paranoid-schizoiden Position sowie einem eher geringen Strukturniveau ausgegangen werden. Hiermit gehen i. d. R. Defizite in der Entwicklung eines eigenen Binnenraums, der Befähigung zu symbolisieren sowie der eigenen Affektregulation einher. Der defizitäre eigene Binnenraum schließlich lässt seelisches Geschehen umfänglicher im Außenraum stattfinden als bei höher strukturierten neurotischen Patienten. Dieses Externalisieren, das kein transformierendes Objekt findet, geht schließlich mit verstärktem Acting-out durch Agieren und szenische Darstellung, aber auch Acting-in im Sinne von Somatisieren bzw. Konversion einher.

2.3.2 Wilfred R. Bion und das Container-contained-Modell

Wilfred R. Bion war Schüler und Lehranalysand von Melanie Klein. Neben seinen gruppenanalytischen Konzepten (vgl. Abschn. 2.7) hat er mit seiner Theorie des Denkens einen wichtigen Beitrag zum psychoanalytischen Theoriegebäude geleistet. Das hierin ausformulierte, im Vorangegangenen bereits erwähnte Container-contained-Modell, in dem die intersubjektive Transformation durch Projektion abgewehrter Selbstanteile ausgeführt wird, stellt dabei für die Bewältigung traumatischer Erfahrungen eine hilfreiche Grundlage dar (vgl. Bion, 1962).

So geht auch Bion davon aus, dass Frustration zur Entstehung nur-negativer Zustände im Kind führt, die abgespalten und projektiv mit dem Objekt verbunden werden. Hieraus entstehen verfolgende Objektrepräsentanzen, die Bion β-Elemente nennt, und eine paranoide Objektwahrnehmung. β-Elemente wiederum werden mittels projektiver Identifizierung in die Objekte hineingelegt, wobei projektive Identifizierung über den bloßen Akt der Zuschreibung im Rahmen von Projektion hinausgeht, indem sie interaktionell Druck auf das Objekt ausübt, entsprechend zu fühlen und zu handeln. In einer gelungenen Bezugsperson-Kind-Interaktion nimmt die Bezugsperson nun den projizierten Inhalt in ihren Binnenraum auf und „hält" ihn (Containment). Im Binnenraum der Bezugsperson findet dann durch Beruhigung und Symbolisierung des rohen Zustands eine Transformation der β-Elemente zu α-Elementen statt. Diese werden zur Reintrojektion durch eine entsprechende Geste (z. B. Spiegelung, Trost, Ermutigung) „zurückgegeben", wodurch das Kind beruhigt und seine eigene Symbolisierungsfähigkeit angeregt wird. Symbolisierung wird auf diese Weise intersubjektiv erworben, was auch in Psychodynamischen Psychotherapien ein zentraler Wirkfaktor ist.

Die projektive Identifizierung von β-Elementen kann nun auch in Objekte erfolgen, die keine Transformation anbieten können. Hierdurch werden sie entweder zu Abwehrverhalten verleitet (im therapeutischen Raum z. B. als Gegenübertragungswiderstand) oder aber zum Ausagieren oder Introjizieren des projizierten Inhalts. Während Ausagieren ein Handeln oder Fühlen gemäß der Zuschreibung bedeuten würde (z. B. durch Aggression, Schuldgefühle bis hin zu täteranalogem Verhalten), bedeutet Introjizieren entweder die Entwicklung eigener β-Elemente oder die Identifikation mit Zuschreibungen (z. B. sich als Täter erleben). Während im Erwachsenenleben Mitmenschen so zu schwierigem Beziehungserleben und Verhalten gegenüber Betroffenen verführt werden können, werden eigene Kinder durch diese Mechanismen sekundärtraumatisiert; der Prozess der transgenerationalen Traumaweitergabe beruht auf diesem Prinzip. Da Kinder über keine Symbolisierungsmöglichkeiten für die elterlichen β-Elemente verfügen, verbleiben diese schließlich als „rätselhafte Botschaften" im eigenen Seelenraum (vgl. Abschn. 2.6). Von hier aus können sie im weiteren Lebenslauf zur Entstehung eigener Traumafolgestörungen führen, ohne je mit dem Indextrauma in Kontakt gewesen zu sein, aber auch Verbindungen mit anderen seelischen Inhalten eingehen.

Therapeutinnen und Therapeuten sollten die Fähigkeit haben, sich als Container für ihre traumatisierten Patienten und Patientinnen zur Verfügung zu stellen. Dazu gehört, dass sie ihr emotional-rezeptives Unbewusstes (vgl. de Masi, 2021) auf projizierte Inhalte hin untersuchen. Aber auch Therapeutinnen und Therapeuten können in Enactments geraten, in denen sie Projektionen gemäß handeln. Mitunter kann dies erst nach längeren Zeiträumen identifiziert werden.

2.3.3 Donald Winnicott und die Zerstörung des Objekts

Donald Winnicott war von Melanie Klein stark inspiriert, kritisierte sie später aber als dogmatisch und entwickelte abweichende eigene Standpunkte. Winnicott wird als unorthodoxer und „mütterlicher" Psychoanalytiker beschrieben (vgl. Conti & Mertens, 2016), er war im Erstberuf Kinderarzt. Zwei zentrale Beziehungsmodelle, die auf ihn zurückgehen, sind die der Umweltmutter und der Objektmutter. Während Erstere mehr eine atmosphärische Qualität für das Kind bedeutet, welche Nahrung, Halt sowie Reizschutz zur Verfügung stellt, ist die Zweite ein konkretes Gegenüber, das mit Projektionen besetzt werden und als transformierendes Objekt im Sinne Bions verwendet werden kann. Die entwicklungspsychologisch frühere Umweltmutter bildet eine Einheit mit dem Säugling, und als „ausreichend gute Mutter" stellt sie genug Frustration zur Verfügung, damit sich das Kind durch Aggressionsentwicklung aus dieser Verschmelzung herausdifferenzieren kann.

Dieser Prozess stellt einen wichtigen entwicklungspsychologischen Schritt dar: So trägt die konstruktive Integration aufkommender Aggressionen – im Bion'schen Sinne β-Elemente – dazu bei, die Reifung zur Depressiven Position im Sinne Kleins anzustoßen. Winnicott beschreibt hierbei im Verhältnis zur Objektmutter ein

Übergangsstadium, eine „intermediate position", in dem die Mutter zunächst nur als Projektionsträgerin verwendet wird. Ihre eigene Subjektivität kommt in dieser Wahrnehmung nicht vor, die Bedürfnisorientierung ist auf Beantwortung der Projektionen ausgerichtet. Da eine vollständige Wunscherfüllung bzw. Projektionsannahme aber weder hilfreich noch wünschenswert ist, stellen die Frustrationsaggressionen das Potenzial zur Verfügung, im Anderssein der Mutter, das sich der projektiven bzw. wunschorientierten Verwendung verwehrt, ein eigenständiges Subjekt anzuerkennen. Hieraus kann sich schließlich die Befähigung zu authentischer Beziehung, d. h. von wahrem Selbst zu wahrem Selbst, von Subjekt zu Subjekt, entwickeln. Damit geht auch die Entwicklung von Empathie, Frustrations- und Trennungstoleranz einher sowie die Befähigung zur Aufrichtung innerer Objekte (Introjektion). Introjektion hebt das Angewiesensein auf die Realpräsenz guter Objekte auf, wodurch das Kind nun auch alleine sein kann.

Winnicott beschreibt diese Dynamik als die „Zerstörung des Objekts", da es die gegen das enttäuschende Objekt gerichteten Frustrationsaggressionen sind, die sie in Gang setzen. Zerstört wird letztlich das Objekt als Projektionsträger, was durch ein zunehmendes Anerkennen des im Anderssein begründeten Subjekts vonstattengeht. Scheitert das Kind an dieser Entwicklungsaufgabe, verharrt seine Art der Beziehungsaufnahme auf einem projektiven, auf Wunscherfüllung abzielenden Niveau. Mitmenschen verbleiben in dieser Wahrnehmung als tatsächliche Objekte, die entweder Bedürfnisbefriedigung ermöglichen oder frustrieren, von wo aus der Weg in Sucht-, Perversions- oder Fetischentwicklung gebahnt werden kann. Während in der Sucht die sog. donale Verschiebung (vgl. Voigtel 2015) auf ein de facto unbelebtes, dadurch aber kontrollierbares Objekt erfolgt, erfolgt in der Perversion eine Erotisierung des Hasses auf das frustrierende Objekt und in der Fetischbildung eine stereotype, realitätsverleugnende Besetzung des Objekts, die das Kippen in Frustrationsaggressionen abwehren soll. Nicht selten herrscht in Tätern und Täterinnen eine solche innere Dynamik vor, die mangels empathisch-resonanter Beziehungsfähigkeit die Opfer auf verdinglichte Objekte der Triebbefriedigung reduziert. Eine Klärung bzw. Reflektion solcher Dynamiken kann Traumatisierten helfen, Distanz zur dem Täter / der Täterin zu entwickeln, da deren Innenleben eingeordnet und mentalisert wird.

Therapien schließlich stellen aber auch einen Übergangsraum im Sinne Winnicotts dar, der spielerisch diesen Entwicklungsprozess für die oftmals ebenfalls betroffenen Opfer nachträglich ermöglichen kann. Der Therapeut/die Therapeutin muss dabei als projektives Objekt zerstört werden, damit der Patient/die Patientin in der Erwachsenenrealität intersubjektiver Beziehungen ankommen kann. Dies geschieht konsequenterweise im Rahmen von Angriffen auf sie/ihn als „ausreichend guten Therapeuten/Therapeutin", der/die ja zwangsläufig ebenfalls Frustrationen hervorbringt. Ogden (2016) hat diesbezüglich weitergehend ausgeführt, dass es zwingend erforderlich ist, dass die Therapeutin/der Therapeut diese Zerstörung überlebt (d. h. konstruktiv und bezogen bleibt, statt zu agieren), ansonsten wäre es ein Desaster für beide Beteiligten. Damit der Therapeut/die Therapeutin „überlebt", sollte er/sie sich Unterstützung suchen, z. B. durch Supervision oder Intervision.

2.3.4 Sándor Ferenczi, das Täterintrojekt und die Identifikation mit dem Aggressor

Als Gegenspieler zur Projektion, der Verlagerung innerer Anteile nach außen, errichtet die Introjektion äußere Objekte im psychischen Binnenraum. Diese Introjekte stellen verdichtete Aspekte bedeutsamer Objektbeziehungen dar, die das Beziehungsmuster zum Selbst im Binnenraum weiterführen. So kann sich das Kind, das über ein gutes Mutterintrojekt verfügt, selber trösten und beruhigen, aber auch verhalten, als wäre die Mutter anwesend, was das Befolgen von Regeln auch in ihrer Abwesenheit umfasst. Der psychische Binnenraum wird so zunehmend zur Heimat innerer Objekte, die in Beziehung zum Selbst stehen. Diese Beziehungen können in der Fantasie wiederbelebt und reflektiert werden, was einen modulierenden Einfluss auf die inneren Objekte haben kann. Introjekte können ferner innerlich im Rahmen der Identifikation weiterverarbeitet werden, was eine Übernahme von Objekteigenschaften ins Selbst bedeutet. Eine besondere Dynamik bewirken Introjektions- und Identifikationsprozesse schließlich bei innerfamiliären Typ-II-Traumatisierungen.

Sándor Ferenczi hat für solche Kontexte in seinem Artikel „Sprachverwirrung zwischen den Erwachsenen und dem Kind" (1933) die traumatische Introjektion beschrieben. Introjektion nicht nur als Gegenspieler der Projektion, sondern auch als Abwehrmechanismus verstehend, dient sie im Falle der Traumatisierung durch eine Bezugsperson als Abwehr der äußeren Gefahr und künstlichen Wiederherstellung eines äußeren guten Objekts. So werfen innerfamiliäre Traumatisierungen nämlich ein Bindungsdilemma auf: Abhängig von den Bezugspersonen ist das Kind auf ihr Wohlwollen und das Fortbestehen der Beziehung zu ihnen angewiesen. Das Böse im Außen darf daher nicht fortbestehen und wird ins Innen abgezogen; die Identifikation mit ihm soll schließlich das Gefühl der Kontrolle in einer ohnmächtigen Beziehungssituation wiederherstellen. Im Innen jedoch führt es seinen destruktiven Kampf gegen das Selbst des Kindes weiter, was eine Vergiftung des Seelenlebens bewirkt. So bleiben dort gegen sich gerichteter Hass, Erniedrigung und Zerstörung aufrechterhalten, was erhebliche psychische Arbeit nach sich zieht, diese abzuwehren oder zu bewältigen.

In der Regel führt das Täterintrojekt zu selbstschädigendem oder selbstverletzendem Verhalten, was von Selbstsabotage über konkrete Selbstverletzung bis hin zu Eingehen und Herstellen schädigender Beziehungssituationen gehen kann. Dieser Umgang kann als masochistische Bewältigung verstanden werden, die eine Identifikation mit dem Opferanteil bzw. -introjekt der verinnerlichten traumatischen Beziehungserfahrung bedeutet. Findet hingegen eine Identifikation mit dem Täterintrojekt statt, werden Dritte zu Opfern gemacht, was als sadistische Bewältigung gilt. Beide Wege jedenfalls kennzeichnen einen Wiederholungszwang, der die traumatische Situation wiederherstellt.

Das Konzept des Täterintrojekts stellt somit neben der pathogenen Erinnerung (vgl. Abschn. 2.2) eine objektbezogene Verinnerlichung des traumatischen Geschehens dar, welche die traumatische Bedeutung der konkreten Beziehungserfahrung in den Blick nimmt. Intrusionen des pathogenen Objekts bedeuten demnach eine Aktivierung der verinnerlichten traumatischen Objektbeziehung, die sich plötzlich im Innen- und Außenraum manifestieren kann. Hierdurch wird die Beziehung zu sich selbst sowie zu den Mitmenschen belastet. Die beziehungsreflexive Psychodynamische Psychotherapie ermöglicht mit ihren Settings hierfür – ergänzend zu Möglichkeiten der Traumakonfrontation – eine auf Einsicht und korrektive Erfahrung zielende störungsspezifische Behandlung.

2.3.5 Objektbeziehungstheorie nach William R. D. Fairbairn

William R. D. Fairbairn schließlich hat in „Psychoanalytic Studies of the Personality" (1952) die Objektbeziehungstheorie um ein differenziertes Modell verinnerlichter Objektbeziehungen bereichert. Einen besonderen Stellenwert nimmt dabei das frustrierende Objekt ein. War dieses zunächst ein erregendes Objekt (d. h. libidinös mit Projektionen oder Wünschen besetzt), wird es nun durch Zurückweisung und ausbleibende Befriedigung zum ambivalenten Objekt. Auch Fairbairn sieht hier als ersten Schritt die Introjektion zur Bewältigung dieser Erfahrung; im zweiten Schritt hingegen wird das Objekt dreiteilig gespalten. So wird die Beziehungserfahrung einerseits in eine libidinöse sowie antilibidinöse Teilobjektbeziehungsdyade gespalten, die getrennt voneinander verdrängt werden. Die Besetzungen bleiben dabei erhalten, und die antilibidinöse Teilobjektbeziehung verbleibt feindselig auf die libidinöse bezogen. Resultat dieser Spaltung ist ein „innerer Bürgerkrieg", da der ursprüngliche Konflikt innerlich aufrechterhalten bleibt. Als dritter Teil schließlich verbleibt ein Kernobjekt, abgetrennt von seinen libidinösen sowie schädigenden Anteilen, das im Kontakt mit dem beziehungssuchenden zentralen Ich steht.

Fairbairn hat, wie bereits aufgeführt, mit traumatisierten Kindern und Soldaten gearbeitet. Seine Objektbeziehungstheorie beschreibt den Umgang mit traumatisierenden Beziehungserfahrungen. Sie führen dabei zum nachträglichen Zerfall von Objektbeziehungsrepräsentanzen in gespaltene Teilobjektbeziehungen, die verdrängt werden, damit ein von diesen irritierenden Anteilen befreites Objekt übrigbleiben kann, zu dem das Ich schließlich eine (reduzierte) Beziehung aufrechterhält. Die verdrängten Teilobjektbeziehungen wiederum hinterlassen innere Spannungen und machen innere Verdrängungsarbeit erforderlich, die Energie verbraucht. Zudem gehen dem Ich die verdrängten Besetzungsmöglichkeiten verloren, was seine Beziehungsgestaltung und -vielfalt verarmen lässt: So enthalten die verdrängten libidinösen Anteile u. a. unerfüllte Sehnsüchte nach Liebe und gutartiger Verbindung. Die antilibidinösen Anteile wiederum enthalten nur-negative Affekte wie Hass und Enttäuschung und können als „innerer Saboteur" wirken. Letztlich können die verdrängten Teilobjektbeziehungen die Verdrängungsschranke auch wieder durchbrechen und bewusstseinsfähig werden, was mit deren Externalisierung (Übertragung, Enactment) oder symptomatischer Abwehr einhergehen kann.

Fairbairns Modell erweitert Ferenczis Konzept des Täterintrojekts um einen weiteren Introjektionsvorgang zur Bewältigung traumatischen Beziehungsgeschehens.

Sein Modell würdigt dabei eine mögliche Vielfalt dissoziierter Beziehungserfahrungen, auch mit unterschiedlichen Objekten. Es bietet eine Anschlussfähigkeit an das spätere Konzept der strukturellen Dissoziation, wie noch ausgeführt wird. Auch hier kann die beziehungsreflexive Psychodynamische Psychotherapie schließlich einen störungsspezifischen Beitrag leisten, um diese Objektbeziehungspathologie zu bearbeiten.

2.3.6 Fazit: traumatisierende Beziehungserfahrungen werden verinnerlicht

In diesem Abschnitt wurden die Entwicklung der Objektwahrnehmung und -beziehung, Projektion und Introjektion sowie insbesondere die Verinnerlichung traumatischer Beziehungserfahrungen und ihre Auswirkungen dargestellt. Während ein Verharren auf der Paranoid-schizoiden Position durch Überwiegen traumatischer Beziehungserfahrungen eine gespaltene, verfolgende Objektwahrnehmung zementiert, die mit Misstrauen und Bedrohungserleben einhergehen kann, geht ein Verharren in einer projektiven Beziehungsorientierung mit den Gefahren der Sucht-, Perversions- und Fetischentwicklung einher, die ihrerseits zu täterhaftem Verhalten führen können. Durch Containment und Überleben der projektiven Angriffe kann schließlich eine Weiterentwicklung auf die integrierte Depressive Position sowie intersubjektive Beziehungsorientierung möglich werden. Von hier aus ergänzt sich die Projektion um die Möglichkeit der Introjektion, mit der gute Objekte im Innenraum aufgerichtet werden können. Dies kann im traumatischen Fall aber auch als Abwehrmechanismus Anwendung finden, wodurch Täterintrojekte, die zu masochistischen oder sadistischen Wiederholungszwängen führen können, oder gespaltene Objektrepräsentanzen, die das Ich in seinen Beziehungs- und Besetzungsmöglichkeiten einschränken, entstehen.

Die Psychodynamische Psychotherapie hat einen beziehungsreflexiven Arbeitsschwerpunkt, der Wiederholungszwänge auf der Beziehungsebene reflektiert und dabei Übertragungsprozesse, Projektionsgeschehen sowie Enactments bearbeitet. Für die ergänzenden therapeutischen Schwerpunkte, die die S3-Leitlinie hinsichtlich kPTBS nennt (Emotionsregulation, Verbesserung des Selbstwertgefühls sowie zur Bearbeitung dysfunktionaler zwischenmenschlicher Muster), stellt sie somit eine störungsorientierte Psychotherapie dar.

2.4 Ich-Psychologie: Abwehrmechanismen, Ich-Funktionen, Ich-Zustände und deren Integration

Während sich Sigmund Freud insbesondere mit Es-/Über-Ich-Konflikten auseinandersetzte und sich erst in seinem Spätwerk den Besonderheiten des Ichs widmete, haben Nachfolgegenerationen parallel zur Entwicklung der Objektbeziehungstheorie die Ich-Psychologie begründet, die einerseits das Konzept der Abwehr ausdifferenziert, andererseits die konfliktunabhängigen Ich-Funktionen.

In ihrer Sicht ist weniger die Auflösung innerer Konflikte das therapeutische Ziel, sondern ein gelingender Umgang mit der Realität. Hierzu gehören die Förderung von Autonomie sowie die Bewältigung von Angst und Frustration.

Dass das Ich nicht nur Schauplatz der Konflikte zwischen Lust- und Realitätsprinzip, zwischen inneren und äußeren Anforderungen ist, hat Heinz Hartmann aufgezeigt. Er hat die konfliktfreien Anteile des Ichs fokussiert und Ich-Funktionen, die der Wahrnehmung, Verarbeitung und Anpassung an die Realität dienen, beschrieben. Sigmund Freuds Tochter Anna wiederum hat verschiedene Abwehrmechanismen, die der Konfliktbewältigung des Ichs dienen, untersucht und herausgearbeitet. Sie konnte aufzeigen, dass eine funktionale und flexible Abwehr, die einerseits belastende Zustände unbewusst macht, andererseits lebensförderliche Impulse und Gefühle durchlässt, für psychische Gesundheit unerlässlich ist. Eine brüchige oder rigide Abwehr hingegen schafft die Grundlage für psychische Erkrankungen. Auf den Grundsteinen der Ich-Psychologie schließlich gründet die Ätiologie der Entwicklungsstörung, die Entwicklungsdefekte der psychischen Struktur umfasst.

Abwehrmechanismen dienen der Unbewusstmachung. Zu den primitiven Abwehrmechanismen zählt die Spaltung, die im vorangegangenen Abschnitt bereits ausgeführt wurde. Die Abspaltung oder Dissoziation wiederum stellt einen traumaspezifischen Abwehrmechanismus dar, der den Bewusstseinsstrom fragmentiert und ganze Wahrnehmungsinhalte vom Bewusstsein abtrennt. Dissoziative Symptome schließlich schützen vor Überflutung und Überforderung, verhindern andererseits aber eine Verarbeitung des belastenden Materials und somit eine mögliche Weiterentwicklung. Als Vorreiter des Konzepts der Dissoziation verdient Pierre Janet genannt zu werden, ebenfalls ein Schüler von Jean-Martin Charcot. Eine besondere Form der Dissoziation wiederum definiert das Konzept der Strukturellen Dissoziation nach van der Hart, Nijenhuis und Steele. Im Rahmen der Strukturellen Dissoziation spaltet das Ich zusammenhängende psychische Anteile von sich ab, um kompetente Bereiche, die der Lebens- und Alltagsbewältigung dienen, vor traumatisierten Bereichen zu schützen. Solche Ich-Zustände können schließlich als Ego-States im Sinne der Ego-State-Therapie nach Watkins & Watkins verstanden werden, die mit ihrer Methodik eine Integration derselben durch gezielte Interventionen erreichen möchten.

Im Folgenden werden Ich-psychologische Beiträge zur Traumatherapie anhand zentraler Konzepte vorgestellt. Der Aspekt Abwehr soll dabei den Gegenpol zur oft einseitig protegierten Traumakonfrontation – die Notwendigkeit des Unbewusstmachens – würdigen, die Konzentration auf Ich-Funktionen die Begleiterscheinung der Entwicklungsdefekte, aber auch die Berücksichtigung von Kompetenzen und Ressourcen. Der Brückenschlag zum aktuellen Konzept der Strukturellen Dissoziation und der Ego-State-Therapie schließlich soll eine Integration moderner Ausrichtungen der Traumatherapie in das psychoanalytische Theoriegebäude bieten.

2.4.1 Heinz Hartmann: seelische Autonomie und die Ich-Funktionen

Mit seiner Arbeit „Ich-Psychologie und Anpassungsproblem" (1939) leitete Heinz Hartmann eine Wende in der psychoanalytischen Theoriebildung ein. Diese begründet sich einerseits in der Einführung konfliktunabhängiger Ich-Funktionen, die der Entwicklung von Autonomie und Anpassung an die Realität dienen. Hierzu zählte er v. a. Wahrnehmen, Denken, Urteilen, Erinnern, Sprache und Realitätsprüfung. Das Ich wiederum passt sich in seiner Entwicklung der Realität an und verfügt dabei über angeborene („primäre") sowie durch Konfliktbewältigung erworbene („sekundäre") Mechanismen. Es passt sich dabei durch eigene Veränderungen („autoplastisch") und Veränderungen der Umwelt („alloplastisch") an. Seine Anpassungs- und Bewältigungskompetenz schließlich fasst Hartmann als Ich-Stärke zusammen. Während Sigmund Freud seinen Fokus infolge seiner Revision der Verführungstheorie vermehrt auf die Konflikte des Ichs, die hauptsächlich zwischen Trieb, Realität und Abwehr stattfanden, legte, führte die Ich-Psychologie einen neuen Blickwinkel ein, der die Entwicklung von Ich-Funktionen und Ich-Stärke untersuchte und fördern will. Der therapeutische Fokus verlagerte sich dementsprechend von Konfliktbearbeitung und Übertragungsarbeit zu Aufbau von seelischer Autonomie und Förderung defizitärer Ich-Funktionen.

Gerd Rudolf (2014) versteht die Entwicklung der Ich-Funktionen eingebettet in sichere, positive Elternbeziehungen, in denen die Ich-Funktionen interaktionell fortlaufend gefördert und geübt werden. Belastende Erfahrungen wiederum stören diesen Strukturaufbau und werden nicht symbolisiert, sondern körpernah und mangels reifer Abwehr auch bewusstseinsnah verinnerlicht. Er versteht Komplextraumatisierungen daher auch vorwiegend unter dem Blickwinkel Ich-struktureller Störungen. Dieser Fokus schließlich ist ergänzend zur Bearbeitung konflikthafter psychischer Motive ein wesentlicher Bestandteil einer modernen Psychodynamischen Psychotherapie geworden.

Die OPD-3 (OPD, 2024) unterscheidet hinsichtlich der Ich-Funktionen heute die Bereiche Wahrnehmung, Regulation, Kommunikation und Bindung, je mit Subjekt-/Objektpol bzw. innen/außen, und den Bereich der Abwehr. Sie führt insgesamt 27 Ich-Funktionen auf, die entlang vier möglicher Reifegrade (gut/mäßig/gering/desintegriert), je mit Zwischenstufen (d. h. 7 mögliche Reifegrade), entwickelt sein können. In der Regel weichen die 27 Ich-Funktionen dabei nicht mehr als eine Zwischenstufe von ihrem arithmetischen Mittel ab, sodass das gesamte Strukturniveau eines Menschen repräsentativ für seine Ich-Funktionen ist. Es kann dabei situativen und zeitlichen Schwankungen unterliegen, wird insgesamt aber als stabil und eher langsam beeinflussbar verstanden. Therapeutische Prozesse, die auf strukturelle Veränderungen abzielen, benötigen daher entsprechende Dauer und Tiefe; dies kann im Rahmen eines Gesamtbehandlungsplans auch das Einbeziehen verschiedener Settings (Tagesklinik, stationäre Psychotherapie) bedeuten. In der OPD-3 würdigt die OPD in der Strukturachse die Abwehr als eigenen Bereich und führt damit die zwei wesentlichen Aspekte von Ich-Funktionen und Abwehr wieder zusammen.

2.4.2 Anna Freud: psychische Gesundheit gründet auf gelingenden Abwehrmechanismen

Die Beherrschung der Innenwelt und die Anpassung an die Außenwelt, letztlich die Entwicklung von Rationalität, waren die therapeutischen Ideale Anna Freuds. 1936 veröffentlichte sie ihr wichtigstes Werk, „Das Ich und die Abwehrmechanismen", in dem sie die Funktion der Abwehrmechanismen im Dienste des Ich zur Bewältigung von Ängsten, konflikthaften Triebwünschen und äußeren Bedrohungen darstellt. Abwehrmechanismen werden unbewusst eingesetzt und schützen als flexible Abwehr das Bewusstsein vor leidvollen Inhalten, während sie gutartige Inhalte durchlassen können. Als brüchige Abwehr scheitern sie am Unbewusstmachen belastender Inhalte, als rigide Abwehr halten sie auch positive und lustvolle Impulse dem Bewusstsein fern. Sie können Ursache von Symptomentwicklung (z. B. bei der Somatisierung) oder Realitätsverzerrung (z. B. bei der Projektion) sein. Als primärer Abwehrmechanismus gilt die Verdrängung, die unlustvolle Inhalte ins Unbewusste verschiebt, wodurch sie bestmöglich aus dem Bewusstsein entfernt werden. Die zugehörige Erregung findet dabei Einzug in den Primärprozess des Unbewussten, von wo aus sie Gegenstand weiterer Verdrängungsmechanismen werden können.

Anna Freud hat verschiedene Abwehrmechanismen herausgearbeitet, die Klassifikation der Abwehrmechanismen hat sich in der Folge stetig weiterentwickelt. Gegenwärtige Klassifikationen fokussieren Ort der Abwehr, Reife sowie syndromale Zuordnung von Abwehrmechanismen. So wird einerseits unterschieden, ob die angewandten Abwehrmechanismen vorwiegend intrapsychisch (z. B. Verdrängung, Rationalisierung, Wendung gegen das Selbst) oder interpersonell (z. B. Spaltung/Projektion, Idealisierung/Entwertung) verortet sind, andererseits nimmt z. B. die OPD-3 (OPD, 2024) eine Kategorisierung nach Reife und Flexibilität vor (s. Tab. 2.1):

Die OPD-3 berücksichtigt ferner auch die Erlebnismöglichkeiten, die die Abwehrkonfiguration eines Menschen zulässt.

Hoffmann und Hochapfel (2018, s. Tab. 2.2) schließlich haben die Abwehrmechanismen typischen Symptombildern zugeordnet:

Sigmund Freud hat zudem mit der Somatisierung bzw. Konversion, dem „Sprung in den Körper", Abwehrmechanismen beschrieben, die die Symbolisierung und

Tab. 2.1 Abwehrmechanismen nach Strukturniveau (vgl. OPD, 2024)

Gut integriertes Strukturniveau	Mäßig integriertes Strukturniveau	Gering integriertes Strukturniveau	Desintegriertes Strukturniveau
Sublimierung, Humor; *gute Adaptivität*	Wendung gegen das Selbst, Reaktionsbildung, Intellektualisierung, Affektisolierung; *eingeschränkte Adaptivität*	Spaltung, Idealisierung/Entwertung, projektive Identifizierung; *rasche Wechsel*	Andauernde Spaltungen, massive Projektionen, Agieren; *veränderte Realitätskonstruktionen*

Tab. 2.2 Abwehrmechanismen und klinische Syndrome

Syndrom	Abwehrmechanismen
Depressives Syndrom	Wendung gegen das Selbst, Identifizierung mit dem Aggressor
Phobisches Syndrom	Verschiebung, Vermeidung
Zwangsneurotisches Syndrom	Reaktionsbildung, Ungeschehenmachen, Intellektualisierung, Rationalisierung, Isolierung
Histrionisches Syndrom	Verdrängung, Verleugnung
Borderline-Syndrom	Spaltung
Paranoides Syndrom	Projektion
Schizoides Syndrom	Soziale Isolierung, Affektverdrängung

Repräsentation mentaler Elemente auf höheren Ebenen (Gedanken, Gefühle, Erinnerungen) verhindern und sie auf der körperlichen Ebene arretieren. In den „Studien über Hysterie" wird des Weiteren mit den zwei Bewusstseinszuständen eine Form der Bewusstseinsspaltung beschrieben, die im Weiteren als Dissoziation in der klinischen Literatur ausgearbeitet wurde. Sie geht auf Pierre Janets Arbeiten zurück, von denen Sigmund Freud zunächst inspiriert war, zu denen er dann aber auch in Konkurrenz trat.

2.4.3 Pierre Janet und die Geschichte der Dissoziation

Dass Traumata die psychischen Bewältigungsmechanismen – in heutiger Lesart Ich-Funktionen und Abwehrmechanismen – überfordern und daher abgespalten werden müssen, hatte Pierre Janet (1859–1947) erkannt. Ursache dieser Überforderung wiederum ist eine nervöse Schwäche, weshalb die psychischen Integrationsmöglichen versagen. Diese „Syntheseschwäche" bewirkt schließlich, dass abgespaltene Inhalte – „fixe Ideen" – ein psychisches Eigenleben führen und „automatisch" wieder auftreten. „Psychologische Automatismen" nennt Janet sie in seinem Grundlagenwerk „L'automatisme psychologique" (1889), in dem er auch das Wesen der Dissoziation weiter ausführt. Aufbauend auf dem Grundprinzip der seelischen Spaltung beschreibt er verschiedene Symptome der Dissoziation, die bis heute noch als solche in klinischen Klassifikationen aufgeführt werden (z. B. Amnesien, sensorische oder motorische Ausfälle, pseudoepileptische Anfälle …). Daneben werden dissoziative Phänomene inzwischen auch als dimensionales Phänomen verstanden, das auch nichtpathologische Alltagserscheinungen umfasst. Janets therapeutisches Verständnis schließlich zielt ebenfalls auf Integration der abgespaltenen Anteile und umfasst dabei auch die Stärkung der nervösen Energie sowie Stabilisierung bzw. Förderung der psychischen Bewältigungs- und Integrationsmöglichkeiten.

Während Freud anfangs als inspiriert von Janet gilt, wandte er sich später, auch infolge der Ablehnung seiner Verführungstheorie, vom Konzept der Janet'schen Dissoziation wieder ab. Stattdessen erweiterte er seine Theorie um die intrapsychischen, v. a. libidinösen Reizquellen und deren Konflikte mit den Anforderungen der Realität. Janets Ideen baute er dabei in seine Gedankengänge ein, ohne weiter Bezug auf ihn zu nehmen, was Janet missbilligend zur Kenntnis nahm (vgl. Britten, 2023). Jedenfalls kann Janet als Vater der vertikalen Bewusstseinsspaltung – eine traumatische Fragmentierung in parallele, dissoziierte Ströme – verstanden werden, Freud hingegen als Vater der horizontalen Spaltung – eine durch Konflikte bedingte Verdrängung von Bewusstseinsinhalten in die Tiefe des Unbewussten. Eine moderne psychoanalytisch fundierte Traumatherapie sollte beide Blickwinkel wieder zusammenführen, um der Komplexität schwerer Traumafolgestörungen gerecht zu werden. Dies bedeutet, sowohl abgespaltene als auch verdrängte Bewusstseinsinhalte identifizieren und integrieren zu können, sowohl unverbundene Erinnerungen als auch unverbundene innere Wünsche und Motive theoretisch sowie behandlungstechnisch zu verstehen. Vor diesem Hintergrund sollen noch zwei weitere Konzepte, die die vertikale Spaltung fokussieren, vorgestellt werden.

2.4.4 Van der Hart, Nijenhuis und Steele: strukturelle Dissoziation als besondere Form der Abwehr

Van der Hart et al., (2006) haben Janets Konzept der Dissoziation als Strukturelle Dissoziation weiterentwickelt. So beschreiben sie die Aufspaltung der Psyche im Rahmen traumatischen Geschehens in einen Anscheinend Normalen Persönlichkeitsanteil (ANP) sowie einen Emotionalen Persönlichkeitsanteil (EP). Während der ANP, ähnlich wie das Zentrale Ich nach Fairbairn (vgl. Abschn. 2.3.5), einen emotional entkernten, der Alltagsbewältigung dienenden Persönlichkeitsanteil darstellt, kann der EP defensive Handlungsmuster, aber auch Täter- und Opferintrojekte enthalten – Objektbeziehungsanteile libidinöser und antilibidinöser Verinnerlichungen. Das Konzept der Strukturellen Dissoziation unterscheidet ferner das Ausmaß der Dissoziation infolge der Traumatisierungsschwere (vgl. Abb. 2.3):

- Primäre Dissoziation: Hier ist ein dominanter ANP und ein schwach ausgeprägter EP vorhanden; es handelt sich meist um Störungsbilder wie die typische PTBS oder akute Belastungsreaktion infolge Typ-I-Traumata.
- Sekundäre Dissoziation: Hier liegen ein dominanter ANP, aber mehrere EPs vor, die differenzierter und autonomer funktionieren können. Störungsbilder können die kPTBS oder Borderlinestörung infolge Typ-II-Traumata sein.
- Tertiäre Dissoziation: Mehrere autonom funktionierende ANPs und EPs bestehen. Störungsbild ist die dissoziative Identitätsstörung, die infolge schwerwiegender Typ-II-Traumata (z. B. ritueller sadistischer Missbrauch) entsteht.

Der ANP bzw. die ANPs stehen oft im Konflikt mit den EPs, ähnlich dem innerseelischen Bürgerkrieg nach Fairbairn (vgl. Abschn. 2.3.5). Dabei versucht der ANP, traumatische Inhalte der EPs zu verdrängen und einen funktionierenden Alltag aufrechtzuerhalten, was oft als Bemühung um eine soziale Fassade imponiert.

2.4 Ich-Psychologie: Abwehrmechanismen, Ich-Funktionen ...

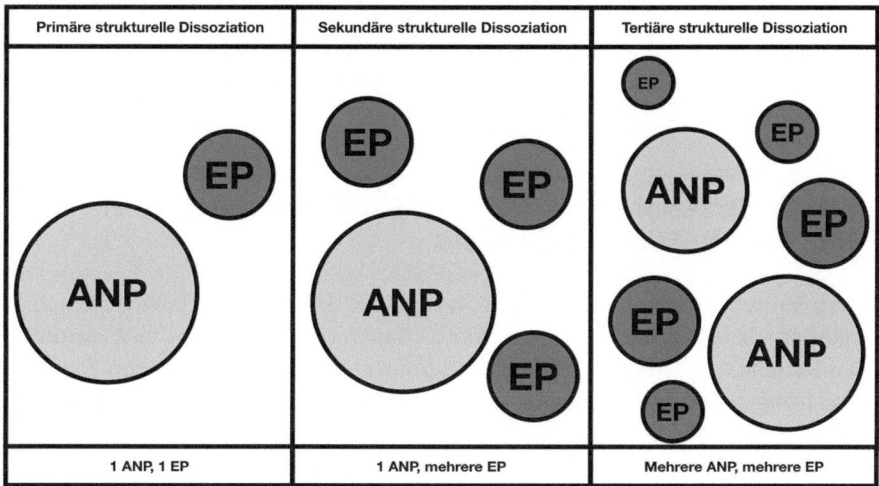

Abb. 2.3 Primäre, sekundäre und tertiäre strukturelle Dissoziation

EPs wiederum dringen durch Intrusionen in das Bewusstsein ein und verschaffen sich durch Symptombildung Aufmerksamkeit. Van der Hart, Nijenhuis und Steele verstehen ebenfalls die Integration der abgespaltenen Anteile als therapeutisches Ziel, darüber hinaus die Verbindung der Anteile untereinander. Hierzu zählt die fraktionierte Traumakonfrontation, aber auch eine Teilearbeit, die eine solche Verbindung fördert, wie z. B. die Ego-State-Therapie.

2.4.5 John und Helen Watkins: Ich-Zustände und die Ego-State-Therapie

Dass die Persönlichkeit des Menschen aus verschiedenen Ich-Zuständen, die klar abgrenzbare innere Anteile mit eigenen Gedanken, Gefühlen, Erinnerungen und Überzeugungen darstellen, besteht, haben John G. Watkins und Helen H. Watkins herausgearbeitet. Während der Pluralismus verschiedener Persönlichkeitsanteile einen funktionierenden Alltag mit allen seinen verschiedenen Rollenanforderungen gewährleistet, stellen desintegrierte Persönlichkeitsanteile vor dem Hintergrund z. B. traumatischer Lebenserfahrungen innere Störungspotenziale dar, die zu verschiedenen pathologischen Zuständen führen können (von inneren Konflikten bis hin zu dissoziativen Zuständen). Mit ihrer Ego-State-Therapie haben Watkins und Watkins (1997) ein Konzept entwickelt, das die Integration solcher abgespaltener und konflikthafter Ego-States ermöglichen kann. Es integriert dabei Elemente der Psychoanalyse, aber auch der Hypnotherapie und Verhaltenstherapie. Zum therapeutischen Vorgehen zählen die Identifikation von Ego-States, der Dialog von Ego-States auf der „Inneren Bühne", die (symbolische) Versorgung traumatisierter Ego-States durch z. B. Imaginationsübungen sowie die Integration abgespaltener Ego-States durch Klärung ihrer Anliegen, Bedürfnisse und Ziele. Ein solcher Ansatz ist sowohl aufdeckend als auch traumakonfrontativ und ressourcenorientiert.

2.4.6 Fazit: Traumata beeinflussen Entwicklung, Kohäsion und Funktionalität des Ichs

Der psychische Apparat, wie Freud ihn nannte, ist mit der Geburt noch nicht ausgereift, sondern benötigt für seine Entwicklung sichere und fördernde Elternbeziehungen, damit die Ich-Funktionen zur Bewältigung der Realitätsanforderungen ausreifen können. Traumatische Erfahrungen stören diese Entwicklung auf zweifache Weise: Während sie einerseits die Ich-Funktionen in ihrem Aufbau beschädigen, fehlen ausreichende Ich-Funktionen zur Bewältigung traumatischer Erfahrungen. Hierdurch verbleiben diese als nichtsymbolisierte, körpernahe Repräsentanzen, die auch mangels reifer Abwehr ständig ins Bewusstsein dringen können. Abwehr hingegen stellt einen alltagsnotwendigen Regulationsmechanismus dar, der gutartige Impulse und Affekte durchlassen und belastende Inhalte unbewusst machen soll. Gelingt die Unbewusstmachung nicht, bedrohen überfordernde Inhalte das Bewusstsein, besteht wiederum eine rigide Abwehr, verbleiben auch positive Inhalte im Unbewussten. Eine funktionale Abwehr dient somit der psychischen Gesundheit, während ein dauerhaftes Überfluten mit belastenden Erfahrungen eher in Symptomentwicklung denn in Verarbeitung und Wachstum mündet. Eine solche Symptomentwicklung kann die Dissoziation sein, die die Folge vertikaler Abspaltung von Bewusstseinsinhalten darstellt. Diese gründet auf einer nervösen Schwäche, die auch als Schwäche der Ich-Funktionen verstanden werden kann. Im Zustand der Dissoziation findet keine Verarbeitung und keine Entwicklung statt, wenngleich sie einen wirksamen Schutz vor Intrusionen darstellt. Vertikale Abspaltungen können die Psyche in Teile fragmentieren, woraus Anscheinend Normale Persönlichkeitsanteile (ANPs) und Emotionale Persönlichkeitsanteile (EPs) entstehen. Während Erstere der notfallmäßigen Stabilisierung und Alltagsbewältigung dienen, beinhalten Letztere Elemente der traumatischen Erfahrung, so defensive Handlungsmuster, aber auch Opfer- und Täterintrojekte. Dass mit Teilen integrativ gearbeitet werden kann, so durch innere Dialoge, Imaginationen und symbolische Nachversorgung, ist ein zentraler Ansatz der Ego-State-Therapie.

2.5 Selbstpsychologie: Heinz Kohut und die Selbstkohäsion

Eine weitere Linie psychoanalytischer Theoriebildung begründete Heinz Kohut (1913–1981), der die Entwicklung und Realisierung des Selbst mitsamt seiner Talente und Ambitionen fokussierte. Die hieraus entstandene Selbstpsychologie

2.5 Selbstpsychologie: Heinz Kohut und die Selbstkohäsion

stellt eine psychoanalytische Schule dar, die die empathische Untersuchung der Subjektivität der Patienten und Patientinnen in den Mittelpunkt stellt, wodurch Entwicklungsarretierungen sowie narzisstische Verletzungen aufgelöst und Kohäsion des Selbst sowie die Balance des Selbstwertgefühls gestärkt werden sollen. Kohut (1979) grenzt seine Ausrichtung von der Ich-Psychologie ab, indem er davon spricht, dass die Selbstpsychologie den „tragischen Menschen", die Ich-Psychologie hingegen den „schuldigen Menschen" behandelt. Der tragische Mensch kennzeichnet sich dadurch, dass er bei der Verwirklichung seiner Potenziale scheitert, der schuldige Mensch hingegen an der Bewältigung innerer und äußerer Anforderungen. Kohut führt dabei eine neue Kategorie der Objektbeziehung ein, das Selbstobjekt. Hierbei handelt es sich um Bezugspersonen, die mit ihrem Beziehungsangebot zur Vitalität und Kohäsion des Selbst beitragen. Selbstobjekterfahrungen stellen ein lebenslanges Grundbedürfnis dar, und Narzissmus ist in diesem Zusammenhang eine eigene Entwicklungslinie, die nicht per se als pathologisch zu bewerten ist.

Werden Selbstobjektbedürfnisse hingegen fortlaufend frustriert, kann es zu einer Fragmentierung des Selbst kommen. Milch et al. (2022) führen aus, dass die Kohäsion des Selbst situativ und je nach Selbstobjektmatrix Schwankungen unterliegt. Diese können einer Alltagsnormalität unterliegen, die ihr Gleichgewicht von selbst wiederfindet; es kann aber auch zu einer fortschreitenden Fragmentierung kommen, die zu Symptombildung und Acting out führt. So kann es im Extremfall zu Suizidalität, Psychose oder schweren Psychosomatosen kommen; andererseits beobachtete Kohut in der Behandlung narzisstischer Patienten, dass deren Fragmentierungserscheinungen zurückgingen, sobald sie sich von ihm wieder empathisch verstanden fühlten. Dass die innere Realität traumatisierter Patienten und Patientinnen oft keine empathische Validierung findet, ist ein häufiges, tragisches Element ihrer Krankheitsgeschichten. Vielmehr ist das Ausbleiben mitfühlender Anteilnahme am Innenleben der Patienten und Patientinnen durch ihre Bezugspersonen und innerfamiliären Täter/Täterinnen ein konstitutiver Bestandteil ihrer Traumafolgestörungen. Die Frustration wichtiger Selbstobjektbedürfnisse schließlich belastet die Entwicklung einer gesunden narzisstischen Homöostase nachhaltig, sodass das Selbstwertgefühl grundlegend gestört ist.

Im Folgenden werden zentrale Konzepte der Selbstpsychologie dargestellt, die relevant für die (Nach-)Entwicklung eines stabilen Selbst sowie gesunden Selbstwertgefühls sind – ein Behandlungsaspekt, den die S3-Leitlinie insbesondere bei kPTBS hervorhebt.

2.5.1 Die Entwicklung des Selbst und seine Störungen

Mit dem Selbst wird zunächst eine neue Entität in die Psychoanalyse eingeführt. Während das Ich als Instanz schon unter Freud eine Definition und Ausdifferenzierung erfuhr, bekommt das Selbst erst in nachfolgenden Generationen seine Kontur, so bei Hartmann (1997), der es als übergeordnete Struktur der Instanzen und als Summe aller Selbstrepräsentanzen versteht; das Selbst ist es, das den Objekten gegenübersteht. Bei Carl Gustav Jung (1875–1961, z. B. in Jung, 1980) spielte das Selbst hingegen schon vorher eine Rolle als Ziel der Individuation, Archetyp des Individuationsprozesses und Ganzheit der unbewussten und bewussten Anteile eines Menschen. Donald Winnicott wiederum führte die Termini des „wahren Selbst", eine somatopsychische Quelle von Authentizität und Kreativität, und „falschen Selbst", eine Abwehrorganisation, die das wahre Selbst schützen soll und ein stellvertretendes Selbst werden kann, ein (vgl. Mertens, 2022). Kohut schließlich hat es in „Die Heilung des Selbst" (1979) als dreiteiliges System beschrieben, das aus den Polen Ambitionen und Idealen sowie deren Spannungsbogen, den Fertigkeiten und Talenten, besteht.

Beide Pole des Selbst entwickeln sich vor dem Hintergrund spezifischer Selbstobjekterfahrungen: So bewirken empathisch-spiegelnde Selbstobjekte eine Stärkung des grandiosen Selbst, das den Pol der Ambitionen ausmacht und in physiologischer Form Qualitäten wie Selbstachtung, Selbstwirksamkeit und Bedürfnisse nach Erfolg sowie Bestätigung hervorbringt, idealisierbare Selbstobjekte hingegen fördern den Pol der Ideale, der Verschmelzungswünsche mit einem idealen Objekt beinhaltet und Werte sowie die Befähigung zur Selbstberuhigung hervorbringt. Fertigkeiten und Talente gelten als angeboren und stellen Realisationsmöglichkeiten beider Pole dar. Beim gesunden Selbst sind alle drei Anteile gleichsam ausgeprägt und in guter Balance sowie Verbindung. Pathologische Selbstzustände entstehen, wenn die Selbstobjekte eines Menschen das Bedürfnis nach empathischspiegelnden und idealisierbaren Beziehungsangeboten dauerhaft nicht ausreichend zur Verfügung stellen. Die Selbstpsychologie (vgl. Milch et al., 2022) unterscheidet drei Pathologien des Selbst:

- Das unterstimulierte Selbst: Hier fehlen die empathisch-spiegelnden und idealisierbaren Selbstobjektangebote, sodass das Selbst in einen avitalen Zustand verfällt. Betroffene suchen dann oft alternative problematische Stimulationsquellen, z. B. durch Risikoverhalten, Süchte oder Sexualisierungen.
- Das überstimulierte Selbst: Reagieren Selbstobjekte überzogen und unverhältnismäßig, kann sich eine Erregung einstellen, die Betroffene ängstigt. Dies kann reaktiv in Vermeidung stimulierender Selbstobjektbeziehungen münden, was mit Schüchternheit oder mangelnder Begeisterungsfähigkeit einhergeht.
- Das überlastete Selbst: Fehlen beruhigende Selbstobjekterfahrungen mit einer idealisierbaren Bezugsperson, können heftige Emotionen nicht beruhigt werden, was meist mit somatischer Überregbarkeit einhergeht.

Dem fragmentierten Selbst schließlich fehlen integrierende Selbstobjekterfahrungen, wodurch seine Kohäsion gefährdet ist. Dies geht mit narzisstischer Vulnerabilität und grundsätzlicher Labilität einher; bedrohliche Selbstanteile können per Projektion externalisiert werden. Fragmentierung kann in unterschiedlichen Schweregraden auftreten. Während leichte Formen mit Zuständen von Verwirrung oder Orientierungslosigkeit verbunden sein können, bewegen sich schwere Formen in Richtung Psychose und Ängsten vor Selbstverlust und Verrücktwerden. Betroffene tun in der Regel alles, diese Zustände abzuwehren und zu modulieren, wozu Drogen, Selbstverletzung und sogar Suizidalität gehören können. Empathisch-spiegelnde sowie idealisierbare Beziehungsangebote durch bedeutsame Bezugspersonen, sprich Selbstobjekte, können einer solchen Entwicklung entgegenwirken.

2.5.2 Selbstobjekte und Selbstobjektübertragungen

Das Selbst konstituiert sich, wie schon beschrieben, in bedeutsamen Beziehungen, in denen sich Bezugspersonen empathisch-spiegelnd oder idealisierbar zur Verfügung stellen. Da diese Objekte damit regulative Funktionen für das Selbst eines Menschen übernehmen, werden sie Selbstobjekte genannt. An diesem Vorgang ist eine Ich-Funktion beteiligt, die sog. Selbstobjektfunktion: Diese ermöglicht, Objekte im Dienste der Regulation des eigenen Selbst verwenden zu können. Die Selbstobjekterfahrung wiederum macht nur einen spezifischen, umschriebenen Anteil der gesamten Objektbeziehung aus. Hierbei ist auch von Bedeutung, dass die Selbstobjekterfahrung den auf das Selbst wirksamen Bestandteil der Interaktion darstellt und dass dies letztlich ein intrapsychischer Vorgang ist. Im weiteren Lebenslauf können auch innere Objekte, Tiere, Gegenstände und Symbole Selbstobjektqualitäten übernehmen. Kohut postulierte, dass Menschen lebenslang auf Selbstobjekte angewiesen sind. Defizitäre Selbstobjekterfahrungen schließlich bewirken eine Abnahme der Vitalität und Kohäsion des Selbst, können letztlich seine Fragmentierung vorantreiben. Der Mangel an Selbstobjekten wiederum kann sowohl aus eigener Unfähigkeit zur Selbstobjektfunktion, problematischen Beziehungsmustern als auch einem schwierigen Beziehungsumfeld resultieren.

Therapeuten/Therapeutinnen können mit ihrem Beziehungsangebot als Selbstobjekt wirksam werden. Dies gründet auf Anteilnahme, Wohlwollen und Verlässlichkeit sowie auf einem Eingehen auf Selbstobjektbedürfnisse und der Responsivität der Therapeutin/des Therapeuten (vgl. Milch et al., 2022). Hierauf aufbauend können sich Selbstobjektübertragungen einstellen. Kohut unterscheidet v. a. die folgenden:

- Spiegelübertragung: Hier stellen sich Selbstobjektbedürfnisse nach empathischer Validierung des eigenen Erlebens ein. Der Pol der Ambitionen kann genährt werden, Selbstwertgefühl, Selbstwirksamkeitserleben und Erfolgsstreben können gefördert werden.
- Idealisierende Übertragung: Hier entsteht das Bedürfnis nach einem idealen Objekt, mit dem eine Verbindung gesucht wird. Der Pol der Ideale wird hierdurch gestärkt, Erfahrungen von Beruhigung und Beschütztwerden werden ermöglicht.
- Alter-Ego-Übertragung: Hier realisiert sich ein Bedürfnis nach Gleichheit und Zugehörigkeit, wodurch der Selbstanteil der Fertigkeiten und Talente Stärkung erfahren kann.

In diesen Übertragungsmustern finden korrektive Selbstobjekterfahrungen sowie Reparatur der jeweiligen Selbstanteile statt. Nicht selten müssen allerdings vorab problematische Beziehungsmuster, die Selbstobjekterfahrungen verhindern, durchgearbeitet werden, ebenso problematische Verhaltensweisen, die eine kompensatorische Funktion eingenommen haben (Süchte, Risikoverhalten, …).

2.5.3 Empathie, Resonanz und ihre Unterbrechung

Eine selbstpsychologisch orientierte Therapie fokussiert somit die Wiederherstellung der Selbstobjektfunktion zur Ermöglichung von Selbstobjekterfahrungen, durch die das Selbst in seiner Vitalität und Kohäsion gestärkt werden soll. Ermöglicht wird dies durch Zurverfügungstellung von Empathie und emotionaler Resonanz. Stellen sich hierdurch schließlich Selbstobjektübertragungen ein, wird ein Prozess der Heilung des Selbst im Sinne Kohuts möglich, indem die Beziehung zum eigenen Selbst, seine Entfaltung sowie ein gesundes Selbstwertgefühl gefördert werden. In einem solchen Prozess macht sich der Patient/die Patientin zwangsläufig verletzlich, da er/sie der Therapeutin/dem Therapeuten Bedeutung verleiht, vertraut und sich auf sie/ihn mit vormals heiklen Bedürfnissen einlässt. Da aber auch die bemühteste Empathie und Resonanz Grenzen hat, kommt es hierbei zu Enttäuschungen und Kränkungen. Diese können sich in Wut und Rückzug seitens der Patienten/Patientinnen äußern, die z. T. überschießend und unverhältnismäßig imponieren können. Wichtig an diesen Stellen ist, dass der Therapeut/die Therapeutin die Verletzung anerkennt und weiter empathisch nach deren Ursache, auch im eigenen Verhalten und Erleben, sucht. Hierdurch wird ebenfalls eine korrektive Erfahrung möglich, die die Legitimität von Selbstobjektbedürfnissen stärkt sowie deren Wiederaufnahme nach Enttäuschungserfahrungen ermöglicht. Überschießendes Defensivverhalten kann sich abmildern, wodurch in sozialen Beziehungen gemäßigteres Verhalten möglich wird und diese gefahrloser und stabiler als Selbstobjektbeziehungen genutzt werden können. Unterbrechungs-Wiederherstellungs-Sequenzen gehören somit zum durcharbeitenden Prozess selbstpsychologisch orientierter Therapien.

2.5.4 Fazit: Traumatisierungen beeinträchtigen die Kohäsion des Selbst, die Fähigkeit zu Selbstobjektbeziehungen und die Regulation des Selbstwertes

Da Menschen lebenslang auf Selbstobjekterfahrungen angewiesen sind und diese in der Kindheit eine besondere Relevanz aufweisen, schädigen Traumatisierungen, v. a. durch Typ-II-Traumata, Kohäsion und Vitalität des Selbst. Nicht nur, dass sie dem Selbst problematische Erfahrungen zumuten, sie stellen auch ein Vorenthalten empathisch-spiegelnder und idealisierbarer Beziehungserfahrungen dar. Traumatisierte Menschen bleiben auf ihren Erfahrungen sitzen und bekommen keine empathische Validierung des Erlebten inkl. seiner Bedeutung für die Betroffenen.

Das hierdurch beeinträchtigte Selbst macht schließlich alternatives Stimulations- und Beruhigungsverhalten erforderlich, das sich seinerseits schädigend auswirkt (z. B. Suchtverhalten, Risikoverhalten, Selbstverletzung). Narzisstische Wunden, innere Leere und Fragmentierungsängste wiederum können überdauernde Probleme darstellen, die Symptome des defensiven und komorbiden Clusters hervorbringen. Therapeutische Empathie und Resonanz helfen, die Selbstobjektfunktion wieder anzuregen, wodurch Selbstobjektübertragungen entstehen. In diesen finden korrektive Erfahrungen und eine Stärkung des Selbst statt, aber auch das Wiedererleben von Kränkungen und Enttäuschungen. Die Bearbeitung derselben durch ihre Anerkennung und ehrliches Interesse an der Entstehung durch Verhalten der Therapeuten/Therapeutinnen stärken die Kränkungstoleranz und Selbstobjektkompetenz, was zur Verbesserung der vormals traumatisch geschädigten interpersonellen Selbstwertregulation beiträgt.

2.6 Intersubjektive Psychoanalyse: Jessica Benjamin, Jean Laplanche und die Fähigkeit des Mentalisierens

Kohut war mit seiner Selbstpsychologie ein wesentlicher Wegbereiter für einen Paradigmenwechsel in der Gestaltung der therapeutischen Beziehung. Hatte sich entlang Freud'scher Grundsätze wie der Spiegel- und Chirurgenmetapher die Psychoanalyse als Übertragungs- und Einsichtstherapie immer mehr in Richtung distant-abstinenter Reflexionsarbeit entwickelt (Intrapsychisches Paradigma), leiteten beziehungsorientierte Ansätze wie die von Ferenczi, Winnicott, Kohut und anderen ein anderes Verständnis ein, das auf Empathie, korrektiver Beziehungserfahrung und einem kokreierten Übertragungskonzept beruht: das Intersubjektive Paradigma. Nahbare, mitfühlende und auch fehlbare Therapeutinnen und Therapeuten stellen ein anderes Gegenüber dar, als es die wissende Expertin/der wissende Experte ist, die/der als konkretes Gegenüber nicht spürbar wird. Während diese polarisierte Ausformulierung überspitzt die jeweiligen Extreme skizziert und viele Therapiekräfte sich in einem Spektrum dazwischen bewegen, stellt das Intersubjektive Paradigma doch eine Grundhaltung und therapeutische Orientierung dar, die vielen Komplex- und Beziehungstraumatisierten entgegenkommen kann.

Traumatisierte Menschen machen oft die Erfahrung, dass ihre subjektive Erfahrung bagatellisiert, abgelehnt und sogar verleugnet wird. Die empathische Anerkennung derselben, wie schon im vorangegangenen Abschnitt dargestellt, macht daher einen zentralen Bestandteil ihrer Heilung aus. Therapeutinnen/Therapeuten werden damit zu einer ausgleichenden sozialen Wirkmacht, wenn man sich diese oft auch gruppalen und gesellschaftlichen Verleugnungstendenzen, z. B. in Familien und anderen Kontexten, vor Augen führt. (Freuds Erfahrung mit der Vorstellung seiner Verführungstheorie vor der Wiener Ärzteschaft ist auch ein Beispiel solcher Dynamiken.) Die Wiederherstellung der Legitimität der eigenen Subjektivität stellt somit ein Behandlungsziel dar. Hierzu gehört auch, dass Therapiekräfte die eigene „Täterschaft" bei emotionalen Verletzungen und Enttäuschungen anerkennen bzw. zur Klärung zur Verfügung stellen. Dies fängt bei

Empathiebrüchen an, geht über ungeschickte Äußerungen, blinde Flecken, aggressive Äußerungen, Fehlleistungen (z. B. vergessene Termine) bis hin zu unbewusstem Ausagieren sadistischer Impulse. (Vorsätzliche Aggressionen und Grenzverletzungen wiederum haben in Therapien nichts zu suchen.)

Die Therapiebeziehung wird vor einem solchen Selbstverständnis liberaler, gleichrangiger und unterstützender. Diese Qualitäten stellen Gegenerfahrungen zu Kernelementen der traumatischen Erfahrung dar, die oftmals autoritär, unterdrückend und durch Hilflosigkeit geprägt war. Und erst auf einer solchen Beziehungsgrundlage wird ein weiterer Aspekt psychotherapeutischer Entwicklung möglich: die mentalisierte Verbindung von Subjekt zu Subjekt. Dominiert nicht mehr eine Sichtweise die andere, eine Subjektivität über die andere, kann die Begegnung der Subjekte stattfinden, die Bezogenheit von wahrem Selbst zu wahrem Selbst ermöglicht. Hieraus entwickelt sich eine zentrale Ich-Funktion: das Mentalisieren, sprich die Fähigkeit, eigene und fremde innere Zustände angemessen zu verstehen und sich darauf zu beziehen. Gelingendes Mentalisieren beugt projektiven und übertragungsbedingten Verzerrungen entgegen und schafft sichere Bindung sowie das Erleben nachvollziehbarer Objekte, was z. B. paranoiden Verkennungen und Misstrauen entgegenwirkt. Mentalisieren wirkt dem Erleben unvorhersehbarer, willkürlicher und nur-böser Objekte entgegen, da Menschen aus ihren eigenen Motiven heraus verstanden werden können.

In diesem Abschnitt werden entlang von Jessica Benjamins relationalen Modellen und Jean Laplanches Verführungstheorie Grundkonzepte der Intersubjektivität vorgestellt. Abschließend wird in das Mentalisieren als Ich-Funktion und therapeutisches Ziel eingeführt. Intersubjektivität und Mentalisieren stellen wesentliche Aspekte zur Behandlung beeinträchtigten Beziehungserlebens bei Traumatisierten zur Verfügung.

2.6.1 Jessica Benjamin: Anerkennung, Herrschaft und Unterwerfung in Beziehungen

Jessica Benjamin (*1946) hat die Psychoanalyse einer feministischen Revision unterzogen und sich um die Aufdeckung hegemonialer Verzerrungen verdient gemacht. Gleichzeitig hat sie mit ihrem Buch „The Bonds of Love: Psychoanalysis, Feminism, and the Problem of Domination" ein zentrales Beziehungsmodell eingeführt, das Machtstrukturen aufdecken und Alternativen aufzeigen kann.

Bezugnehmend auf Winnicotts Übergangsstadium (vgl. Abschn. 2.3.3) skizziert sie zunächst eine Beziehungsorientierung, in der ein Interaktionspartner ihre/seine Subjektivität projektiv dem anderen überstülpt und keine Verbindung zu ihrer/seiner Subjektivität aufnimmt, diese vielmehr negiert und sie/ihn zum Objekt ihrer/seiner Bedürfnisse macht. Dies mündet in einem Beziehungsmodell von Herrschaft und Unterwerfung, in dem ein Interaktionspartner den Zustand narzisstischer Allmacht, der andere narzisstischer Symbiose einnimmt. Zugrunde liegt eine gemeinsame Abhängigkeit voneinander, die keine andere Bewältigung als die der Dominanz findet; traumatisierende (heutzutage auch toxische) Beziehungen folgen diesem Grundmuster. Keiner der beiden Interaktionspartner erfährt dabei eine tatsächliche Befriedigung seiner Beziehungsmotive und Grundbedürfnisse; der dominante Part verachtet latent das Gegenüber, da es ihn nicht freiwillig und um seiner selbst willen liebt, der unterwürfige Part verachtet das Gegenüber wegen seiner Gewalt und Machtausübung. Beide wiederum leiden unter Verlustangst und mangelnder Bestätigung ihres wahren Selbst.

Ein Gegenmodell stellt das der Anerkennung dar. In ihm wird die jeweilige Subjektivität anerkannt statt bekämpft und als legitim akzeptiert. Dies bedeutet allerdings, dass das Nicht-Wollen des Interaktionspartners genauso akzeptiert werden muss, was Frustrationstoleranz und Bedürfnisaufschub (und -sublimierung) erfordert. Das Spannungsverhältnis zwischen Autonomie, Autarkie und Abhängigkeit bzw. Bedürftigkeit muss ausgehalten werden können, Flexibilität im Umgang mit eigenen Wünschen entwickelt werden. Hierauf aufbauend können sich Freiheit in Bezogenheit und echte Liebe entfalten, da nicht mehr infantiler Bedürfnisdruck und interaktioneller Zwang das Miteinander ausgestalten. Der Psychoanalytiker Erich Fromm hat ähnlich seine Vorstellungen erwachsener Liebe in seinem bedeutsamen Buch „Die Kunst des Liebens" (1956) ausgeführt.

Innerfamiliäre Traumatisierungen unterliegen oftmals auch dem Herrschaftsmodell: Der Täter leugnet die Subjektivität des Opfers und verweigert Empathie (so diese überhaupt entwickelt ist), macht sie/ihn stattdessen zum Objekt perverser, sadistischer Interaktionen. Diese Form der Dehumanisierung ist zentraler psychischer Angriff auf das Opfer, das in seiner Würde sowie seelischen Integrität aufs Schwerste verletzt wird, und zentraler Bestandteil bösartiger Beziehungstraumatisierungen. Auch der Täter/die Täterin wiederum ist in der Traumatisierung als nachvollziehbares und nachfühlbares Subjekt nicht greifbar, sie/er verlässt stattdessen den intersubjektiven Raum und wird unheimlich. Diese Beziehungserfahrung verinnerlicht sich und kann generalisiert werden, sodass alle künftigen Interaktionspartner unberechenbar, willkürlich und gefährlich wirken. Hierauf aufbauend entstehen schließlich Misstrauen, Rückzügigkeit und soziale Isolation.

Psychodynamische Traumatherapien sollten vor diesem Hintergrund intersubjektiv ausgerichtet sein, damit ein berechenbares, nachvollziehbares und verstehbares Gegenüber als korrektive Erfahrung zur Verfügung steht. Falsch verstandene Abstinenz (Spiegel- und Chirurgenmetapher) kann vor diesem Hintergrund vielmehr unnötig retraumatisierend wirken.

2.6.2 Jean Laplanche, rätselhafte Botschaften und die Revision der Verführungstheorie

Jean Laplanche (1924–2012) war ein französischer Psychoanalytiker, der u. a. die Freud'sche Verführungstheorie einer strukturalen Textanalyse unterzogen und mit dieser Revision schließlich eine Allgemeine Verführungstheorie aufgestellt hat. Diese Verführungstheorie, wie er sie z. B. in „Essays on Otherness" (1999) ausführt, besagt, dass das elterliche Unbewusste in das kindliche Unbewusste eindringen kann (als Kommunikation von Unbewusst zu Unbewusst, z. B. durch

Projektion) und dort als „Rätselhafte Botschaften" verbleibt. So ist das kindliche Unbewusste noch nicht ausgestattet für eine Symbolisierung und Mentalisierung der elterlichen Botschaften, weshalb diese als rätselhaftes Potenzial verbleiben, das im späteren Lebenslauf für Umschriften bereitliegt. Diese rätselhaften Botschaften und ihre individuelle Dechiffrierung gestalten schließlich die Persönlichkeit des Kindes und seine Sexualität mit aus. Laplanche schließlich betrachtet Sexualität als etwas von außen Eingepflanztes, etwas intersubjektiv Erworbenes. Die Kommunikation rätselhafter Botschaften von Unbewusst zu Unbewusst stellt dabei eine weitere Dimension intersubjektiven Einwirkens neben der bewussten Anerkennung der jeweiligen Subjekte dar. Diese findet dabei in allen Beziehungen statt, und das auch in der Therapiebeziehung und in der Traumatisierung.

Wie bereits im Vorangegangenen ausgeführt, wird das Kind in der Traumatisierung mit einem empathisch nicht nachvollziehbaren Gegenüber konfrontiert, das seinerseits keine Empathie in der Interaktion umsetzt (von der sog. sadistischen „kalten Empathie" abgesehen), es aber mit Projektionen auflädt und diese dementsprechend an ihm abreagiert. In diesem Rahmen werden ihm zwangsläufig rätselhafte Botschaften eingepflanzt, die mit dem verstörten Unbewussten des Täters/ der Täterin zusammenhängen. In aller Regel stellen diese unverarbeitete traumatische Erfahrungen des Täters/der Täterin dar, zu allermeist das eigene Opferintrojekt. Aber auch traumatisierte Elternteile, die nicht zu Tätern/Täterinnen werden, können im Rahmen unbewusster Kommunikation ihre unverarbeiteten Verstörungen weitergeben. Auch hier werden rätselhafte Botschaften von Unbewusst zu Unbewusst kommuniziert; das Kind stellt sich spürend auf sein Gegenüber ein, das durch Nähe Fantasien, Gefühle oder Symptome der eigenen Traumatisierung reaktualisiert und abzuwehren versucht. Kinder können so Traumafolgesymptome entwickeln, ohne mit einem Indextrauma direkt in Berührung gekommen zu sein. In Therapien besteht schließlich die Aufgabe, die rätselhaften Botschaften sinnhaft zu entschlüsseln, wozu auch eine Kenntnis der Familienbiografie hilfreich ist.

2.6.3 Die Mentalisierungstheorie

Psychische Gesundheit und gelingende Beziehungsfähigkeit bauen auf der Fähigkeit reifen Mentalisierens auf. Mentalisieren bedeutet, eigene und fremde innere Zustände angemessen zu verstehen, zu verbalisieren und sich darauf beziehen zu können. Es ist bei vielen psychischen Erkrankungen beeinträchtigt, in erfolgreichen Behandlungen hingegen ein Faktor, der zur Besserung beiträgt. Das Konzept des Mentalisierens geht auf Fonagy et al. (2002) zurück, und es hat sich zu einem Zweig Psychodynamischer Behandlungsorientierungen (Mentalisierungsbasierte Psychotherapie, MBT) entwickelt. Ist das Mentalisieren beeinträchtigt, liegen sog. prämentalistische Modi vor, von denen heute vier verschiedene aufgeführt werden (zusammengefasst nach: Dietz Grieser und Müller, 2021). Entlang ihres entwicklungspsychologischen Auftretens sind dies:

- Körpermodus (bis 9. Monat): Hier repräsentieren Körperempfindungen das „auftauchende Selbst", mentale Repräsentanzen (innere Bilder, Gefühle, Gedanken) stehen noch nicht zur Verfügung.
- Teleologischer Modus (9. Monat bis 18. Monat): Nur die physische Welt wird als real angesehen und nur konkreten Handlungen werden Auswirkungen beigemessen. Verhalten wird als zielgerichtet (teleologisch) interpretiert.
- Äquivalenzmodus (1,5 Jahre bis ca. 4 Jahre): Zusätzlich zur physischen Welt werden nun auch mentale Repräsentanzen (Gefühle, Gedanken, Fantasien) wahrgenommen. Im Äquivalenzmodus verschwimmt dabei die Grenze zwischen Innen und Außen, sodass innere Zustände (z. B. Fantasien, Gedanken, Ängste) als äußere Realität erlebt werden.
- Als-Ob-Modus (1,5 Jahre bis ca. 4 Jahre): Im Pendant des Äquivalenzmodus hingegen verbleiben innere und äußere Welt getrennt, unverbunden. Während der Als-ob-Modus einerseits einen spielerischen Umgang mit der Realität ermöglicht, sind Menschen, die in ihm verharren, durch Bezugspersonen in ihrem inneren Zustand nur schwer erreichbar.

Die prämentalistischen Modi stellen jeweils einen eigenen Zugang zu sich und der Außenwelt dar. Bei Traumatisierten findet sich z. B. der Körpermodus im Rahmen von Schmerzen, unsymbolisierten, somatisierten Erregungen oder auch dissoziativen Zuständen. Im teleologischen Modus wiederum stellen sich entweder traumabezogene Handlungsschemata ein (z. B. Kampf/Flucht) oder aber auch konkretistische Versuche der Selbstregulation (Suchtmittel, Risikoverhalten, Selbstverletzung). Der Äquivalenzmodus spielt bei Formen des erlebnisnahen Wiedererlebens (Flashbacks, Übertragungen) eine Rolle, der Als-ob-Modus repräsentiert eine Form der Dissoziation (Abspaltung von Innenleben zur Außenwelt).

Die Befähigung zu Mentalisieren entwickelt sich in sicheren Bindungsbeziehungen, in denen das Kind epistemisches Vertrauen aufbauen kann. Epistemisches Vertrauen bedeutet, dass die Äußerungen einer Bezugsperson als gültig und glaubwürdig erlebt werden und dass deren Informationen generalisierbar sind. Es ist die Grundlage für soziales Lernen und die Veränderung eigener Sichtweisen und Muster. Therapien, die das Mentalisieren berücksichtigen, fokussieren das Herstellen epistemischen Vertrauens in der Therapiebeziehung und die Bearbeitung prämentalistischer Modi. Dietz Grieser und Müller (2021) beschreiben hierfür das Modell einer Psychodynamisch-mentalisierungsorientierten Traumatherapie (PMOTT), das im Rahmen einer intersubjektiv verstandenen Therapiebeziehung realisiert wird. Körpererleben und Affekte erfahren dabei eine besondere Aufmerksamkeit; Affektregulation und Reflexion/Mentalisieren sollen angeregt werden. Stabilisierung, metaphorisch mit dem Bild des Hausbaus (sichere Therapiebeziehung als Fundament, Wände als stabile Selbstgrenzen, Räume als Innenraum für Gedanken, Gefühle etc.) zusammengefasst, und Ressourcenstärkung, dargestellt mit dem Bild des Gartens (Säen, Pflegen und Ernten von Ressourcen), umschreiben schließlich die therapeutische Arbeit.

Im Rahmen einer hypothesengenerierenden Arbeit konnten Heim et al. (2024) zeigen, dass durch das Fördern von Mentalisieren schädigende Beziehungsmuster verändert werden können. Ein zentraler Wirkfaktor hierbei ist Einsicht.

2.6.4 Fazit: Anerkennung und Mentalisierung subjektiven Erlebens ist ein zentraler Bestandteil von Traumatherapie

Zwischenmenschliche Traumatisierungen unterliegen einem Bruch intersubjektiver Bezogenheit: Täter/Täterinnen leugnen die Subjektivität des Opfers, beziehen sich allenfalls schädigend auf sie. Im Vordergrund solcher Interaktionen steht vielmehr das projektive Benutzen des Opfers, dessen Recht auf Grenzen, Nicht-Wollen und abweichende Wünsche ignoriert wird. Hierin stellt sich die intersubjektive Dimension des Traumas dar: im eigenen Erleben, eigenen Subjektsein beschädigt worden zu sein. Jessica Benjamins Beziehungsmodell von Herrschaft und Unterwerfung, das sich von Winnicotts Zerstörung des Objekts ableitet, bietet eine Zusammenfassung dieser Dynamik. Zugleich formuliert sie mit ihrem Konzept der subjektiven Anerkennung ein Gegenmodell, das die Verbundenheit subjektiver Realitäten darstellt. Dass Verbundenheit allerdings nicht nur bewusst, sondern auch unbewusst besteht, stellt Jean Laplanche mit seiner allgemeinen Verführungstheorie dar. So können sich insbesondere zwischen Eltern und Kind rätselhafte Botschaften kommunizieren, die Einzug ins Unbewusste des Kindes finden. Von dort aus liegen sie für spätere Umschriften bereit und prägen die Persönlichkeit des Kindes. Sexualität z. B. ist etwas solcherart Eingepflanztes; transgenerationale Traumatisierungen können sich so aber auch weitergeben, und Typ-II-Traumata hinterlassen ebenfalls rätselhafte Botschaften. Therapien sollten auf eine Symbolisierung dieser intersubjektiv hinterlassenen Anteile hinwirken. Dass das Verstehen eigener und fremder innerer Zustände eine eigene Variable psychischen Erlebens darstellt, zeigt die Mentalisierungstheorie auf. Mentalisieren wird in sicheren Bindungsbeziehungen entwickelt, Traumatisierungen führen zum Persistieren prämentalistischer Modi, die den Zugang zu sich und zur Welt beeinträchtigen.

2.7 Gruppenanalytische Perspektiven: Transgenerationalität, Mobbing, Fremdenhass

Traumatisierungen sind oft in gesellschaftliche Kontexte eingebunden. Dies können einerseits die innerfamiliären Traumata sein, andererseits außerfamiliäre gruppale Traumatisierungen in Form von Mobbing, Fremdenhass, Kriminalität und Krieg. Traumatisierungen bekommen hierdurch eine soziale Komponente; der Begriff soziales Trauma hat sich inzwischen hierfür herausgebildet. Im sozialen Trauma sind individuelle, transgenerationale und soziale Ebene miteinander verwoben (vgl. Hamburger et al. 2022), die in seiner Behandlung auch jeweils Berücksichtigung finden sollen.

2.7.1 Bion und die Regression der Gruppe, Foulkes und die Gruppenmatrix

Wilfred R. Bion hat aufbauend auf Freuds Annahme, dass in einer Gruppe die Mitglieder sich entindividualisieren und zu einer Masse verschmelzen, regressive Zustände von Gesamtgruppen beschrieben. Abgegrenzt von der Arbeitsgruppe, die sekundärprozesshaftes Funktionieren repräsentiert, führte er drei regressive sog. Grundannahmengruppen auf, deren Abbild er in gesellschaftlichen Strukturen sah:

- Grundannahmengruppe der Abhängigkeit: Hier richten sich alle Versorgungs- und Orientierungsbedürfnisse auf eine idealisierte Leitungsperson; bei Enttäuschung der Gruppenbedürfnisse kann die Stimmung der Person gegenüber in Aggression kippen. Bion leitet diese Grundannahmengruppe von der Kirche ab.
- Grundannahmengruppe Kampf-und-Flucht: Hier schließt sich die Gruppe in ihren aggressiven und/oder ängstlichen Impulsen zusammen und richtet diese auf die Gruppenleitung oder eine dritte Instanz. Bion leitet diese Grundannahmengruppe vom Militär ab.
- Grundannahmengruppe der Paarbildung: Hier bildet sich in der Gruppe ein idealisiertes Paar, von dessen Verbindung und etwaiger Familiengründung die Gruppe sich die Erfüllung ihrer Bedürfnisse erhofft. Bion leitet diese Grundannahmengruppe von der Aristokratie ab.

Die Grundannahmengruppen entstehen durch Affektansteckung der Gruppenmitglieder untereinander und stellen die Summe ihrer Übertragungsbereitschaften dar.

Sigmund H. Foulkes wiederum versteht psychische Vorgänge grundsätzlich als Niederschlag gruppaler Erfahrungen. So verinnerlichen Menschen nicht nur dyadische Beziehungserfahrungen, sondern auch die ihrer Gruppen, v. a. der Familie. Ein solcherart entstandenes Familienintrojekt bezeichnet er als primäre Matrix. Diese reaktualisiert sich in den späteren Gruppen, wo sie Kompromissbildungen mit der Gegenwartsrealität eingeht und die sog. dynamische Matrix bildet.

Traumatisierungen, die in gruppalen Kontexten stattfinden, hinterlassen Veränderungen des Gruppenerlebens. So können Übertragungsbereitschaften zu Kampf-und-Flucht-Gruppen überwiegen, in denen der Externalisierungsdruck schädlicher innerer gruppaler Teilobjekte Reaktualisierung sucht, aber auch Reinszenierungen konkreter Familien- und Gruppenszenen, die Abbilder früherer Traumatisierungen darstellen (z. B. das nicht gehörte Kind, der Sündenbock, die Vernachlässigte ...).

2.7.2 Horst-Eberhard Richter und die Dynamiken der Familie

Nicht nur mit Gruppen, sondern auch mit Familien hat Horst-Eberhard Richter (1923–2011) gearbeitet. So beschreibt er zwei zentrale Gruppendynamiken von Familien, die symptomneurotische und die charakterneurotische Familie (vgl.

Richter, 1972). Die reifere symptomneurotische Gruppe bündelt ihre Konfliktdynamiken projektiv auf ein oder mehrere Familienmitglieder, die im Dienste der Gruppenkohäsion der Familie eine Sündenbockfunktion einnehmen. Dies kann über die Krankenrolle, Problemkindrolle oder konkrete Opferrolle geschehen. Die charakterneurotische Familie hingegen stellt eine unreifere, gestörtere Dynamik dar. Hier verschmilzt das Familiensystem auf eine symbiotische Weise miteinander und projiziert alle Konfliktaggressionen nach außen. Dieses Funktionieren stellt ein paranoides Niveau dar, das die Außenwelt als verfolgend, schädigend und böse erlebt. Hierdurch kann potenziell ein inzestuöses Klima entstehen, Mitglieder charakterneurotischer Familiensysteme können in Zuständen starken Bedrohungserlebens aber auch zu drastischen Handlungen fähig sein (erweiterter Suizid, Bewaffnungen, gesellschaftliche Entkopplungen, Verschwörungen ...). Die erlebte und verinnerlichte Familiendynamik schließlich stellt die primäre Matrix im Sinne von Foulkes dar, die zur Hintergrundfolie späteren Gruppenerlebens wird. Für diese ein Bewusstsein zu entwickeln, ist bei innerfamiliären Traumatisierungen von besonderer Bedeutung.

2.7.3 Transgenerationale Traumatisierungen als innerfamiliäre Reinszenierungen

In Abschn. 2.6.2 wurde die transgenerationale Traumaweitergabe von Unbewusst zu Unbewusst in projektiver Form durch rätselhafte Botschaften vorgestellt. Traumatisierte Bezugspersonen geraten im Kontakt mit dem Kind in Zustände eigenen Wiedererlebens, können aber in ihrem ANP (vgl. Abschn. 2.4.3) bleiben. Nonverbal kommunizieren sich aber affektiv-körperliche Zustandsveränderungen, die dem Kind nichtsymbolisierte Inhalte vermitteln. Diese aktivieren infolge späterer Umschriften symptomwertige Zustände, sodass traumanaloge Beschwerden entstehen, ohne dass Kontakt zum bzw. Erleben des Indextraumas bestand. Erschwerend können unvollständige bzw. falsche Narrativbildungen der traumatisierten Bezugspersonen dazukommen – Beschönigung von Kriegserlebnissen, Leugnung erlebten Missbrauchs ... – durch die nonverbales und verbales Erleben nicht zusammenpassen (Fehlsymbolisierung). In letzter Konsequenz leidet hierdurch die Mentalisierungsfähigkeit der Kinder. In diesen Dynamiken können die Bezugspersonen ihren ANP weitgehend aufrechterhalten, und die transgenerationale Weitergabe erfolgt durch Übertragung oder Projektion, sprich unbewusste Kommunikation, mit dem Hinterlassen von rätselhaften Botschaften sowie Fehlsymbolisierung und beeinträchtigter Mentalisierung.

Können die traumatisierten Bezugspersonen jedoch ihren ANP nicht aufrechterhalten, sondern verfallen wiederkehrend in ein oder mehrere EPs, kann es innerfamiliär zu handelnden Reinszenierungen kommen (Enactments). Hierbei finden Wiederherstellungen traumatischer Szenen zulasten innerfamiliärer Angehöriger, meist Ehefrauen oder Kinder, statt. Auch hier werden die Betroffenen in ein traumatisches Szenario, das sie primär nicht miterlebt haben, einbezogen; durch die handelnde Wiederherstellung allerdings werden sie konkret neu traumatisiert und psychisch wie physisch krank gemacht. Diese Traumatisierungen können auf der Bindungsebene (Alleinlassen, Verwahrlosenlassen), der emotionalen Ebene (Erniedrigungen, Entwertungen), der körperlichen Ebene (Gewalt) und der sexuellen Ebene (Missbrauch) stattfinden; sie reichen von wiederkehrenden Verletzungen des Selbstwerts bis hin zu rituell-organisiertem sexuell-sadistischem Missbrauch inkl. Einbeziehung Dritter. Auch Familien verfügen über einen ANP, könnte man sagen, eine sozial-intakte Außenfassade, hinter der unvorstellbare Schrecken stattfinden; dies korreliert nicht notwendigerweise mit dem sozialen Status einer Familie, auch hinter gutbürgerlichen Fassaden kann sich schlimmster Missbrauch verstecken.

2.7.4 Mobbing und Fremdenhass als destruktive Gruppendynamiken

Auch außerfamiliäre Gruppendynamiken können zu Traumatisierungen führen, wobei hier ein differenzierter Blick erforderlich ist.

Eine häufige schädigende Gruppendynamik ist das Mobbing. Hier führt eine Gruppe ihre Konfliktaggressionen blitzableiterähnlich über ein oder wenige Gruppenmitglieder ab, die entwertet, ausgegrenzt und angegriffen werden. Hilflos in einer Außenseiterposition arretiert, können die Betroffenen, meist in Schulen oder an Arbeitsplätzen, wenig zur Auflösung des Geschehens beitragen; einmal etabliert, trägt diese Dynamik zur Stabilisierung der Gruppe bei, auch werden andere Gruppenmitglieder vor Aggressionen verschont, was sie i. d. R. aufrechterhalten möchten. Durch somit fortbestehende, andauernde Schädigung erleiden die Betroffenen schließlich Verletzungen ihres Selbstwerts und Selbstbilds, richten Aggressionen gegen sich und werden psychisch, oft psychosomatisch krank. Manche Betroffene werden schließlich suizidal und begehen Selbstmord. Während die Stabilisierung von Gruppen durch Bündelung von Aggressionen ein wiederkehrender sozialer Mechanismus mit biblischen Wurzeln ist (das Opferlamm), bilden sich hier auch Dynamiken symptomneurotischer Familien ab. Stellen diese die primäre Matrix der Betroffenen, aber auch der Täter/Täterinnen dar, kann Mobbinggeschehen als Reinszenierung in Form einer dynamischen Matrix verstanden werden. Geraten Betroffene wiederkehrend in unterschiedlichen sozialen Kontexten in Mobbingsituationen, sollte eine respektvolle Reflexion derartiger Wiederholungszwänge versucht werden, um ihnen aus diesem Teufelskreis herauszuhelfen. Bill (2015) rät zu einer frühzeitigen Behandlung Mobbingbetroffener sowie einer differenzierten Betrachtung, in welchem Verhältnis die Gruppe und die Betroffenen am Geschehen beteiligt sind.

Eine andere Form schädigender Gruppendynamik ist Fremdenhass. Hier projizieren sich die Aggressionen nicht in, sondern außerhalb der Gruppe. Ebenfalls im Dienste der Stabilisierung der Gruppenkohäsion wird ein externer Feind konstruiert, der Träger der abgewehrten negativen Attribute der Gruppe wird. Die Gruppe wiederum kann so einen starken, symbiotischen Zusammenhalt entwickeln, den sie ungern wieder aufgeben wird. Es zeigen sich Parallelen zum charakterneurotischen

Familiensystem, das ebenfalls eine Stabilisierung durch paranoide Projektionen erfährt; auch hier gilt es zu reflektieren, ob Gruppenmitglieder aus solchen Familien eine diesbezügliche primäre Matrix mitbringen und im Fremdenhass reaktualisieren.

Gruppenzugehörigkeit stellt in der menschlichen Geschichte einen Überlebensvorteil dar; lange bedeutet der soziale Ausschluss den persönlichen Tod. Zugehörigkeit wird somit auch zu einem hohen Preis eingekauft; sei es durch Mitwirkung an aggressiven Dynamiken oder auch durch Erleiden von Sündenbock- und Blitzableiterpositionen. Die damit einhergehende Internalisierung aggressiver und schädigender Erfahrungen, die sich im Rahmen von negativen, selbstverstärkenden Gruppenprozessen weit über das Maß üblicher moralischer Grenzen bewegen können, hinterlässt mitunter schwere gruppale Traumatisierungen.

2.7.5 Fazit: Gruppendynamiken und der soziale Kontext von Traumatisierungen sind für Traumatherapien von Bedeutung

Gruppenzugehörigkeit und die Fähigkeit, sich Gruppen anzuschließen und ein Teil von ihnen zu sein, ist für Menschen von zentraler Bedeutung. Gruppen können allerdings regressive Dynamiken annehmen und eine schwache Kohäsion durch destruktive Prozesse wie Mobbing und Fremdenhass stabilisieren. Prototypen hierfür bilden problematische familiäre Gruppendynamiken, die symptomneurotisch über familiäre Sündenböcke oder charakterneurotisch über paranoid-symbiotischen Zusammenschluss erfolgen. Derartige Verinnerlichungen in Form einer primären Matrix können als dynamische Matrix im späteren Lebenslauf zu Reaktualisierungen führen. Negativ-selbstverstärkende destruktive Gruppendynamiken können dabei moralische Grenzen weit überschreiten und ausgewählte Opfer schwer beschädigen. Transgenerationale Traumaweitergabe in Familien perpetuiert dabei solche Schicksale, indem handelnde Reinszenierungen immer wieder neue Opfer herstellen. Traumatherapien sollten solche Dynamiken berücksichtigen, identifizieren und bearbeiten. Betroffenen sollte geholfen werden, ihre gruppalen Erfahrungen einzuordnen und etwaig daraus abgeleitete Wiederholungszwänge verlassen zu können.

2.8 Operationalisierte Psychodynamische Diagnostik und Traumafolgestörungen

Das Standardinstrument zur psychodynamischen Einschätzung ist die Operationalisierte Psychodynamische Diagnostik, aktuell als OPD-3 (Vgl. OPD, 2024). Während die OPD-3 in ihrer grundlegenden Version neben Behandlungsvoraussetzungen dysfunktionale Beziehungsmuster, innere Konflikte und Ich-strukturelle Defizite abbildet, erweitert sie ein ergänzendes Manual zur Ereignis- und Traumaverarbeitung um ebenjenen Fokus. Die OPD und ihre Ergänzung sollten zur Aufstellung einer Psychodynamik und daraus abgeleiteten Behandlungsplanung verwendet werden. Sie wird hier einführend vorgestellt und zur weiteren Anwendung und vertieften Lektüre empfohlen.

2.8.1 Operationalisierte Psychodynamische Diagnostik (OPD-3)

Die OPD-3 erfasst in vier Achsen den psychodynamischen Befund einer Patientin/ eines Patienten. Hierbei bildet sie ab:

- Achse I: Psychische Störungen, Krankheitserleben und Behandlungsvoraussetzungen,
- Achse II: Beziehungsthemen und dysfunktionale Beziehungsmuster,
- Achse III: Innere Konflikte,
- Achse IV: Strukturelle Fähigkeiten.

Während die dysfunktionalen Beziehungsmuster als zyklisches Beziehungsgeschehen verstanden werden, welche sich durch unbewusste Kommunikation und Übertragung/Gegenübertragung fortlaufend selbst aufrechterhalten, stellen innere Konflikte und Ich-strukturelle Defizite den inneren Kontext von Symptomen und Beziehungserleben dar.

So können für Achse II aus zwei Zirkumplexmodellen insgesamt 32 Beziehungsthemen in ihrer Ausprägung geratet werden. Diese lassen sich aus den geschilderten Beziehungsepisoden sowie dem Erleben im Behandlungskontext ableiten und können als durchzuarbeitende Muster relevant werden.

In Achse III werden sieben potenziell konflikthafte entwicklungspsychologische Motive aufgeführt, die biografisch frustriert wurden und dysfunktionaler Abwehr unterliegen (rigide, brüchig, realitätsverleugnend). Werden diese Motive durch Versuchungs-Versagungs-Situationen ausgelöst oder frustriert, kann eine Überforderung der Abwehr zu Regression und Symptomentwicklung führen. Die OPD-3 führt folgende Konflikte auf:

- Abhängigkeit vs. Individuation
- Unterwerfung vs. Kontrolle
- Versorgung vs. Autarkie
- Selbstwertkonflikt
- Schuldkonflikt
- Ödipaler Konflikt
- Identitätskonflikt

Zusätzlich wird eine Abgewehrte Konflikt- und Gefühlswahrnehmung aufgeführt. Die Konfliktachse geht auf Freuds Konfliktpsychologie zurück (vgl. Abschn. 2.2.7).

In Achse IV wiederum werden 27 Ich-Funktionen geratet. Die Achse geht zentral auf die Ich-Psychologie, aber auch Objektbeziehungstheorie und Selbstpsychologie, sprich Entwicklungspathologien, zurück. Wie bereits ausgeführt, werden 7 mögliche Integrationsniveaus der Ich-Struktur geratet (gut – mäßig – gering – desintegriert, je mit Zwischenstufen), wobei sich die Einzelitems i. d. R. nur eine Zwischenstufe um ihr arithmetisches Mittel, sprich das Gesamtstrukturniveau, bewegen. Die OPD-3 führt folgende Bereiche der Ich-Struktur, je mit drei Ich-Funktionen, auf:

- Selbstwahrnehmung
- Objektwahrnehmung
- Selbstregulation
- Beziehungsregulation
- Abwehr
- Kommunikation nach Innen
- Kommunikation nach Außen
- Bindung an innere Objekte
- Bindung an äußere Objekte

Aus dem psychodynamischen Befund lässt sich schließlich eine Psychodynamik (vorwiegende Konfliktpathologie, Strukturpathologie oder gemischte Störung) sowie ein Fokus ableiten, der neben der Beziehungsachse als obligatem Fokus vier weitere Aspekte der Achsen III und IV enthalten kann. Ein Ratingbogen steht auf der OPD-Website kostenfrei zum Download zur Verfügung (s. https://www.opd-online.net/opd-seminare/arbeitsmaterialien, abgerufen 26.02.2025).

2.8.2 Manual zur Ereignis- und Traumaverarbeitung

Burgmer (2024) hat die OPD-3 um ein Manual zur Ereignis- und Traumaverarbeitung erweitert.

Hierbei soll zunächst eine Unterscheidung zwischen einem Ereignis und einem Trauma erfolgen, wobei geltende Kriterien (vgl. Abschn. 1.1.3) Berücksichtigung finden sollen. Als Ereignis gelten z. B. psychosoziale Belastungen wie Trennung, Tod, Verlust, die zumeist in dem Krankheitsbild der Anpassungsstörung oder anderen Störungsbildern (z. B. Angststörungen, Depressionen …) münden. Ist hingegen die Traumadefinition erfüllt, kommt die Erweiterung des OPD-3-Ratingbogens zur Ereignisverarbeitung nach Burgmer (2024) zum Einsatz. Diese berücksichtigt ergänzend eine Beurteilung des Ereignisses (T2.4.1.x), Angaben zu Zeit, Dauer und Anzahl von Ereignissen (T2.5.4–8), zum Erleben während des Ereignisses (T2.10) sowie aktuell in Bezug auf das Ereignis (T2.11), zur Veränderung früherer Beziehungsmuster (Achse II) sowie betroffenen Strukturdimensionen (Achse IV). Burgmer (2024) schlägt dann eine Fokusauswahl entlang Typ-I- und Typ-II-Traumata bzw. PTBS und kPTBS vor; während sich die kPTBS schon durch das

OPD-Standardverfahren gut beschreibbar und behandelbar zeigt, ermöglicht die Identifikation „struktureller Dellen", die ein gering integriertes Strukturniveau vortäuschen können, bei Typ-I-Traumata eine differentielle Fokusauswahl. Unstrittig bleiben für Burgmer (2024) dabei die Vorgaben der S3-Leitlinie hinsichtlich Behandlungsschwerpunkten zu Konfrontation und Stabilisierung. Der OPD-3-Befund und die – wie in diesem Kapitel dargestellt – umfänglichen Möglichkeiten psychodynamischer Betrachtung und Behandlungsoptionen ergänzen dabei eine rein traumaspezifische Orientierung und ermöglichen auch die Reflexion der Verflechtung konfliktneurotischer, struktureller und traumatischer Pathologien. Im Rahmen solcher Variationsmöglichkeiten beschreibt Burgmer (2024) schließlich vier Prototypen:

- Prototyp A: Eine Person mit guten Ressourcen, guter psychosozialer Einbindung und ohne weitere Vulnerabilitäten verarbeitet ein Ereignis erfolgreich ohne die Entwicklung einer Traumafolgestörung.
- Prototyp B: Eine ebensolche Person erleidet ein traumatisches Ereignis, das sie aufgrund seiner Schwere dennoch überfordert. Es kann zu einer Traumafolgestörung, Konflikt- oder Strukturpathologie kommen, die entweder remittiert oder chronifiziert.
- Prototyp C: Einer Person mit Vulnerabilitäten erfährt ein Ereignis, das mangels Schwere nicht zu einer Traumafolgestörung oder Konflikt- bzw. Strukturpathologie führt.
- Prototyp D: Eine Person mit Vulnerabilitäten und/oder fehlenden Ressourcen erlebt ein schwerwiegendes traumatisches Ereignis. Es kommt zu einer Traumafolgestörung und/oder Konflikt- bzw. Strukturpathologie, die Chronifizierungsgefahr ist hoch.

2.9 Zusammenfassung: Psychodynamik des Traumas

Die Psychodynamische Psychotherapie erlaubt einen hochdifferenzierten Blick auf Traumafolgestörungen, aus dem sich, wie im Folgenden dargestellt wird, eine hochspezifische, individuelle Therapieplanung ableiten lässt.

Während die OPD-3 inkl. der Ergänzung um das Manual zur Ereignis- und Traumaverarbeitung die Erhebung eines einheitlichen psychodynamischen Befunds ermöglicht, erlaubt die Kenntnis der psychoanalytischen Schulen und ihrer Weiterentwicklungen einen ergänzenden Blick, der sich durch die folgenden Fragen zusammenfassen lässt:

- Trauma-Affekt-Modell (Freud und Breuer): Inwiefern liegen pathologische Reminiszenzen und eingeklemmte Affekte vor? Inwiefern leidet die betroffene Person unter Intrusionen dieser dissoziierten Reminiszenzen und der gestauten Erregung ihrer nicht abreagierten Affekte?

- Objektbeziehungstheorie: Wie integriert ist die Objektwahrnehmung der Person? Bestehen Misstrauen und rückzügig-defensives Verhalten vor dem Hintergrund paranoid-schizoiden Erlebens? Ist ein Verharren in der Übergangsposition nach Winnicott festzustellen, demgemäß Interaktionspartner nur projektiv verwendet werden können? Liegen Introjekte traumatischer Beziehungserfahrungen vor, die einen innerseelischen Bürgerkrieg aufrechterhalten oder zur Wiederholung sadomasochistischer Beziehungsmuster drängen?
- Ich-Psychologie: Wie stellt sich die Bewältigung innerer und äußerer Anforderungen durch Ich-Funktionen und gelingende Abwehr dar? Liegt eine vertikale Spaltung des Ichs in Form struktureller Dissoziation vor? Führen pathologische, desintegrierte Ich-Zustände zu traumatischem Wiedererleben und Symptomentwicklung?
- Selbst-Psychologie: Wie stellt sich die Vitalität und Kohäsion des Selbst dar? Besteht die Fähigkeit zur Inanspruchnahme von Selbstobjekten? Kann die betroffene Person ihre Talente und Fähigkeiten realisieren?
- Intersubjektivität: Ist die Person in Verbindung mit ihrem Selbst und ihrer Subjektivität oder persistiert ein falsches Selbst? Leidet sie unter verinnerlichten rätselhaften Botschaften? Wie gut gelingt es ihr zu mentalisieren?
- Gruppendynamik: Wie stellt sich die verinnerlichte Primärgruppe i. S. der primären Matrix dar? War das Familiensystem der Person symptom- oder charakterneurotisch? In welchen Gruppendynamiken findet sich die Person in ihrem sozialen Leben wieder? Welche transgenerationalen Traumatisierungen haben stattgefunden?

Mit diesen Überlegungen lassen sich umfangreich die verschiedenen relevanten Perspektiven auf die Traumafolgestörungen von Patienten und Patientinnen eruieren. Aufbauend auf dem daraus gewonnenen Verständnis lassen sich leitlinienkonform psychodynamische Behandlungen planen und durchführen, die in allen Settings Umsetzung finden können.

Literatur

Arbeitskreis OPD (Hrsg.). (2024). *OPD-3 – Operationalisierte Psychodynamische Diagnostik: Das Manual für Diagnostik und Therapieplanung* (2. Auflage). Hogrefe AG.

Benjamin, J. (1988). *The bonds of love: Psychoanalysis, feminism and the problem of domination*. Virago.

Bill, H. (2015). Mobbing – fast schon eine Strukturdiagnose? Kritische Anmerkungen zum Konstrukt Mobbing sowie zur Differentialindikation von Einzel- versus Gruppenpsychotherapie bei Patienten mit Mobbing-Anamnese. *Gruppenpsychotherapie und Gruppendynamik 51*(2): 119–137. https://doi.org/10.13109/grup.2015.51.2.119.

Bion, W. R. (1962). *Learning from experience*. (Reprint): Karnac Books.

Britten, U. (2023). Pierre Janet – Der Ideengeber für die Psychoanalyse. *Deutsches Ärzteblatt PP, H. 4*, 176–177.

Burgmer, M., Ehrental, J. C., Heyng, M. Klauck-Steffens, G. & Wrenger, M. (2024). *OPD-3 Manual zur Ereignis- und Traumaverarbeitung: Psychodynamische Verarbeitung von belastenden Lebensereignissen*. Hogrefe.

Conci, M., Mertens, W., Benecke, C., Gast, L. & Leuzinger-Bohleber, M. (Hrsg.). (2016). *Psychoanalyse im 20. Jahrhundert: Freuds Nachfolger und ihr Beitrag zur modernen Psychoanalyse*. Kohlhammer Verlag.

De Masi, F. (2021). *Die Arbeit mit schwierigen Patientinnen und Patienten: Die Behandlung von schweren Neurosen, Traumata und Perversionen, von Borderline- und psychotischen Zuständen*. Brandes & Apsel.

Diez Grieser, M. T. & Müller, R. (2021). *Mentalisieren mit Kindern und Jugendlichen* (Dritte Auflage). Klett-Cotta.

Fairbairn, W. R. D. (1952). *Psychoanalytic studies of the personality*. Tavistock.

Ferenczi, S. (1933). Sprachverwirrung zwischen den Erwachsenen und dem Kind: (Die Sprache der Zärtlichkeit und der Leidenschaft). *Internationale Zeitschrift für Psychoanalyse* XIX Heft 1/2, 5–15.

Fonagy, P. (Hrsg.). (2002). *Affect regulation, mentalization, and the development of the self*. Other Press.

Freud, A. (1936). *Das Ich und die Abwehrmechanismen*. Internationaler Psychoanalyt. Verl.

Freud, S. (2019). *Sämtliche Werke* [Ebook]. Pandora Verlag.

Freud, S. (1920). *Jenseits des Lustprinzips. Beihefte der Internationalen Zeitschrift für ärztliche Psychoanalyse: Vol. 2*. Internat. Psychoanalyt. Verl.

Freud, S. (1923). *Das Ich und das Es*. Internationaler Psychoanalytischer Verlag.

Fromm, E. (1956). *Die Kunst des Liebens* (G. Eichel, Trans.) (Dt. Orig.-Ausg). Ullstein.

Hamburger A, Hancheva C & Volkan V (2022). *Soziales Trauma: Ein interdisziplinäres Lehrbuch*. Springer.

Hartmann, H. (1997). *Ich-Psychologie und Anpassungsproblem* (2. unveränd. Aufl.). Klett. (1. Aufl. 1939).

Heim, N., Beutel, M., Hoyer, J., Jennissen, S., Kabbathas, E., Leichsenring, F., Nöske, F., Sauer, K., Weidner, K., Wöller, W. & Steinert, C. (2024).»Ein Samurai hat ja auch nicht immer seine Rüstung an«: Einsicht als möglicher Wirkfaktor in Traumatherapien – Ein interpersonelles Verständnis der PTBS. *Psychodynamische Psychotherapie 23*(2), 144–155. https://doi.org/10.21706/pdp-23-2-144.

Hoffmann, S. O., Hochapfel, F. R., Eckhardt-Henn, A. & Heuft, G. (Hrsg.). (2018). *Neurotische Störungen und Psychosomatische Medizin: Mit einer Einführung in Psychodiagnostik und Psychotherapie* (8., vollst. überarb. und erw. Aufl. 2009). Schattauer.

Janet, P. (1889). *L'automatisme psychologique: Essai de psychologie expérimentale sur les formes inférieures de l'activité humaine*. Paris, Univ., Thèse, 1889. Alcan.

Jung, C. G. (1980). *Die Archetypen und das kollektive Unbewusste* (4. Aufl.). Gesammelte Werke / C. G. Jung, Vol. 9,1. Walter-Verl.

Klein, M. (1935). A contribution to the psychogenesis of manic-depressive states. *The International Journal of Psychoanalysis, 16*, 145–174.

Klein, M. (1946). Notes on some schizoid mechanisms. *The International Journal of Psychoanalysis, 27*, 99–110.

Kohut, H. (1979). *Die Heilung des Selbst* (E. vom Scheidt, Trans.). Suhrkamp Verlag.

Laplanche, J. (Hrsg.). (1999). *Warwick studies in European philosophy. Essays on otherness*. Routledge. https://ebookcentral.proquest.com/lib/kxp/detail.action?docID=237284.

Mertens W (2022). *Handbuch psychoanalytischer Grundbegriffe*. Kohlhammer.

Milch, W., Hartmann, H.-P. & Seiler, K. (2022). *Lehrbuch der Selbstpsychologie* (2. Auflage). Kohlhammer. https://doi.org/10.17433/978-3-17-038705-8

Ogden, T. H. (2016) Destruction reconceived: on Winnicott's 'The use of an object and relating through identifications', *The International Journal of Psychoanalysis, 97*(5), 1243–1262, https://doi.org/10.1111/1745-8315.12554.

Richter, H.-E. (1972). *Patient Familie: Entstehung, Struktur u. Therapie von Konflikten in Ehe u. Familie*. Rowohlt.

Rudolf, G. (2014). *Psychodynamische Psychotherapie: Die Arbeit an Konflikt, Struktur und Trauma*. Schattauer. https://elibrary.utb.de/doi/book/https://doi.org/10.5555/9783608268102.

Schultz-Venrath, U., Hermanns, L. (1987). Das Sanatorium Schloß Tegel Ernst Simmels – Zur Geschichte und Konzeption der ersten Psychoanalytischen Klinik. *Psychotherapie, Psychosomatik, medizinische Psychologie 37*, 58–67.

van der Hart, O., Nijenhuis, E. R. S. & Steele, K. (2006). *The haunted self: Structural dissociation and the treatment of chronic traumatization*. W.W. Norton.

Voigtel, R. (2015). *Sucht* (Originalausgabe). Psychosozial-Verlag.

Watkins, J. G. & Watkins, H. H. (1997). *Ego states: Theory and therapy*. Norton.

Psychodynamische Traumatherapie im ambulanten Einzelsetting

3

Inhaltsverzeichnis

3.1	Settings und Indikationsstellung	83
3.2	Fallkonzeption	90
3.3	Beziehungsgestaltung und Interventionen	108
3.4	Umgang mit Krisen	121
Literatur.		124

▶ Dieses Kapitel widmet sich der Umsetzung Psychodynamischer Traumatherapie im ambulanten Einzelsetting. Es beschreibt differenziert die Indikationsstellung, Zielsetzung und Fallkonzeption in tiefenpsychologisch fundierten und analytischen Verfahren. Im Fokus stehen die therapeutische Beziehung, verfahrens- und störungsspezifische Interventionen sowie der Umgang mit Krisen wie Dissoziation oder Dekompensation. Anhand konkreter Fallbeispiele werden Behandlungsstrategien illustriert und differenzialdiagnostisch eingeordnet. Das Kapitel bietet praxisnahe Orientierung für eine individualisierte traumatherapeutische Versorgung.

3.1 Settings und Indikationsstellung

3.1.1 Tiefenpsychologisch fundierte Traumatherapie

Die Tiefenpsychologisch fundierte Psychotherapie (TP) stellt ein Richtlinienverfahren im Rahmen der kassenärztlichen psychotherapeutischen Versorgung dar. In der Psychotherapie-Richtlinie (Gemeinsamer Bundesausschuss (2024), https://www.g-ba.de/downloads/62-492-3647/PT-RL_2024-08-15_iK-2024-11-01.

pdf#page13, abgerufen 01.02.2025) zählt sie mit der Analytischen Psychotherapie zu den psychoanalytisch begründeten Verfahren. In der dortigen Definition umfasst sie ätiologisch orientierte Therapieformen, die aktuell wirksame neurotische Konflikte und strukturelle Störungen unter Berücksichtigung von Übertragung, Gegenübertragung sowie Widerstand bearbeiten – sprich die Achsen II bis IV der OPD. In Abgrenzung zur Analytischen Psychotherapie soll dabei ein umschriebener Behandlungsfokus angewandt werden, was u. a. durch Begrenzung von Regression und Binnenübertragung erfolgen soll. Die Richtlinie führt aus, dass die TP auch in jenen Fällen zur Anwendung kommen kann, in denen eine längerfristige therapeutische Beziehung erforderlich ist. Infolge mehrerer Beantragungsschritte sind in einem Behandlungsintervall max. 100 Sitzungen möglich, was einen Behandlungszeitraum von ca. 2 bis 3 Jahren umfasst. Es finden i. d. R. 1–2 Sitzungen pro Woche im Sitzen statt, wobei die Studienlage darauf hinweist, dass eine höhere – d. h. mindestens wöchentliche – Sitzungsfrequenz mit besseren Ergebnissen einhergeht (vgl. z. B. Erekson et al., 2015). Die TP kann allerdings auch als niederfrequente Behandlung im Rahmen einer längerfristigen, haltgebenden Beziehung zur Anwendung kommen, führt die Richtlinie weiter aus. Ferner kann nach Abschluss eines Behandlungsintervalls nach frühestens 6 Monaten wieder eine Akutbehandlung, nach 2 Jahren eine erneute Regelbehandlung aufgenommen werden. Als Teil einer TP-Behandlung kann das Eye Movement-Desensitization and Reprocessing (EMDR) zum Einsatz kommen, das die Richtlinie als Psychotherapiemethode in Abgrenzung zu den vier etablierten Psychotherapieverfahren (TP, AP, VT, ST) aufführt. Zusammengefasst begrenzt die TP Regression und Übertragungsarbeit und soll sich vorrangig auf die aktuell wirksame Psychodynamik fokussieren. Diese soll den Patienten/Patientinnen bewusst gemacht werden, und vermittels dieser Einsicht in ihr unbewusstes Geschehen sollen sie zu Veränderungen in Erleben und Verhalten ermutigt werden.

Bei Traumafolgestörungen bekommt die Fokusauswahl vor dem Hintergrund der Begrenzung in der TP einen besonderen Stellenwert. Hierbei gilt es, die vorliegende Symptomatik gemäß den drei Clustern (vgl. Abschn. 1.1.4) mit dem psychodynamischen Befund (vgl. Abschn. 3.2.1) in Verbindung zu bringen und eine Durcharbeitung der relevanten Anteile mit passenden Interventionen (vgl. Abschn. 3.3) zu planen. Während konfliktmotivationale, Ich-strukturelle und beziehungsdynamische Aspekte dabei mit dem Spektrum klassischer psychodynamischer Interventionen Bearbeitung finden, können traumaspezifische Symptomatiken (Intrusionen, Flashbacks, Dissoziationen) mit störungsspezifischen Interventionen Linderung erfahren. Insbesondere die TP hat sich hierbei als ein stets innovatives und kreatives Verfahren erwiesen, das eine Methodenintegration ermöglichen kann, ohne seinen grundsätzlichen Verfahrensbezug und die psychodynamische Betrachtungsweise zu opfern. Eine tiefenpsychologisch fundierte Traumatherapie erweitert so die Möglichkeiten des Regelverfahrens um traumaspezifische Herangehensweisen, die im Verständnis der klassischen Psychoanalyse als „Kupferlegierung" des reinen Goldes verstanden werden würden, um ein Zitat Sigmund Freuds aufzugreifen, in der modernen Versorgungspraxis aber eine ökonomische und zeiteffiziente Behandlung ermöglichen. Einschränkungen als primärer Behandlungsansatz erfährt sie jedoch mit zunehmender Belastungsschwere und Komplexität der Traumafolgestörung, wodurch entweder ein fokaler Ansatz und/oder die Möglichkeiten begrenzter Übertragungs- und Regressionsarbeit an ihre Grenzen kommen. In diesen Fällen besteht entweder die Differentialindikation zur Analytischen Psychotherapie, die im Folgenden noch diskutiert wird, oder aber die Erwägung eines Gesamtbehandlungsplans, der mehrere Behandlungsbausteine, wie z. B. den Einbezug tagesklinischer oder stationärer Intervallbehandlungen integriert. Im Rahmen eines solchen Behandlungsplans kann z. B. die Durchführung von Traumakonfrontation in den haltgebenden Rahmen einer Station oder die Bearbeitung ausgeprägter interpersoneller Schwierigkeiten in den intensiven Rahmen einer Tagesklinik delegiert werden. Im gelingenden Fall findet hierbei eine Verzahnung der Behandelnden statt, was in der Realität leider nicht immer gelebt wird. Eine solche Verzahnung bedeutet einen Austausch vor, während und nach der (teil-)stationären Behandlungsintervalle sowie den Einbezug bereits erarbeiteter Behandlungsschritte. Hierdurch wird auch Patienten/Patientinnen mit Typ-II-Traumata eine umfängliche Bearbeitung ihrer Symptomatik im Rahmen der im Vergleich zur AP erheblich verfügbareren TP-Behandlungen möglich.

3.1.2 Analytische Traumatherapie

Die Analytische Psychotherapie (AP) stellt das zweite psychodynamische Psychotherapieverfahren im Rahmen der kassenärztlichen Versorgung dar. Gemäß Psychotherapie-Richtlinie zählen hierzu jene Therapieverfahren, die sowohl die neurotischen Konflikte als auch die Ich-Struktur der Patienten/Patientinnen unter Verwendung von Regression, Übertragungsbeziehung und Widerstandsanalyse behandeln. Dies geht ebenfalls auf die Achsen II–IV der OPD zurück, erlaubt aber eine breitere Fokusauswahl sowie die erlebnisintensive Bearbeitung von Störungsanteilen innerhalb der Therapiebeziehung. Hierfür stehen umfangreichere Kontingente zur Verfügung, so im Rahmen mehrerer Beantragungsschritte bis 300 Sitzungen in einem Behandlungsintervall. Diese können höherfrequent umgesetzt werden, so in Form von 2–3 Sitzungen wöchentlich, und es kann das Liegendsetting auf der Couch zur Anwendung kommen. Abweichend hiervon kann die AP aber auch als Modifizierte Analytische Psychotherapie (MAP) realisiert werden, bei der das höhere Kontingent auch auf 1–2 Sitzungen pro Woche verteilt werden kann, wodurch ein mehrjähriger Prozess zustande kommt (ca. 4–6 Jahre). Die MAP findet dabei i. d. R. im Sitzen statt, und Regression wird weniger gefördert, während die Übertragungsbeziehung aber intensiv genutzt wird. Die Psychotherapie-Richtlinie erlaubt den Einsatz von EMDR im Rahmen von AP-Behandlungen, was sich am besten in MAPs realisieren lässt; so wird EMDR einerseits üblicherweise im Sitzen durchgeführt, andererseits sollte ein solcher Behandlungsbaustein nicht während Behandlungsphasen komplexer Regressions- oder Übertragungsprozesse durchgeführt werden. Ein übertragungsreflexives Vorgehen erlaubt allerdings, die Auswirkungen latenter Beziehungsdynamiken auf das EMDR, andere traumakonfrontative Methoden oder auch Stabilisierungstechniken zu untersuchen. So können traumaspezifische Übertragungsprozesse,

z. B. die Wiederherstellung von Opfer-Täter-Dynamiken, von Schädigungs- oder Hilflosigkeitssituation die Wirksamkeit von Traumakonfrontation oder Stabilisierung unbewusst beeinträchtigen. Da die Aufforderung, sich dem Trauma zu stellen, oft einen Manifestationspunkt für solche Übertragungen darstellt – die Therapeuten/Therapeutinnen werden als Täter/Täterinnen erlebt, da sie den Patienten/Patientinnen das Trauma wieder „antun" –, kann hier zum Regelverfahren zurückgekehrt werden und so kann zunächst die Reaktualisierung bearbeitet werden und zu einem späteren Zeitpunkt ein erneuter Versuch der Traumakonfrontation unternommen werden.

Eine Analytische Traumatherapie bietet den Patienten/Patientinnen somit einerseits die Chance der Bearbeitung komplexerer Beeinträchtigungen, andererseits einen beziehungsintensiven Rahmen, der neben starker Haltgebung – hierbei auch durch die höhere Stundenfrequenz pro Woche – auch eine intensive Beziehungsarbeit ermöglicht. Hierdurch können Patienten/Patientinnen mit stärkerer Symptomlast und Instabilität oft noch im ambulanten Rahmen gehalten werden und müssen nicht unmittelbar in ein intensiviertes Setting wechseln, und Störungsbilder, deren aktuelle Beeinträchtigungen nicht unmittelbar auf eine oder wenige Schwerpunktdiagnosen sowie eine kürzlich aktivierte Psychodynamik zurückgehen, können behandelt werden. Dies umfasst chronische und komplexe Traumafolgestörungen, die oftmals schon mehrjährig bestehen und Beeinträchtigungen in mehreren Lebensbereichen mit sich bringen. Vor dem Hintergrund der beziehungsintensiven Arbeit in beiden Varianten (AP/MAP) konzentriert sich die Analytische Psychotherapie dabei mehr auf diesen verfahrensspezifischen und wirkstarken Schwerpunkt, sodass mehr „Gold" denn „Kupfer" zum Einsatz kommt, um erneut auf das Freud'sche Zitat zurückzukommen. Letztlich kann hierbei das Pendelspiel traumaspezifischer Interventionen mit beziehungsdynamischer Arbeit auch ein eigenes Gold werden: So können traumakonfrontative Sitzungen auch ein neues bzw. anderes sich Einlassen innerhalb der Therapiebeziehung ermöglichen. Dem Symbolisierungskonzept (vgl. Abschn. 1.5.2 und 2.2.5) folgend, kann hierdurch ein neues Repräsentationsniveau erreicht werden, das eine räumlich-handelnde Darstellung des Traumas in Form von Enactments (zu denen auch Intrusionen und Flashbacks zählen) in eine interpersonelle Erlebnisweise befördert. Anstatt somit nur auf Widerstandsanalyse setzen zu müssen, kann ein anderer Zugang gewählt werden, der mitunter eine schnellere Durcharbeitung bewirkt und nicht – wie alt-analytisch häufig vorzufinden – entwertend als therapeutisches Agieren missverstanden werden muss. Störungen hingegen, die bereits auf interpersonellem Niveau repräsentiert sind und sich durch komplexe Ich-strukturelle Beeinträchtigungen und neurotische Konflikte kennzeichnen, können mitunter auch vollständig im Standardverfahren liegend behandelt werden. Hierbei darf aber auch kritisch reflektiert werden, ob im jeweiligen Fall ein Gegenübersitzen nicht hilfreicher ist. So hat z. B. Plab (2014) ausgeführt, dass Analytische Psychotherapien auch im Sitzen Regression und Übertragung in Gang setzen können, dabei allerdings das Mentalisieren und die therapeutische Beziehung besser fördern.

3.1.3 Indikationsstellung und Behandlungsziele

In der deutschen Gesundheitsversorgung geben die Psychotherapie-Richtlinie (PTR) des Gemeinsamen Bundesauschusses sowie die Psychotherapie-Vereinbarung von GKV-Spitzenverband und Kassenärztlicher Bundesvereinbarung den Rahmen zur Durchführung ambulanter Psychotherapie vor. So muss zunächst eine seelische Störung mit Krankheitswert vorliegen, die sich auf Wahrnehmung, Verhalten, Erlebnisverarbeitung, soziale Beziehungen und/oder Körperfunktionen auswirkt (§ 2 PTR). Unter § 27 führt die PTR solche Störungen aus und zählt unter anderem „Reaktionen auf schwere Belastungen und Anpassungsstörungen" dazu. Die Störungen sollen auf biopsychosoziale Ursachen zurückgehen und einer willentlichen Steuerung dabei nicht mehr oder nur noch teilweise zugänglich sein. Ferner ist auch festgehalten, dass eine ambulante Psychotherapie ausgeschlossen ist, wenn Motivationslage, Motivierbarkeit, Umstellungsfähigkeit oder neurotische Persönlichkeitsstruktur der Patienten/Patientinnen einen Behandlungserfolg nicht erwarten lassen. Psychotherapie im Sinne der PTR wiederum soll dazu dienen, Störungen zu erkennen, ihrer Verschlimmerung vorzubeugen, ihre Symptomlast zu lindern oder sie zu heilen (§ 1 Abs. 5 PTR). Behandlungsziele können somit Prävention, Stabilisierung, Besserung oder Heilung sein.

Bei der Indikationsstellung und Zielsetzung sollte neben den Möglichkeiten des Verfahrens auch das Setting reflektiert werden. Unter § 10 führt die PTR aus, dass die angewandte Psychotherapie in angemessenem Verhältnis zu Art und Schwere der vorliegenden Störung stehen muss; hierbei soll auch die Gruppentherapie berücksichtigt werden. Die Komplexität einer Störung wiederum soll voll erfasst werden, auch wenn nur ein Teilziel erreicht werden soll. So bietet sich die TP hervorragend zur Behandlung alltagsstabiler, nichtkomplexer Traumafolgestörungen (typische PTBS, Anpassungsstörung, Konflikt-/Strukturpathologien infolge belastender Ereignisse) an, als Behandlungsbaustein eines Gesamtbehandlungsplans ebenso für Posttraumatische Persönlichkeitsstörungen und komplexe Traumafolgestörungen, wo dann Teilziele verfolgt werden können. Die MAP und AP können darüber hinaus auch bei Posttraumatischen Persönlichkeitsstörungen sowie kPTBS ambulant Anwendung finden, sowohl zunächst als primärer Behandlungsansatz als auch im Rahmen eines Gesamtbehandlungsplans. Ambulante Einzelpsychotherapien wiederum finden in einer intensiven Zweierbeziehung statt. Wie bereits in Abschn. 2.7 aufgeführt, ereignen sich insbesondere Typ-II-Traumata oft in gruppalen Kontexten (z. B. Familien). So kann bei Posttraumatischer Persönlichkeitsstörung und kPTBS auch ein Gruppensetting als Behandlungsbaustein zur Anwendung kommen. Die diesbezügliche Indikationsstellung wird in Abschn. 4.1.2 vorgestellt.

Hoffmann und Hofmann (2012) diskutieren unreflektierte Heilungsansprüche, die zum Burn-out der Therapeutin/des Therapeuten führen können. Sie kritisieren in diesem Zusammenhang die kausale Therapieorientierung, die die Literatur beherrsche: Diese impliziere, dass jeder konkreten Störung konkrete Ursachen zugrunde liegen, die mit einer kausalen Therapie beseitigt werden können (auch die

PTR fordert in § 3 eine ätiologische, ursächliche Orientierung der Behandlung). Durch eine solche Behandlung resultiere schließlich der völlig gesunde Mensch, der sich so fühlt und verhalte, als sei er nie erkrankt gewesen. Davon grenzen sie kompensierende Therapieziele ab, die im Sinne der Linderung bestimmte innerseelische Dynamiken, die als überdauernd identifiziert werden, günstig beeinflussen sollen. Korsettierende Therapien schließlich stellen als therapeutische Hilfs-Ich-Leistung jene Fremdsteuerung zur Verfügung, die Schaden von Patienten/Patientinnen abhält, wozu sie selber aber nicht fähig sind. Der traumatherapeutischen Literatur und ihren Workshops liegt oft eine kausale Therapieorientierung mit Vollheilungsanspruch zugrunde. Nicht selten, wenn Ausbildungsteilnehmer und -teilnehmerinnen dessen Ausbleiben schließlich bemängeln, führen entsprechende Aus- und Weiterbilder dies einseitig auf eine mangelhafte Umsetzung von Manualen und Protokollen zurück. Patienten/Patientinnen wiederum können in Selbstzweifel, Defektheitsgefühle und Anklagen an ihre (oft sehr bemühten) Therapeuten/Therapeutinnen verfallen, wenn sie nicht zur versprochenen Vollremission gelangen. Behandlungsziele sollten somit zwar optimistisch und Hoffnung machend, aber auch demütig gewählt werden, um beide Parteien zu schützen.

So lässt sich vielleicht eine Person mit guter Ressourcenlage und blander Krankheitsanamnese, die ein Typ-I-Trauma erleidet und eine typische PTBS entwickelt, in ambulanter Psychotherapie mittels Traumakonfrontation oft zur Vollremission ihrer intrusiven Symptomatik bringen. Eine strukturlabile Person mit kPTBS vor dem Hintergrund kumulativer Typ-II-Traumata und verschiedenen stationären Aufenthalten im Vorfeld hingegen vermag mit ambulanter Psychotherapie eine Reduktion von Intrusionen, bessere Symptombewältigung, Abbau zwischenmenschlichen Misstrauens und allgemeine Zunahme von Ressourcen und Lebensfreude erreichen – was einen hervorragenden Erfolg darstellt, aber auch bei Behandlungsende mit einer gewissen Restsymptomatik sowie bleibender Rezidivgefahr einhergehen wird. Patientinnen/Patienten mit schweren Autoaggressionen und masochistischen Verhaltensweisen schließlich können lebensbegleitend eine psychotherapeutische Anbindung benötigen, die Halt und Hilfs-Ich-Funktionen zur Verfügung stellt. Letzteres realisieren oft Institutsambulanzen oder Niedergelassene im Rahmen nichtantragspflichtiger Abrechnungsziffern.

Für Psychodynamische Psychotherapien haben Rudolf et al. (2000) mit der Heidelberger Umstrukturierungsskala ein Instrument zur Bestimmung der psychodynamischen Zielerreichung entwickelt. In sieben Skalen werden abgrenzbare Stufen eines psychodynamischen Behandlungsprozesses formuliert, die sich an der Durcharbeitung des psychodynamischen Fokus orientieren (s. Tab. 3.1):

Die Stufen 3 und 4 definieren Rudolf et al. dabei als Bewältigung, die Stufen 5 bis 7 als strukturelle Veränderung. Rudolf (2014) fasst zusammen, dass Tiefenpsychologisch fundierte Psychotherapien mit ihrer Frequenz und Dauer Symptomatiken gut zu lindern vermögen (im Sinne einer Bewältigung auf Stufe 4), während längerfristige höherfrequente Analytische Psychotherapien auch Strukturveränderungen ermöglichen können (im Sinne der Stufen 5–7). Kompensierende und kausale Behandlungsziele definieren sich somit – neben der konkreten Störung

3.1 Settings und Indikationsstellung

Tab. 3.1 Die Heidelberger Umstrukturierungsskala

Stufe	Beschreibung
1. Nichtwahrnehmung des Fokusproblems	Völlige Abwehr des Fokusbereichs
2. Ungewollte Beschäftigung mit dem Fokus	Symptomdruck und/oder interpersonelle Schwierigkeiten; Ursache als von außen kommend erlebt (projektive Abwehr)
3. Vage Fokuswahrnehmung	Passive Beschäftigung mit dem Fokus, dämmernde Einsicht eigener Verantwortung
4. Anerkennung und Erkundung des Fokus	Etablierte Arbeitsbeziehung, Interesse an Bewältigung, Aktivität
5. Auflösung alter Strukturen im Fokusbereich	Abwehr wird brüchig, phasenweise Zustandsverschlechterung, Prozess als „Passion"
6. Neustrukturierung im Fokusbereich	Versöhnung, spontanes Einstellen neuen Erlebens
7. Auflösung des Fokus	Integration, Neuorientierung, realitätsgerechtes Erleben

und Psychodynamik – auch durch Setting und Verfahren. Nicht immer ist allerdings der aufwendige Weg vollständiger Durcharbeitung und Strukturveränderung erstrebenswert, abschließend zu erreichen und letztlich im Sinne der Patienten/Patientinnen. Storck (2016) zitiert in einem Artikel über das Durcharbeiten in analytischen Langzeitbehandlungen den Witz, dass der Unterschied zwischen einem Vampir und einem Psychoanalytiker der ist, dass der Vampir irgendwann loslässt. Dieses Sich-verbeißen in Tiefenreflexion kann seinerseits zur sadomasochistischen Dynamik werden – eine Gefahr, die der kreativen und fokussierten TP oft nicht droht. Abb. 3.1 stellt die grundsätzlichen Schwerpunktlegungen beider Verfahren plakativ gegenüber:

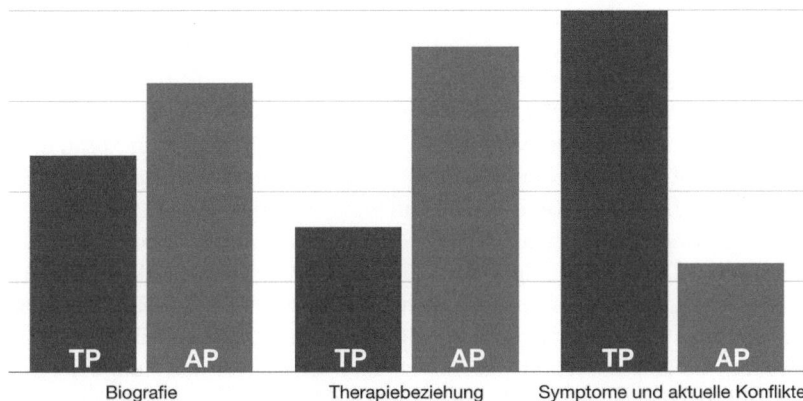

Abb. 3.1 Grundsätzliche Schwerpunkte von TP und AP im plakativen Vergleich

3.2 Fallkonzeption

3.2.1 Psychodynamischer Befund

Der Psychodynamische Befund ist für die Behandlungsplanung und Fallkonzeption unerlässlich, darüber hinaus stellt er die von der PTR geforderte ätiologische Orientierung einer potenziell kausalen Therapie dar. In ihm werden die unbewussten Störungsquellen, die konfliktneurotisch, Ich-strukturell und/oder traumatisch bedingt sein können, zusammengefasst, woraus ein mit entsprechenden psychodynamischen Interventionen ausgerichteter Behandlungsplan abgeleitet wird. Hierfür bieten sich die Formulierungsmöglichkeiten der OPD-3 und ihrer Ergänzung von Burgmer (2024, vgl. Abschn. 2.8.2), das Symbolisierungsniveau der Traumafolgestörung (vgl. Abschn. 1.5.2) sowie der differenzierte Blick der psychoanalytischen Schulen (vgl. Abschn. 2.9) an.

Zunächst sollte somit ein reguläres Rating der Achsen I–IV gemäß OPD-3 erfolgen. Burgmers Ergänzungen um Ereignisschwere, Anzahl/Zeit/Dauer von Ereignissen sowie Erleben des Ereignisses peri- und posttraumatisch finden ebenfalls Berücksichtigung, auch eine Einschätzung insbesondere der Beziehungs- und Strukturachse vor und nach dem Ereignis. Während Burgmers (2024) Ausführungen folgend komplexe Traumafolgestörungen infolge Typ-II-Traumata häufig ausreichend mit dem OPD-3-Standardverfahren beschrieben werden können – was aus Sicht des Autors für Posttraumatische Persönlichkeitsstörungen, nicht unbedingt aber für kPTBS zutrifft –, ist insbesondere die Erhebung „struktureller Dellen" infolge Typ-I-Traumata seinem Ergänzungsmanual gemäß von Bedeutung. Sachsse (2013) schließlich führt aus, dass die Bearbeitung einer Konflikt- oder Strukturproblematik die Desensibilisierung einer intrusiven Symptomatik – die letztlich die kPTBS im Vergleich zur Posttraumatischen Persönlichkeitsstörung ausmacht – weder erübrigen noch nebenbei erledigen könne, sodass diese zusätzlich beschrieben werden sollte. Ferner führt er aus, dass eine solche Symptomatik auf gering integriertem Strukturniveau eine schlechtere Prognose hat und vor besondere Behandlungsprobleme stellt; er schlägt hier einen Gesamtbehandlungsplan mit koordinierten ambulanten und stationären Anteilen vor.

Das Symbolisierungsniveau traumatischer Erlebnisse zu berücksichtigen, so wie es z. B. Barwinski (2020, vgl. Abschn. 1.5.2) ausführlich dargestellt hat, ermöglicht hier eine hilfreiche ergänzende Differenzierung. So kann zusätzlich zum OPD-Befund aufgeführt werden, wie die verinnerlichten Traumata vorwiegend repräsentiert werden: auf körperlich-räumlichem Symbolisierungsniveau in Form von somatoformen bzw. dissoziativen Symptomen oder Flashbacks/Enactments, auf interpersonellem Niveau in Form von projektiver Kommunikation oder Teilobjektübertragungen, auf intrapsychischem Niveau in Form neurotischer Konflikte. Ergänzend zum OPD-Befund wird so einerseits eine traumaspezifische Störungsorientierung entlang psychodynamischer Interventionsformen möglich (Stabilisierung/Traumakonfrontation, Symbolisierung/Mentalisierung/Deutung, traumafokussierte Konfliktbearbeitung), andererseits auch eine erste Settingauswahl: So sprechen auf körperlich-räumlichem Symbolisierungsniveau repräsentierte komplexe

Störungen möglicherweise zunächst für ein stationäres, multimodales Therapiesetting, die interpersonell repräsentierten hingegen für eine übertragungsfokussierte Therapie (z. B. die MAP, vgl. Abschn. 3.1.2, oder eine Gruppentherapie) und die intrapsychisch repräsentierten für eine klassische Psychodynamische Psychotherapie (z. B. die TP). Dies stellt allerdings keine fixe Zuordnung dar, sondern eine erste Orientierung, die gemäß realen Verfügbarkeiten, den Kompetenzen der behandelnden Fachkräfte und den Präferenzen der Patienten/Patientinnen angepasst werden muss.

Schließlich bietet die Reichhaltigkeit psychoanalytischer Konzepte, wie in Abschn. 2.9 zusammengefasst, eine weitere Perspektive. So kann das Freud'sche/Breuer'sche Leiden unter Reminiszenzen und eingeklemmten Affekten (vgl. Abschn. 2.2) klassisch im Sinne der typischen PTBS als unbewusste Störungsquelle vorliegen, aber auch eine belastete Objektwahrnehmung und -verinnerlichung (vgl. Abschn. 2.3). Ich-Funktionen und Abwehr können unzureichend entwickelt sein, was allerdings auch Achse IV des OPD abbildet, daneben vertikale und strukturelle Dissoziation vorliegen (vgl. Abschn. 2.4). Selbstkohäsion und die Befähigung zu Selbstobjektbeziehungen können beeinträchtigt sein (vgl. Abschn. 2.5), darauf aufbauend intersubjektive Beziehungsführung und Mentalisieren (vgl. Abschn. 2.7). Schließlich können insbesondere bei Typ-II-Traumata und Vorliegen von defensiver Charakterbildung das Gruppenerleben sowie transgenerationale Traumatisierungslinien erfasst werden.

Ein derartiger psychodynamischer Befund für die Fallbeispiele im 1. Kapitel könnte lauten:

Fallbeispiel Fr. P. (vgl. Abschn. 1.2) „Bei der Patientin liegt ein Typ-I-Trauma mit vorwiegend intrusiver Symptomatik im Sinne einer typischen PTBS vor. Beziehungsdynamisch fällt auf, dass die Patientin sich von Interaktionspartnern/-partnerinnen oft nicht wahrgenommen fühlt, weshalb sie sich übermäßig an diese anklammert, was vom Gegenüber aber als Sich-in-den-Mittelpunkt-Stellen erlebt wird und zu Rückzug verleitet. Dieses Beziehungsmuster stellt sich als infolge einer durch das Trauma aktivierten Konfliktpathologie entstanden dar. Prätraumatisch lässt sich ein mäßig bis gut integriertes Strukturniveau erheben, das sich posttraumatisch nun als mäßig integriert darstellt, hierbei mit situativen Beeinträchtigungen der Impulssteuerung und Affekttoleranz. Auf der Konfliktachse imponiert ein reaktualisierter Grundkonflikt um Versorgung vs. Autarkie im passiven Modus. Das traumatische Ereignis repräsentiert sich auf räumlichem Symbolisierungsniveau durch Hier-und-Jetzt-Erleben in Form von Flashbacks. Psychodynamisch lässt sich die hauptsächliche unbewusste Störungsquelle als abgespaltene pathologische Erinnerung mit komorbider Konfliktpathologie verstehen."

Fallbeispiel Hr. J. (vgl. Abschn. 1.2) „Bei dem Patienten liegt ein Typ-I-Trauma mit sowohl intrusiver als auch komorbider Symptomatik im Sinne einer atypischen PTBS vor. Beziehungsdynamisch fällt auf, dass der Patient sich von Interaktionspartnern/-partnerinnen oft im Stich gelassen fühlt, weshalb er sich übermäßig an diese anpasst, was vom Gegenüber aber als anklammernd erlebt wird und zu Ablehnung verleitet. Es lassen sich Beziehungsepisoden aus der Zeit vor dem Ereignis explorieren, in denen dieses Muster bereits vorhanden war. Prätraumatisch lässt sich ein mäßig bis gering integriertes Strukturniveau eruieren, das infolge des

Ereignisses nun auf gering integriert destabilisiert ist; Beeinträchtigungen finden sich v. a. bei der Impulssteuerung und Affekttoleranz, aber auch beim Nutzen von Introjekten. Auf der Konfliktachse finden sich konflikthaft-motivationale Schemata um Abhängigkeit vs. Individuation sowie Unterwerfung vs. Kontrolle. Das traumatische Ereignis repräsentiert sich auf räumlichem Symbolisierungsniveau durch Hier-und-Jetzt-Erleben in Form von Flashbacks. Psychodynamisch lässt sich die hauptsächliche unbewusste Störungsquelle als abgespaltene pathologische Erinnerung vor dem Hintergrund beeinträchtigter Ich-Funktionen verstehen."

Fallbeispiel Hr. A. (vgl. Abschn. 1.3) „Bei dem Patienten liegen kumulative Typ-II-Traumata (Gewalterfahrungen, Vernachlässigung, Herausnahme aus der Primärfamilie) der Kindheit mit vorwiegend defensiver Charakterbildung und Komorbiditäten vor. Beziehungsdynamisch fällt auf, dass der Patient sich von Interaktionspartnern/-partnerinnen oft entwertet fühlt, weshalb er sich übermäßig zur Geltung bringt, was vom Gegenüber aber als Wichtigtuerei erlebt wird und zu Infragestellung verleitet. Das Strukturniveau ist als gering integriert zu beurteilen, relevante Defizite liegen v. a. in der Integrierten Objektwahrnehmung, Impulssteuerung und Selbstwertregulation vor. Konflikthaft-motivationale Schemata bestehen um Abhängigkeit vs. Individuation sowie Selbstwert. Das traumatische Ereignis repräsentiert sich auf interpersonellem Symbolisierungsniveau durch Teilobjektbeziehungserleben. Psychodynamisch lassen sich die hauptsächlichen unbewussten Störungsquellen als Objektbeziehungspathologie durch Persistieren auf der Paranoid-schizoiden Position, Selbstobjektpathologie durch narzisstische Vulnerabilität bei dysfunktionalen Selbstobjektbeziehungen sowie beeinträchtigten Ich-Funktionen verstehen. Der Pat. entstammt einer Herkunftsfamilie mit schwacher Kohäsion und erlebt seine Zugehörigkeit zu Gruppen stets als fragil. Es lässt sich anamnestisch eine transgenerationale Weitergabe eines traumatisch erlebten Vaterverlusts explorieren, die einen Wiederholungszwang vermuten lässt."

Fallbeispiel Fr. M. (vgl. Abschn. 1.3) „Bei der Patientin liegen kumulative Typ-II-Traumata (Fremdunterbringung, Vernachlässigung, rituelle psychische, körperliche und sexuelle Gewalt) der Kindheit mit Vollbild einer komplexen posttraumatischen Folgestörung vor. Beziehungsdynamisch fällt auf, dass die Patientin sich von Interaktionspartnern/-partnerinnen oft bedroht fühlt, weshalb sie viele Vorwürfe macht, was vom Gegenüber aber als Distanzlosigkeit erlebt wird und zu Ärger verleitet. Es stellt sich ein gering bis desintegriertes Strukturniveau dar, relevante Beeinträchtigungen liegen v. a. in den Bereichen Vertrauen, Affekttoleranz und Körperselbst vor. Konflikthaft-motivationale Schemata lassen sich bei Abhängigkeit vs. Individuation sowie Unterwerfung vs. Dominanz vermuten. Das traumatische Ereignis repräsentiert sich sowohl auf körperlichem, räumlichem als auch interpersonellem Symbolisierungsniveau mit Somatisierung/Dissoziation, Flashbacks und Teilobjektbeziehungserleben. Psychodynamisch lassen sich die unbewussten Störungsquellen i. S. einer Objektbeziehungspathologie durch Persistieren auf der Paranoid-schizoiden Position, beeinträchtigter Ich-Funktionen mitsamt noch sekundärer struktureller Dissoziation sowie pathologischer abgespaltenen Erinnerungen verstehen."

3.2.2 Tiefenpsychologisch fundierte Traumatherapie

Als fokales Regression und Übertragung begrenzendes sowie methodenintegratives Verfahren bietet sich die TP hervorragend zur Behandlung von Patientinnen/Patienten mit alltagsstabiler typischer PTBS an. So können in wenigen Sitzungen Stabilisierungsübungen, falls indiziert, vermittelt werden, und anschließend kann über die Traumakonfrontation aufgeklärt werden, die dann durchgeführt wird. Sistiert hierdurch die akute intrusive Symptomatik, was oft der Fall ist, kann abschließend noch eine etwaig nebenbefundlich aktivierte umschriebene Konflikt- oder Strukturpathologie bearbeitet werden und in gemeinsamer Reflexion dem Erlebnis einen Platz im eigenen Lebensnarrativ gegeben werden. Eine solche Behandlung kann häufig im Rahmen von 60 Sitzungen erfolgreich abgeschlossen werden; Verlängerungen auf insgesamt 80 oder 100 Sitzungen können im Falle komplexerer Verflechtungen von Traumapathologie und Konflikt-/Strukturpathologie erforderlich werden. Diese Indikationen bestehen bei Patientinnen/Patienten vom Prototyp B gemäß OPD-3-Manual zur Ereignis- und Traumaverarbeitung (vgl. Abschn. 2.8.2).

Tiefenpsychologisch fundierte Psychotherapie bei typischer PTBS und Konfliktpathologie
Für Fallbeispiel Fr. P. (vgl. Abschn. 1.2) könnte eine entsprechende Fallkonzeption gemäß PTV 3, Punkt 6 wie folgt lauten: „Die mit der Patientin reflektierten Beziehungsziele sind eine Linderung der Traumafolgesymptomatik (Hyperarousal, Flashbacks, Vermeidungsverhalten, Schlafstörungen), wodurch sie wieder Auto fahren – sowohl als Beifahrerin als auch selbstständig – und vor allem den Fahrweg zur Arbeitsstelle selbstsicher antreten können möchte. Ein zweiter Fokus ist die Bearbeitung eines Grundkonflikts um Versorgung vs. Autarkie im passiven Modus, der im Rahmen durch das Trauma reaktualisierter Überforderungserfahrungen der Kindheit aktiviert wurde. Hierfür ist einerseits das Erlernen einer Stabilisierungsübung (Innerer Sicherer Ort) sowie einer Entspannungsübung (Autogenes Training) geplant, dann soll über die Traumakonfrontation mit EMDR aufgeklärt werden, das anschließend nach dem Standardprotokoll durchgeführt wird. Die Patientin soll dann ermutigt werden, zunächst als Beifahrerin, dann als Fahrerin je mit dem Ehemann Auto zu fahren. Im weiteren Behandlungsverlauf soll die Abwehr konflikthaft verarbeiteter Autarkiebestrebungen durch anklammernd-regressives Beziehungsverhalten durchgearbeitet werden. Hierbei sollen Konflikte im Alltagsgeschehen der Patientin reflektiert werden und die Abwehr von Autarkiebemühungen in Zusammenhang mit schmerzlichen Erfahrungen von Überforderung und Alleingelassensein in der Kindheit gebracht werden. Die Patientin soll hierdurch die gefürchteten Affekte der Vergangenheit zuordnen und auf anklammerndes Verhalten und Regression in der Gegenwart verzichten können. Schließlich sollen Ressourcenstärkung und Integration des Erlebten die Patientin befähigen, wieder ein selbstbestimmtes Leben führen zu können. Die Behandlung soll als tiefenpsychologisch fundierte Einzeltherapie durchgeführt werden, um die

Traumakonfrontation und Konfliktbearbeitung in einer sicheren und ermutigenden Beziehung umsetzen zu können. Die Patientin ist ausreichend motiviert, möchte ihre Arbeitstätigkeit und Lebensgestaltung wieder aufnehmen können und verfügt über eine gute Ressourcenlage."

Oftmals ist in solchen Fällen die Traumakonfrontation schon erfolgreich im Rahmen der ersten zwei Kurzzeittherapiekontingente (KZT 1 und 2) absolviert worden, sodass sie im Antrag an den Gutachter für die Langzeittherapie (LZT) nur noch retrospektiv beschrieben werden muss.

Tiefenpsychologisch fundierte Psychotherapie bei atypischer PTBS mit Komorbiditäten und Strukturpathologie
Stellen sich strukturelle Integration und/oder Alltagsstabilität beeinträchtigter dar, wie bei Patientinnen/Patienten vom Prototyp D gemäß OPD-3-Manual zur Ereignis- und Traumaverarbeitung (vgl. Abschn. 2.8.2), sind mitunter ergänzende Settings zu erwägen und einzubeziehen; oftmals stellen sich diese Patientinnen/Patienten auch erst nach Durchlaufen einer tagesklinischen oder stationären Behandlung für eine ambulante Psychotherapie vor.

Fallbeispiel Hr. J. (vgl. Abschn. 1.2) könnte sich zunächst in der psychotherapeutischen Sprechstunde einer psychotherapeutischen Praxis vorgestellt haben, wo eine diagnostische Einordnung inkl. OPD-Rating erfolgt ist. Vor dem Hintergrund der Akuität der Symptomatik und der strukturellen Instabilität fällt die Entscheidung zur Einweisung auf eine psychiatrische Psychotherapiestation, die Wartezeit bis zur Aufnahme wird mit niederfrequenten Gesprächsangeboten überbrückt. In der Klinik erfolgt eine medikamentöse Einstellung, Herr J. erlernt Stabilisierungsübungen (5–4–3–2–1 und die Tresorübung) und nimmt an einem Metakognitiven Training teil. Im Rahmen pflegerisch begleiteter gestufter Angstexposition und geplantem Therapietransfer an den Wochenenden bessern sich Symptomatik und Alltagskompetenz schließlich hinreichend, sodass er nach 8 Wochen Behandlung wieder entlassen werden kann. Anschlussnah kann er die TP in der psychotherapeutischen Praxis nun aufnehmen, wo er insgesamt 80 Sitzungen plus 12 Sitzungen Rezidivprophylaxe durchläuft. Sein Behandlungsplan lautet wie folgt: „Die mit dem Patienten reflektierten Behandlungsziele sind eine Linderung der intrusiven Traumafolgesymptomatik, die mit Stabilisierungsübungen bereits teilweise beherrschbar geworden ist, eine Förderung von Autonomie und Selbstwirksamkeitserleben sowie Entwicklung von Selbstberuhigungskompetenzen, damit er wieder alleine wohnen und seinen Alltags- und Arbeitsanforderungen nachkommen kann. In einem vorangegangenen stationär-psychiatrischen Behandlungsabschnitt wurde bereits eine Verbesserung der initial ausgeprägten Instabilität v. a. durch Skills, Imaginationen und Angstexposition erreicht. Hierauf aufbauend soll nach vorangehender Aufklärung und tragfähigem Beziehungsaufbau das traumatische Ereignis nun mit EMDR nach dem Standardprotokoll bearbeitet werden, um das Auftreten von Flashbacks in der eigenen Wohnung zu lindern. Hierbei ist ein gestuftes Vorgehen vorgesehen, in dem zunächst ressourcenorientiertes EMDR (CIPOS) vor der Traumakonfrontation eingesetzt wird. In weiteren Behandlungsschritten sollen vor dem Hintergrund haltgebender

Beziehung durch Containment und Symbolisierung das Aushalten, Desomatisieren und Regulieren eigener Affekte angeregt werden. Im gelungenen Fall soll die therapeutische Beziehung als gutes Introjekt verinnerlicht werden. Hierdurch sollen schließlich Impulse nach Individuation und eigener Lebensgestaltung gefördert werden, damit sich der Patient aus der engen Symbiose mit den Eltern wieder lösen kann. Mit ihnen verbundene unerfüllte Wünsche der Kindheit nach sicherer Bindung mitsamt kindlichen Ängsten vor Alleinsein sollen dabei eingeordnet, betrauert und wieder losgelassen werden können. Die Behandlung soll als tiefenpsychologisch fundierte Einzeltherapie durchgeführt werden, um die Traumakonfrontation und Strukturentwicklung in einer haltgebenden und fördernden Beziehung umsetzen zu können. Der Patient ist ausreichend motiviert, möchte seine Selbstständigkeit wiedererlangen sowie offene Lebensziele verfolgen und verfügt vor dem Hintergrund bereits erfolgreich bewältigter Krankheitsepisoden über Zuversicht und dadurch eine ausreichende Ressourcenlage."

Tiefenpsychologisch fundierte Psychotherapie bei Posttraumatischer Persönlichkeitsstörung

Für Patientinnen/Patienten mit Posttraumatischer Persönlichkeitsstörung oder kPTBS schließlich, deren Typ-II-Traumata oft lange zurückliegen, ergeben sich eigene Indikationen, die sich aus dem aktuellen psychischen Befund, dem Grund der Behandlungsaufnahme sowie den Therapiezielen ableiten. Kommen die Patientinnen/Patienten im Rahmen aktueller Dekompensationen und Symptomatiken in die Behandlung, ist hier auch der Auslöser hinweisgebend: So spricht das Scheitern an der Lebensbewältigung sowie die Kränkungsdynamik von Fallbeispiel Hr. A. (vgl. Abschn. 1.3) für eine Posttraumatische Persönlichkeitsstörung bzw. Strukturpathologie, die heftige Reaktualisierung teils gering symbolisierten traumatischen Erlebens inkl. schwerer Dissoziationen von Fallbeispiel Fr. M. (vgl. Abschn. 1.3) für eine kPTBS. Die Differentialdiagnostik beider Störungsbilder ist dabei hinsichtlich des Einsatzes traumaspezifischer Interventionen von Bedeutung, was entlang dem Vorkommen und Vorherrschen intrusiver sowie dissoziativer Symptome geschieht. So zeigt die Posttraumatische Persönlichkeitsstörung ihren Symbolisierungsschwerpunkt traumatischen Erlebens deutlich auf der interpersonellen Ebene, die kPTBS ihren Symbolisierungsschwerpunkt hingegen auf sowohl der körperlich-räumlichen als auch der interpersonellen Ebene (und beide nachrangig auch auf der intrapsychischen Ebene).

Fallbeispiel Hr. A. (vgl. Abschn. 1.3) könnte im Rahmen der initialen stationären Psychotherapie mit seiner narzisstischen Vulnerabilität in Kontakt gekommen sein. So könnten Konflikte in der Patientengemeinschaft Bearbeitungsgegenstand der stationären Gruppenpsychotherapie geworden sein, wo ein mentalisierungsbasierter Ansatz ihm verdeutlicht hat, wie sein Verhalten auf andere wirkt, was diese empfinden und intendieren sowie was letztlich seine inneren Motive und vor allem Ängste sind. Hierauf aufbauend erkennt er an, dass er sein Konfliktverhalten ändern muss, vor allem seine Dünnhäutigkeit gegenüber Kritik und Zurückweisung sowie schnelle Enttäuschbarkeit und Aggressivität in den Griff bekommen muss; denn hieraus sind nicht nur die Konflikte auf Station, sondern auch in der

Ausbildung entstanden. Er verlässt die Klinik mit einer 3+ auf der Heidelberger Umstrukturierungsskala und hat das Glück, in einem psychotherapeutischen Ausbildungsinstitut zeitnah einen Therapieplatz zu bekommen. Dort wird folgende Fallkonzeption erstellt: „Die mit dem Patienten reflektierten Behandlungsziele sind eine Verbesserung seiner Kränkungstoleranz, Impulskontrolle und letztlich Beziehungsfähigkeit, damit er seine Lebensaufgaben – eine Berufsausbildung abzuschließen und zwischenmenschliche Kontakte einzugehen – bewältigen kann. In einem vorangegangenen psychotherapeutischen Klinikaufenthalt konnte er seine Mentalisierungsfähigkeit bereits entwickeln, sodass ihm die inneren Motive anderer Menschen entgegen früherer Zerrbilder bereits zugänglicher geworden sind. Auch bringt er Einsicht in die eigene vorschnelle Verletzlichkeit und daraus resultierende narzisstische Wut mit. Hierauf aufbauend sollen strukturförderlich die Ich-Funktionen Integrierte Objektwahrnehmung, Selbstwertregulation und Impulskontrolle anhand der Reflexion von Alltagskonflikten entwickelt werden. Im Rahmen einer haltgebenden, unterstützenden, aber auch spiegelnden und begrenzenden Therapiebeziehung soll er vom konkreten Gegenüber Anleitung zur sozialen Interaktion, Selbstregulation und gemäßigten Einschätzung von Bezugspersonen bekommen. Hierbei soll in begrenztem Umfang auch Trost für seine wenig fürsorgliche Kindheit sowie Gewalterfahrungen in Primär- und Pflegefamilie zur Verfügung gestellt werden, um diesbezüglich abgespaltene Gefühle integrieren und von gegenwärtigen Interaktionen abgrenzen zu können, Regression aber zu begrenzen. Im gelungenen Fall soll sich der Patient konflikthafte Wünsche um Bindung und Bestätigung schließlich wieder aneignen und in neuen Beziehungen realisieren können. Die Behandlung soll als tiefenpsychologisch fundierte Einzelpsychotherapie durchgeführt werden, um dem Patienten im sicheren Rahmen einer wohlwollenden Zweierbeziehung unmittelbares Feedback sowie Schutz zur Bearbeitung seiner strukturellen Defizite zu ermöglichen. Der Patient ist ausreichend motiviert, möchte eine Ausbildung abschließen sowie Freunde und ggf. eine Partnerin haben können. Vor dem Hintergrund positiver Erfahrungen in der vorangegangenen stationären Behandlung sowie einem positiven Bezug zur Psychotherapie ist die Prognose als vorsichtig günstig einzuschätzen." Eine solche Fallkonzeption berücksichtigt den interpersonellen Schwerpunkt vor dem Hintergrund einer Strukturhypothese; eine Indikation zum Einsatz traumakonfrontativer Methoden besteht aktuell nicht.

Tiefenpsychologisch fundierte Psychotherapie bei komplexer Posttraumatischer Belastungsstörung
Die Behandlung von Patienten/Patientinnen mit kPTBS schließlich stellt den begrenzten fokalen Rahmen der tiefenpsychologisch fundierten Psychotherapie vor besondere Herausforderungen. Dies begründet sich einerseits in der Symptomschwere und grundsätzlichen strukturellen Instabilität, andererseits in den vielfältigen möglichen Behandlungsschwerpunkten, die ihrerseits wiederum oft längerfristige Behandlungen benötigen. In diesen Fällen ist oft ein Gesamtbehandlungsplan indiziert, der sowohl verschiedene Settings (v. a. die stationäre Psychotherapie) als auch verschiedene ambulante Behandlungsintervalle

berücksichtigt. Die Behandlung von Fallbeispiel Fr. M. (vgl. Abschn. 1.3) fängt über Umwege durch triggerbedingte Reaktualisierung traumatischen Materials mit Dissoziation im stationären Kontext an. Sie hat Glück, dass unmittelbar infolge ihrer Dekompensation eine adäquate Einschätzung erfolgte und eine entsprechende Therapie eingeleitet wurde. Vor dem Hintergrund eines schweren Krankheitsbilds bei stark eingeschränkter Struktur ist hier nicht von einer kausalen bzw. kurativen Behandlung auszugehen, allenfalls von kompensierenden, wohl aber korsettierenden Behandlungszielen. Wünschenswert ist, ihr mit der Behandlung zu einer bestmöglich dissoziationsfreien und aktiven Alltagsgestaltung zu verhelfen.

Dissoziation stellt eine Störung des Selbstgefühls dar. Ihre klinischen Phänomene können in die zwei Symptombereiche Detachment und Compartmentalisierung unterteilt werden (vgl. Schreiber, 2025). Während beim Detachment Wahrnehmungsinhalte dem Bewusstseinsstrom und der kortikalen Verarbeitung entzogen werden, werden bei der Compartmentalisierung bereits verinnerlichte psychische Inhalte abgespalten. Zu beiden Symptombereichen zählen (aus: Schreiber, 2025, s. Tab. 3.2):

Patientinnen/Patienten, die unter Detachment leiden, fühlen sich häufig benommen, unwirklich, entfremdet und wie im „Autopilot", jene hingegen, die unter Compartmentalisierung leiden, erleben inneres Chaos und Ängste, zu zerbrechen oder sich zu verlieren. Schreiber (2025) weist auf den Zusammenhang von Stress und Dissoziation hin und benennt Ressourcenschwächung durch äußere Belastungen, wodurch das Bedrohungssystem aktiviert wird, als einen möglichen Auslöser – dies könnte man auch als Ich-strukturelle Dekompensation von Abwehr und/oder Ich-Funktionen verstehen –, Trigger mit biografischem Bezug hingegen als einen anderen. Zum Management von Detachment-Symptomen schließlich empfiehlt sie Achtsamkeitsübungen, Grounding-Techniken (z. B. 5–4–3–2–1, Körperwahrnehmung, zeitliche Orientierung) sowie Skills (sensorische Reize), die Behandlung von Compartmentalisierung hingegen gründet auf Reintegration der abgespaltenen Anteile, wozu Stabilisierung/Ressourcenstärkung, Abbau von Vermeidung, Einbezug der abgespaltenen Anteile in die therapeutische Arbeit sowie Förderung der Verbindung zwischen ihnen zählen. An dieser Stelle sei auf das Assoziationsmodell nach Wöller (2015) hingewiesen, der es als drittes psychodynamisches Modell neben Konflikt- und Strukturpathologie vorschlägt. Dieses Modell zielt auf Assoziation dissoziierter Anteile und umfasst neben Übertragungs-/Gegenübertragungsanalyse, Symbolisierung und Narrativbildung sowie emotional korrektiver Erfahrung auch EMDR, Stabilisierungs- und Imaginationstechniken.

Tab. 3.2 Symptombereiche der Dissoziation (aus: Schreiber, 2025)	Detachment	Compartmentalisierung
	Depersonalisation	Konversion
	Derealisation	Verlust der exekutiven Kontrolle
	Amnesie für Alltägliches	Amnesie für Ungewöhnliches
	Out-of-Body-Erfahrungen	Multiple Identitäten

Historisch stellt es eine Verbindung zu Freud und Breuers Trauma-Affekt-Modell (vgl. Abschn. 2.2) her und integriert es final als eigene ätiologische Säule neben Konflikt und Struktur.

Für Frau M. schließlich kann eine solche Kombination von Stabilisierungsübungen mit fraktionierter Traumakonfrontation hilfreich sein, allerdings in Kombination mit strukturbezogener Psychotherapie und Ressourcenstärkung. Im Behandlungsplan kann reflektiert werden, ob die Traumakonfrontation im Rahmen einer stationären Intervalltherapie realisiert werden soll; dazwischen findet die ambulante TP statt, die dann andere Elemente und Zielsetzungen verfolgt. Traumakonfrontation bei Komplextraumatisierten kann mit EMDR erfolgen; nicht wenige Patientinnen/Patienten bevorzugen allerdings imaginative Techniken wie die Bildschirmtechnik, bei denen sie den Prozess aktiver steuern können. Abgesehen davon stellen gefühlsbezogene Schilderungen des Erlebten anteilnehmenden Therapeutinnen/Therapeuten gegenüber i. S. der Symbolisierung und Narrativbildung eine eigene Form der Traumakonfrontation und -integration dar (vgl. auch Abschn. 3.3.3). Eine weitere Möglichkeit schließlich kann Ego-State-Therapie sein, indem Kontakt zu verletzten inneren Anteilen aufgenommen wird und diese dann versorgt werden. Frau M. könnte infolge der stationären psychosomatisch-psychotherapeutischen Behandlung, die vielleicht 12–14 Wochen gedauert haben mag, einen Behandlungsplatz in der Institutsambulanz der Klinik bekommen haben. Während der stationären Behandlung konnten ihr bereits erfolgreich Stabilisierungsübungen (5–4–3–2–1, Innerer Sicherer Ort, Tresorübung) vermittelt werden, ebenso Psychoedukation und ein „Notfallkoffer", der ihre Ressourcen, Übungen, Skills und Notfallmaßnahmen zusammenfasst. Zwei wiederkehrende, hoch aufgeladene Flashbacks, die mit der initialen Triggersituation einhergingen, konnten imaginativ mit der Bildschirmtechnik bearbeitet werden, wodurch ihre psychovegetative Anspannung massiv nachließ. Ferner konnte Beziehungsaufbau geleistet werden, der die Anbindung in der Institutsambulanz anbahnte. Ein Behandlungsplan für Fr. M. könnte wie folgt lauten: „Die mit der Patientin reflektierten Therapieziele umfassen eine Verbesserung zwischenmenschlichen Erlebens, um sich in Alltagssituationen sicherer und handlungskompetenter erleben zu können, eine Förderung von Selbstberuhigungskompetenzen und Gefühlstoleranz, um negative Zustände selbstständiger bewältigen zu können, sowie eine Reduktion der dissoziativen Symptomatik. Im vorangegangenen stationären Aufenthalt in der hiesigen Klinik konnte sich die Patientin bereits Stabilisierungsübungen aneignen, erste Symptomkompetenz aufbauen sowie einen Notfallkoffer verschriftlichen. Sie konnte Vertrauen in das Behandlungsteam entwickeln, worauf aufbauend eine Weiterbehandlung in der Klinikambulanz möglich wurde. Die Umsetzung des Erarbeiteten im Alltag soll nun weiter gefördert werden, die Alltagsstabilität dabei durch Ressourcenaktivierung und ggf. weitere fraktionierte Traumakonfrontation mit Pendelübung oder Bildschirmtechnik gefestigt werden. Verletzte innere Anteile können identifiziert und versorgt werden, Täterintrojekte in ihrer Schutzfunktion herausgearbeitet und transformiert werden. Sollten Phasen symptomatischer Dekompensation oder überfordernde neue Erinnerungen an traumatische Erfahrungen auftreten, stellt ein weiteres stationäres Behandlungsintervall ebenfalls eine Option, auch zur vertiefenden Traumabearbeitung, dar. Im Rahmen der vertrauensvollen, fürsorglichen und haltgebenden therapeutischen Beziehung wiederum sollen belastende Affekte gemeinsam ausgehalten sowie ein ganzheitliches Lebensnarrativ, das auch die guten Erfahrungen enthält, gefördert werden. Besondere Berücksichtigung findet dabei die Förderung der Ich-Funktionen Affekttoleranz, Körperselbst und Vertrauen, die auch im Rahmen konkreter Anleitung und Übungen gestärkt werden sollen. Im gelingenden Fall soll der isoliert lebenden Patientin möglich werden, ihre Rückzügigkeit zu begrenzen, an sozialen Aktivitäten, wie z. B. einem Ehrenamt, teilzunehmen und insgesamt eine tragfähige Alltagsstruktur aufzubauen. Die Behandlung soll als tiefenpsychologisch fundierte Einzelpsychotherapie durchgeführt werden, um der Patientin im sicheren Rahmen einer vertrauensvollen Zweierbeziehung Unterstützung sowie Schutz zur Bearbeitung ihrer belastenden Erfahrungen sowie strukturellen Defizite zu ermöglichen. Die Patientin ist ausreichend motiviert, steht unter Leidensdruck und möchte einen besseren Lebensalltag führen können, so wie sie ihn auf der Station erleben konnte. Vor dem Hintergrund positiver Erfahrungen in der stationären Behandlung sowie einem positiven Bezug zum Behandlungsteam ist die Prognose als vorsichtig günstig einzuschätzen."

3.2.3 Analytische Traumatherapie

Während die TP Binnenübertragung und Regression begrenzt sowie eine fokale Zielsetzung verfolgt, streben die AP und MAP eine umfassendere Bearbeitung der unbewussten Störungsquellen unter Nutzung bzw. Induktion von Regression und Übertragung an. Wie bereits ausgeführt, zielt die TP dabei i. d. R. auf eine Bewältigung der Störung (Heidelberger Umstrukturierungsskala Stufe 4, kompensierende Therapieziele), die MAP und AP hingegen auf eine Strukturveränderung (Heidelberger Umstrukturierungsskala $\geq$ Stufe 5, kausale Therapieziele). MAP und AP verfügen hierfür über größere Kontingente (bis 300 h), die Möglichkeiten höherfrequenter Behandlung (bis 3 Sitzungen pro Woche) sowie in der AP auch das Liegendsetting auf der Couch.

Regression soll den Patienten/Patientinnen einen erlebnisnahen Zugang zu abgewehrten, primärprozesshaften Inhalten ermöglichen, um diese in der therapeutischen Begegnung zu spüren und im therapeutischen Dialog zu bearbeiten. Das Liegendsetting soll diese Regression erleichtern, der fehlende Blickkontakt das Übertragen auf die Therapeutin/den Therapeuten fördern, ferner sollen Patientinnen/Patienten mehr auf sich zurückgeworfen sein können, in die eigene Innenwelt abtauchen dürfen sowie Fantasien entwickeln. Dies stellt einige Anforderungen an Patientinnen/Patienten, um vom Liegendsetting profitieren zu können: So müssen sie zu therapeutischer Ich-Spaltung (in einen erlebenden und einen reflektierenden Anteil) fähig sein, hinreichend gut symbolisieren können, die gemeinsame Beziehung als Spielfeld annehmen können sowie Affekte und Frustration aushalten können. Strukturlabile und komplextraumatisierte Patientinnen/Patienten erfüllen diese Voraussetzungen oft nicht; es sind vielmehr jene mit vorwiegend konfliktneurotischer

Problematik, rigider Abwehr und hohem Kontrollbedürfnis, die beispielsweise gut davon profitieren können. Patientinnen/Patienten hingegen, die in Form des Äquivalenzmodus innere Zustände mit Hier-und-Jetzt-Qualität erleben, keine reflexive Distanz dazu aufbauen können und schlimmstenfalls darunter dissoziieren, sollten nicht im Liegendsetting behandelt werden, ebenso wenig solche mit malignen Übertragungsbereitschaften (paranoides Erleben, wahnhafte Verkennungen), ausgeprägter Identitätsdiffusion oder massiven Trennungs-/Verlustängsten. Da die brüchige Abwehr strukturlabiler Patientinnen/Patienten schließlich ein ständiges Bewusstwerden unbewusster Störungsquellen ohnehin mit sich bringt, ist zusätzliche Regressionsinduktion durch das Setting bei ihnen wenig erforderlich.

Die Modifizierte Analytische Psychotherapie bietet für diese Patientinnen/Patienten einen hervorragenden Kompromiss, indem sie mit höherer Frequenz (z. B. 2 Wochenstunden) einen intensiven Prozess ermöglicht, der einerseits Übertragung und Primärprozesshaftigkeit hinreichend anregt, dabei aber gleichzeitig eine haltgebende Beziehung durch ein konkretes Gegenüber, das auch nonverbal und sichtbar zur Verfügung steht, realisiert. Sie kombiniert damit die Stärken von TP und AP, wovon insbesondere Patientinnen/Patienten mit Strukturpathologie, Posttraumatischer Persönlichkeitsstörung oder kPTBS profitieren können. Strukturstabile Patientinnen/Patienten wiederum, die z. B. aufgrund einer PTBS symptomatisch instabil sind, können die Behandlung als MAP beginnen, um Stabilisierung und Traumakonfrontation zu durchlaufen. Für als MAP begonnene Therapien besteht dann stets die Option, im späteren Behandlungsverlauf, wenn z. B. die therapeutische Ich-Spaltung sicher zur Verfügung steht, die therapeutische Beziehung vertraut und sicher ist sowie das eigene Containment gewachsen ist, in das Liegendsetting zu wechseln. Beide Varianten jedenfalls streben an, abgewehrte latente primärprozesshafte Inhalte spürbar und in der Sitzung manifest werden zu lassen und diese mehr oder weniger in der therapeutischen Beziehung, d. h. in der Übertragung, zu bearbeiten. Diese Herangehensweise reduziert den Einsatz von Tools und spezifischen Interventionen, da die Zurverfügungstellung therapeutischen Containments, die Aufnahmebereitschaft unbewusster Kommunikation in Form von Übertragung, eine umfängliche Ko-Regulation schwieriger innerer Zustände bieten kann. Hieraus kann sich im Behandlungsverlauf eine beziehungsdynamische Selbstverständlichkeit intersubjektiver Kommunikation entwickeln, die das Gehaltenwerden der/des sich öffnenden Patientin/Patienten zur Routine macht. Im Bion'schen Sinne findet dadurch eine Introjektion der Containment- und Alpha-Funktion statt; im ungünstigen Falle eine dauerhafte Abhängigkeit. Die Therapeutin/der Therapeut muss daher darauf achten, dass sich der Regression die Progression zur Seite stellt, ähnlich wie ein Elternteil – das sich hier in der Übertragung schließlich konstelliert – seine Kinder auch in die Welt entlassen können muss.

Modifizierte Analytische Psychotherapie bei typischer PTBS und Konfliktpathologie
Angenommen, Fallbeispiel Fr. P. (vgl. Abschn. 1.2) sucht eine analytische Behandlung auf. Eine die Möglichkeiten der AP nutzende Fallkonzeption könnte wie

3.2 Fallkonzeption

folgt lauten: „Die mit der Patientin reflektierten Beziehungsziele sind eine Linderung der Traumafolgesymptomatik (Hyperarousal, Flashbacks, Vermeidungsverhalten, Schlafstörungen), wodurch sie wieder Auto fahren – sowohl als Beifahrerin als auch selbstständig – und vor allem den Fahrweg zur Arbeitsstelle selbstsicher antreten können möchte. Ein zweiter Fokus ist die Durcharbeitung des Grundkonflikts um Versorgung vs. Autarkie im passiven Modus, der im Rahmen durch das Trauma reaktualisierter Überforderungserfahrungen der Kindheit aktiviert wurde. Dieser stellt sich als lebensüberdauerndes Konfliktmuster dar, das sich bereits in verschiedenen Belastungssituationen wiederkehrend einstellte. Im Gesamtplan der Behandlung ist als erster Schritt das Erlernen einer Stabilisierungsübung (Innerer Sicherer Ort) sowie einer Entspannungsübung (Autogenes Training) geplant, dann soll über die Traumakonfrontation mit EMDR aufgeklärt werden, die anschließend nach dem Standardprotokoll durchgeführt wird. Die Patientin soll dann ermutigt werden, zunächst als Beifahrerin, dann als Fahrerin je mit dem Ehemann Auto zu fahren. Im weiteren Behandlungsverlauf soll die Abwehr konflikthaft verarbeiteter Autarkiebestrebungen durch anklammernd-regressives Beziehungsverhalten durchgearbeitet werden. Hierbei sollen zunächst Konflikte im Alltagsgeschehen und in der Biografie der Patientin reflektiert werden und die Abwehr von Autarkiebemühungen soll in Zusammenhang mit schmerzlichen Erfahrungen von Überforderung und Alleingelassensein in der Kindheit gebracht werden. Ein regressionsfreundliches Beziehungsklima soll dann das Wiedererleben dieser Gefühlsdynamiken und konflikthaften Zerrissenheit ermöglichen und der therapeutischen Arbeit zugänglich machen. Reaktualisierungen innerhalb der Therapiebeziehung sollen dabei forciert und reflektiert werden, um sie deutend innerhalb der Übertragung durcharbeiten und zu emotional korrektiven Erfahrungen verhelfen zu können. Über die reine Symptombewältigung hinaus soll die Patientin dadurch befähigt werden, sowohl ihre Versorgungswünsche als auch ihre Autarkiebestrebungen zu integrieren und in ihrer Beziehungsgestaltung ausgewogen umsetzen zu können. Die Behandlung soll als Modifizierte Analytische Einzeltherapie durchgeführt werden, um sowohl Traumakonfrontation als auch Konfliktbearbeitung mitsamt möglichen Verflechtungen in einem beziehungsreflexiven Rahmen umsetzen zu können. Der Übergang ins höherfrequente Liegendsetting soll dabei im Verlauf überprüft und im Falle rigider Abwehr bzw. oberflächlicher Gefühls- und Konfliktwahrnehmung genutzt werden. Die Patientin ist ausreichend motiviert, möchte ihre Arbeitstätigkeit und Lebensgestaltung wieder aufnehmen können und verfügt über eine gute Ich-Struktur und Ressourcenlage." Frau P. imponiert als strukturstabile Patientin (prätraumatisch gut bis mäßig integriert, bei Behandlungsaufnahme mäßig integriert) mit vorwiegender Konfliktpathologie neben der Traumafolgestörung. Während die typische PTBS *lege artis* traumakonfrontativ bearbeitet werden kann, bietet sich die übrig bleibende Konfliktpathologie für eine klassische Bearbeitung an, die sich auch für einen Übergang ins Liegendsetting eignen könnte, je nach notwendiger Intensität der Durcharbeitung. Dabei bietet sich auch an, Verflechtungen der Traumabearbeitung mit der Konfliktpathologie (z. B. Inszenierungen seitens der Patientin, nach der

Konfrontation alleingelassen worden zu sein, zu kurz gekommen zu sein, in ihrer Not nicht gesehen worden zu sein ...) als Material zu verwenden.

Modifizierte Analytische Psychotherapie bei atypischer PTBS mit Komorbiditäten und Strukturpathologie
Stellt sich eine umfänglichere Symptomatik und Instabilität bei gleichzeitig beeinträchtigter Struktur dar, kann die MAP, so sie zeitnah zur Verfügung steht, auch als mögliche Alternative zu einer stationären Behandlung in Betracht gezogen werden. Gegebenenfalls wird sie dabei initial medikamentös flankiert. Die Beziehungsorientierung der Behandlung ist dabei primär auf Haltgebung und Strukturförderung ausgelegt, nicht auf Regression und Übertragung. Bilden sich im späteren Behandlungsverlauf nach erfolgreicher Stabilisierung und Wiederherstellung von Alltagsfähigkeit hingegen Konfliktanteile in der Therapiebeziehung ab, kann diese für ihre Bearbeitung genutzt werden. Eine Differenzierung der Herangehensweise in explizite und implizite Konfliktbearbeitung gemäß Ermann (2016) ist an dieser Stelle hilfreich, die insbesondere bei entwicklungspsychologisch frühen Konflikten eine Bearbeitung mehr durch korrektive Erfahrungen vermitels der Therapiebeziehung statt ausschließlich auf Einsicht durch Deutung fokussiert. Hierdurch findet das Zusammenspiel von Konflikt und Struktur eine differenzierte Würdigung, wie es ab mäßig bis gering integriertem Strukturniveau relevant ist. Dass Übertragungen bei Strukturpathologien hingegen deutend nicht zu bearbeiten seien, hat Benecke (2014) infrage gestellt. Seine Differenzierung in strukturstabilisierende und strukturdynamische Herangehensweisen hat schließlich Einzug in die OPD-3 (OPD, 2024) zur Behandlung von Strukturpathologien gefunden. So besteht die Indikation zur Strukturstabilisierung in Phasen hoher symptomatischer Belastung, in denen die Ich-Funktionen der Patientinnen/Patienten nicht ausreichend zur Verfügung stehen und sie korsettierend aktiv vor Schaden geschützt werden müssen. Bestehen wiederum mehr Alltagsstabilität, Selbststeuerungskompetenzen und Reflexionsmöglichkeiten, kann mit kausalem bzw. kompensierendem Anspruch deutend gearbeitet werden. Dies bedeutet, heftige Affekte und problematisches Agieren als Ausdruck von Abwehr zu verstehen und die damit zusammenhängenden Teilobjektbeziehungsdyaden in der Übertragung zu klären und durchzuarbeiten.

Fallbeispiel Herr J. (vgl. Abschn. 1.2) könnte sich auch zunächst in der psychotherapeutischen Sprechstunde einer Fachärztin für Psychosomatische Medizin und Psychotherapie mit Zusatzbezeichnung Psychoanalyse vorgestellt haben. Sie ordnet eine Medikation mit Paroxetin an, die dem Patienten in der Vergangenheit schon mal geholfen hatte, sowie eine Bedarfsmedikation mit Pipamperon. Vor dem Hintergrund bestehender Valenzen kann er zeitnah eine 2-stündige MAP bei ihr aufnehmen. Medikation und Behandlungsangebot geben ihm ein Gefühl von Sicherheit und Perspektive, sodass eine stationäre Behandlung nicht mehr zwingend erforderlich ist. Sein Behandlungsplan lautet wie folgt: „Die mit dem Patienten reflektierten Behandlungsziele sind eine Linderung der intrusiven Traumafolgesymptomatik, die insbesondere in seiner Wohnung immer noch zu Flashbacks und Panikattacken führt, eine Förderung von Autonomie und Selbstwirksamkeitserleben sowie die Entwicklung von Selbstberuhigungskompetenzen, damit er wieder alleine wohnen und seinen Alltags- und Arbeitsanforderungen nachkommen kann. Zu Behandlungsbeginn ist zunächst das Zurverfügungstellen von Containment, Hilfs-Ich-Funktionen und Ermutigung geplant, um die akute Belastung zu lindern sowie Alltagsbewältigung und Tagesstruktur zu fördern. Hierauf aufbauend soll nach vorangehender Aufklärung und tragfähigem Beziehungsaufbau das traumatische Ereignis mit EMDR nach dem Standardprotokoll bearbeitet werden, um das Auftreten von Flashbacks in der eigenen Wohnung zu lindern. Hierbei ist ein gestuftes Vorgehen vorgesehen, in dem zunächst ressourcenorientiertes EMDR (CIPOS) vor der Traumakonfrontation eingesetzt wird. In weiteren Behandlungsschritten sollen im Wechselspiel zwischen Strukturstabilisierung und Durcharbeitung unbewusster Störungsquellen konflikthafte Motive nach Individuation vs. Abhängigkeit in der haltgebenden therapeutischen Beziehung identifiziert und gedeutet werden. Dies bedeutet, dass die affektive Aktivierung bewusst in der Übertragung aufgegriffen und mit den individuellen Beziehungsmustern des Patienten in Verbindung gebracht wird. Problematische Affekte im Zusammenhang mit den konflikthaften Motiven sollen als Auslöser von Abwehrverhalten v. a. durch Agieren (anklammerndes Verhalten, Rückzügigkeit) bewusst gemacht und im therapeutischen Dialog abgemildert werden. Hierbei wird ein besonderer Fokus auf emotional korrektive Erfahrungen in der therapeutischen Beziehung gelegt. Im gelungenen Fall soll die therapeutische Beziehung, die Separation und Wiederannäherung ermöglicht, schließlich als gutes Introjekt verinnerlicht werden können. Symbiotische Beziehungsmuster wie mit den Eltern sollen dadurch nicht mehr gebraucht und eine autonomere Lebensführung, auch unter Belastungen, soll möglich werden. Die Behandlung soll als modifizierte analytische Einzeltherapie durchgeführt werden, um Traumakonfrontation, Strukturstabilisierung und Konfliktbearbeitung in einer haltgebenden, spiegelnden und reflexiven Beziehung umsetzen zu können. Der Patient ist ausreichend motiviert, möchte seine Selbstständigkeit wiedererlangen sowie offene Lebensziele verfolgen und verfügt vor dem Hintergrund bereits erfolgreich bewältigter Krankheitsepisoden über Zuversicht und dadurch eine ausreichende Ressourcenlage." Ein solches Vorgehen integriert die stabilisierende Bearbeitung von Trauma und Struktur mit der Durcharbeitung motivationaler Konflikte, die die Lebensführung des Patienten massiv ausgestalten. Die höhere Frequenz, eine grundlegend haltgebende Therapiebeziehung sowie im Vorfeld durchgeführte Bearbeitung vorrangiger Pathologien bieten hierfür einen prognostisch günstigen Rahmen. Da die pathogenen Affekte und Übertragungsbereitschaften aufgrund der strukturellen Labilität bereits von Beginn an recht bewusstseinsnah sind, ist ein Liegendsetting nicht indiziert.

Modifizierte Analytische Psychotherapie bei Posttraumatischer Persönlichkeitsstörung
Störungen auf gering integriertem Strukturniveau, die sich zentral auf der interpersonellen Ebene abbilden, profitieren oft von Behandlungsansätzen, die Enactment und Übertragungsreflexion ermöglichen. Hier kann sich die umfängliche zwischenmenschliche Pathologie, die einerseits eine Folge biografischer Traumatisierungen ist, andererseits deren Wiederholungszwang darstellt, erlebnisnah

einstellen und im Hier und Jetzt bearbeitet werden. Auch hier ist allerdings das Wechselspiel von strukturstabilisierendem und strukturdynamischem Vorgehen erforderlich, da mit den Auffälligkeiten einhergehende heftige Affekte sowie Objektwahrnehmungen durch ihre Aktivierung die Struktur überfordern und entweder zu Dekompensation oder destruktivem Agieren führen können. Die hier stattgefundenen Traumatisierungen haben oft die Erforderlichkeiten sicherer Bindung und Zugehörigkeit sowie grundsätzlichen Angenommenseins angegriffen und sind weniger mit Vernichtungsangst einhergegangen. Diese Verunsicherungen waren für das Kind allerdings existenziell, da sie mit dem Verlust von Halt, mit Einsamkeit und Überforderung einhergingen. Hierdurch wurde die Strukturentwicklung behindert, und es fanden Prozesse traumatischer Introjektion (vgl. Abschn. 2.3.4) sowie Wendung von Aggressionen gegen das Selbst statt. Hurvich (2015) definiert Vernichtungsängste als traumatische Ängste; diese stellen aus Sicht des Autors hier das Differentialkriterium zur Abgrenzung der kPTBS, die dann schließlich noch mit Intrusionen und Flashbacks einhergeht, dar. Eine auf Strukturstabilisierung und strukturdynamische Konfliktbearbeitung ausgerichtete MAP, die auch die Bearbeitung maligner Introjekte berücksichtigt, kann hier den Patientinnen/Patienten einen umfänglichen Raum bieten, ihre verinnerlichten Verletzungen durchzuarbeiten und Beziehungen wieder als stabil und grundsätzlich positiv zu erleben.

Fallbeispiel Hr. A. (vgl. Abschn. 1.3) könnte in dem psychotherapeutischen Ausbildungsinstitut (s. Fallkonzeption im vorangegangenen Abschnitt) auch einen Therapieplatz in MAP bekommen haben. Die diesbezügliche Fallkonzeption könnte lauten: „Die mit dem Patienten reflektierten Behandlungsziele sind eine Verbesserung seiner Kränkungstoleranz, Impulskontrolle und letztlich Beziehungsfähigkeit, damit er seine Lebensaufgaben – eine Berufsausbildung abzuschließen und zwischenmenschliche Kontakte einzugehen – bewältigen kann. In einem vorangegangenen psychotherapeutischen Klinikaufenthalt konnte er seine Mentalisierungsfähigkeit bereits entwickeln, sodass ihm die inneren Motive anderer Menschen entgegen früherer Zerrbilder bereits zugänglicher geworden sind. Auch bringt er Einsicht in die eigene vorschnelle Verletzlichkeit und daraus resultierende narzisstische Wut mit. Hierauf aufbauend soll zunächst weiter strukturstabilisierend gearbeitet werden, damit der Patient weiter im häuslichen und geplanten beruflichen Umfeld sicher ankommen kann. Daneben sollen dadurch das therapeutische Arbeitsbündnis gefestigt, erste Erfahrungen im Umgang mit diesbezüglichen Konflikten und Begrenzungen (z. B. Terminausfälle, Enttäuschungen, Unregelmäßigkeiten) gemacht und Sicherheit mit der therapeutischen Methode entwickelt werden. Etwaige Destruktivität soll durch einen Therapievertrag sowie klare Regeln und Verabredungen begrenzt werden. Im weiteren Behandlungsverlauf soll neben der Klärung äußerer Konflikte und der Unterstützung ihrer Handhabung zunehmend die Übertragungsbeziehung zur Reinszenierung und Durcharbeitung genutzt werden. So ist davon auszugehen, dass der Patient offene väterliche Beziehungswünsche, aber auch Abhängigkeits- und Verlustängste sowie Enttäuschungswut auf den Therapeuten überträgt. Diese Affekte und Konflikte sollen gehalten, gedeutet und durchgearbeitet werden, insbesondere im Bezug zu strukturellen Auffälligkeiten, die als deren dysfunktionale Bewältigung aufgezeigt werden sollen. Durch emotional korrektive Erfahrung einer sicheren Beziehung, die in gewissem Umfang nachbeeltert und auch Selbstobjektfunktionen zur Verfügung stellt, soll der Patient strukturelle Veränderungen hinsichtlich seiner Beziehungsführung erfahren können. Pathologische Introjekte hingegen sollen entweder durch Klärung in der Übertragung oder im inneren Dialog abgrenzbar werden. Im gelungenen Fall soll sich der Patient schließlich seine konflikthaften Wünsche um Bindung und Bestätigung wieder aneignen und in neuen Beziehungen realisieren können. Die Behandlung soll als modifizierte analytische Einzelpsychotherapie durchgeführt werden, um dem Patienten im Rahmen einer haltgebenden Zweierbeziehung, die Stabilisierung und auch Übertragungsklärung ermöglicht, die Bearbeitung seiner strukturellen Defizite, konflikthaften Motive und bindungstraumatischen Erfahrungen zu ermöglichen. Der Patient ist ausreichend motiviert, möchte eine Ausbildung abschließen sowie Freunde und ggf. eine Partnerin haben können. Vor dem Hintergrund positiver Erfahrungen in der vorangegangenen stationären Behandlung sowie einem positiven Bezug zur Psychotherapie ist die Prognose als vorsichtig günstig einzuschätzen." Auch hier zeigt sich keine Notwendigkeit zur Integration traumakonfrontativer Methoden; die zentral bindungstraumatische Pathologie wird von der Herangehensweise vollumfänglich erfasst. Vor dem Hintergrund struktureller Schwächen, hohem Übertragungsdruck und bestehender regressiver Tendenzen ist auch hier kein Liegendsetting indiziert.

Modifizierte Analytische Psychotherapie bei komplexer Posttraumatischer Belastungsstörung
Versteht man nun die komplexe Posttraumatische Belastungsstörung als Strukturpathologie mit intrusiver Symptomatik, kann die MAP hier ein umfängliches Setting ermöglichen: Während einerseits die Register strukturstabilisierender und strukturdynamischer Herangehensweisen den verfahrensspezifisch psychodynamischen Rahmen schaffen, realisiert sich störungsspezifisch darin die Umsetzung traumaspezifischer Interventionen. Rechnet man Stabilisierungsübungen und Ressourcenaktivierung an dieser Stelle dem strukturstabilisierenden Vorgehen zu, sind störungsspezifische Interventionen insbesondere traumakonfrontative Methoden, wie z. B. EMDR, Bildschirmtechnik, Beobachtertechnik, Pendelübung, die allerdings stets fraktioniert, behutsam und unter Berücksichtigung der Stabilität der Patienten/Patientinnen eingesetzt werden sollten, aber auch Elemente der Ego-State-Therapie. Die Arbeit mit Ego-States kann hier mit Übertragungsreflexion verbunden werden: So befinden sich verletzte, helfende und aggressive Ego-States nicht nur „im Kopf" der Patientinnen/Patienten, sondern können als Übertragung, projektive Identifizierung oder Enactment auch externalisiert werden. Hier kann dann der angestrebte Dialog mit bzw. zwischen den Ego-States auch innerhalb der Übertragung stattfinden, was sich auf innere Strukturen rückauswirken kann. Hierbei kann eine implizite Konfliktbearbeitung im Sinne Ermanns (d. h. emotional korrektive Erfahrung) genügen, um den innerseelischen

Bürgerkrieg zu lindern; nicht immer müssen solche Dynamiken auch explizit gedeutet werden.

Fallbeispiel Fr. M. (vgl. Abschn. 1.3) könnte in der Institutsambulanz ihrer Klinik auch einen Therapieplatz in MAP bekommen haben. Ein Behandlungsplan für Fr. M. könnte dann wie folgt lauten: „Die mit der Patientin reflektierten Therapieziele umfassen eine Verbesserung zwischenmenschlichen Erlebens, um sich in Alltagssituation sicherer und handlungskompetenter erleben zu können, eine Förderung von Selbstberuhigungskompetenzen und Gefühlstoleranz, um negative Zustände selbstständiger bewältigen zu können, sowie eine Reduktion der dissoziativen Symptomatik. Im vorangegangenen stationären Aufenthalt in der hiesigen Klinik konnte sich die Patientin bereits Stabilisierungsübungen aneignen, erste Symptomkompetenz aufbauen sowie einen Notfallkoffer verschriftlichen. Sie konnte Vertrauen in das Behandlungsteam entwickeln, worauf aufbauend eine Weiterbehandlung in der Klinikambulanz möglich wurde. Die Umsetzung des Erarbeiteten im Alltag soll nun weiter gefördert werden, die Alltagsstabilität dabei durch Ressourcenaktivierung und Strukturstabilisierung sowie weitere fraktionierte Traumakonfrontation durch Symbolisierung/Narrativbildung, Pendelübung sowie Bildschirmtechnik gefestigt werden. Auf der Übertragungsebene soll auf Projektionen, Enactments und Übertragung traumatischer Erfahrungsanteile geachtet werden. So ist von unbewusster Kommunikation roher, abgespaltener Affekte wie Vernichtungsangst, Hass und Zerstörungswut auszugehen, die im Bion'schen Sinne contained, verdaut und zurückgegeben werden sollen. Auf der Handlungsebene ist von der Wiederherstellung traumatischer Szenen auszugehen, die identifiziert und schrittweise in die Narrativbildung überführt werden sollen. Schließlich können in der Übertragung traumatische Objekte wie Täterintrojekte durch ihre Externalisierung modifiziert werden, was durch Gegenübertragungsanalyse und emotional korrektive Erfahrung ermöglicht werden soll. Im gelingenden Fall soll der isoliert lebenden Patientin möglich werden, ihre Rückzügigkeit zu begrenzen, an sozialen Aktivitäten, wie z. B. einem Ehrenamt, teilzunehmen und insgesamt eine tragfähige Alltagsstruktur aufzubauen. Die Behandlung soll als modifizierte analytische Einzelpsychotherapie durchgeführt werden, um der Patientin im sicheren Rahmen einer vertrauensvollen Zweierbeziehung die Möglichkeit zur erlebnisnahen Bearbeitung ihrer belastenden Verinnerlichungen zu ermöglichen. Die Patientin ist ausreichend motiviert, steht unter Leidensdruck und möchte einen besseren Lebensalltag führen können, so wie sie ihn auf der Station erleben konnte. Vor dem Hintergrund positiver Erfahrungen in der stationären Behandlung sowie einem positiven Bezug zum Behandlungsteam ist die Prognose als vorsichtig günstig einzuschätzen." Eine solche Fallkonzeption verbindet traumaspezifische Interventionen mit einem strukturorientierten Vorgehen unter Einbeziehung der Übertragungsbeziehung.

3.2.4 Fazit: Gemeinsamkeiten und Unterschiede Analytischer und Tiefenpsychologisch fundierter Traumatherapie

Analytische und Tiefenpsychologisch fundierte Traumatherapie gründen ihre therapeutische Arbeit jeweils auf drei Ebenen, die jedoch unterschiedlich gewichtet zur Umsetzung kommen:

- **die therapeutische Beziehung,** die Containment, Halt, Selbstobjektbeziehung, Unterstützung, Hilfs-Ich-Funktionen, Regression(-sbegrenzung) und Übertragungsreflexion anbieten kann;
- **verfahrensspezifische Interventionen,** die entlang aufdeckender und stabilisierender Interventionen mit Strategien für Konflikt- und Strukturpathologien eingeordnet werden können;
- **störungsspezifische Interventionen** wie Stabilisierungsübungen, Ressourcenaktivierung und Traumakonfrontation.

Die jeweilige Mischung und Schwerpunktlegung erfolgt dabei entlang Symptomatik, Psychodynamik, Zielsetzung und Behandlungskontingent. Da die TP die Binnenübertragung mehr als Informationsquelle und sichere Beziehungserfahrung denn als übertragungsreflexives Arbeitsfeld verwendet, entfallen die therapeutischen Schwerpunkte mehr auf die jeweiligen anderen Interventionsebenen. Die AP hingegen fokussiert die Therapiebeziehung sehr zentral und damit auch die Durcharbeitung innerhalb der Binnenübertragung, sodass diese Ebene meist an erster Stelle steht. Im nächsten Abschnitt werden die drei Ebenen weiter vorgestellt.

Eine Gegenüberstellung beider Ansätze ergibt als Überblick folgendes Bild (s. Tab. 3.3):

Beide Verfahren sollten als gleichwertige Bestandteile der Versorgungslandschaft verstanden werden. Sie bieten je eigene Stärken und Vorteile, mit denen sie den unterschiedlichen Anliegen und Neigungen der Patientinnen/Patienten gerecht werden können.

Tab. 3.3 TP und AP in der Gegenüberstellung

Kriterium	TP	AP
Zeitlicher Rahmen	Bis 100 Sitzungen	Bis 300 Sitzungen
Sitzungsfrequenz	1–2 Sitzungen pro Woche	2–3 Sitzungen pro Woche
Zielsetzung	Fokal, Bewältigung	Strukturveränderung, Durcharbeitung
Regression	Wird begrenzt	Wird gefördert oder genutzt
Übertragung	Fokus auf aktuelle Beziehungsstörungen v. a. im Außen	Nutzung der Binnenübertragung
Als primärer Behandlungsansatz	Anpassungsstörung, typische PTBS	Wie bei TP, aber auch bei Persönlichkeitsstörung und kPTBS möglich
Als Teil eines Gesamtbehandlungsplans	Bei allen Traumafolgestörungen möglich	Bei allen Traumafolgestörungen möglich

3.3 Beziehungsgestaltung und Interventionen

3.3.1 Beziehungsgestaltung in Psychodynamischen Traumatherapien

Die therapeutische Beziehung stellt eine zentrale Grundlage für einen gelingenden und wirksamen therapeutischen Prozess dar. So postulieren z. B. Wampold et al. (2018), dass jede Psychotherapie erfolgreich sein kann, wenn sie u. a. die Erfahrung einer echten Beziehung im therapeutischen Setting ermöglicht. Staats (2017) hingegen resümiert, dass die therapeutische Beziehung eher einen moderierenden statt einen eigenen Wirkfaktor darstellt, der die Geltung anderer Wirkfaktoren beeinflusst. So sollte zu Beginn von Behandlungen eine therapeutische Allianz hergestellt werden, die im Verlauf durch konstruktives Bewältigen von Beziehungskrisen i. S. von „rupture and repair" weiter gefestigt wird. Zu solchen Phasen zählt auch das Aushalten und Durcharbeiten von negativen Übertragungen, was ein Spezifikum Psychodynamischer Psychotherapien ausmacht. Hierfür ist einerseits ein stabiler therapeutischer Rahmen, der sich u. a. durch feste, regelmäßige Termine und Sitzungszeiten sowie Aufklärung über das Therapieverfahren samt Vereinbarungen über den Umgang mit Krisen und Destruktivität begründet, andererseits durch eine therapeutische Haltung, die sich durch Empathie, Authentizität, selektive Selbstoffenbarung und konsequente Reflexion der eigenen Gegenübertragung kennzeichnet. Wie im Vorangegangenen (vgl. Abschn. 2.6.1) bereits ausgeführt, spielt die Begegnung von Subjekt mit Subjekt eine zentrale Rolle, um der verstörten Innenwelt traumatisierter Patientinnen/Patienten Heilung ermöglichen zu können. Eine solche Beziehungsorientierung steht einer autoritären therapeutischen Beziehungsgestaltung, die der Vergangenheit angehören sollte, diametral gegenüber. Vielmehr stellen sichere Bindung, Vertrauen und Wohlwollen die zentralen Merkmale dar, die die Eckpfeiler moderner Psychodynamischer Psychotherapien ausmachen.

Aus den in Kap. 2 resümierten psychoanalytischen Schulen gehen darüber hinaus weitere Haltungen hervor, die in Psychodynamischen Psychotherapien von Bedeutung sind. So sind dies:

- die grundsätzliche Bereitschaft zur Aufnahme von Übertragungen und Projektionen. Unbewusste Störungsquellen haben eine Tendenz, durch Externalisierung und korrektive Erfahrung eine Transformation durchlaufen zu wollen. Diese Prozesse werden in der AP stärker forciert und genutzt als in der TP, wo sie eher begrenzt, aber doch wahrgenommen und als Information verwendet werden sollen. Barwinski (2020) hat ausführlich darauf hingewiesen, dass Gegenübertragungswiderstände, die auf dem Nicht-Aushalten-Können der Therapeutin/des Therapeuten gründen, zu problematischen Interventionen und Behandlungsentscheidungen führen können. Eine hinreichende Durchlässigkeit für unbewusste Kommunikation sowie fortlaufende Reflexion eigener Gegenübertragung ist daher zwingend erforderlich. Nicht zuletzt bildet sich in der

therapeutischen Gegenübertragung auch das Symbolisierungsniveau traumatischer Erfahrungen der Patientinnen/Patienten ab (vgl. Abschn. 1.5.2).
- die Bereitschaft, Regression zuzulassen und mit dieser umzugehen. Während in der AP Regression, also das In-Kontakt-Kommen mit den ursprünglichen biografischen Erlebniswelten, nicht nur zugelassen, sondern im Sinne strukturverändernder Durcharbeitung auch gefördert wird, soll sie in der TP, wo der Fokus auf Bewältigung liegt, begrenzt werden. Nichtsdestotrotz werden Therapeut/Therapeutin in beiden Verfahren mit Regression konfrontiert und sollten zunächst einen verständnisvollen Umgang damit ermöglichen. Die hierauf aufbauende Haltung schließlich steuert, ob sich die Regression vertieft oder Ich-dyston wird, so z. B. durch eine gewährende elterliche Bezugnahme in der AP oder einen ermutigenden Appell an die eigenen Ressourcen in der TP.
- die Bereitschaft, Verantwortung für defizitäre Ich-Funktionen der Patientinnen/Patienten zu übernehmen. In Phasen ausgeprägter Symptombelastung und/oder ausgeprägter Strukturlabilität können Patientinnen/Patienten Steuerungsfähigkeiten nicht hinreichend zur Verfügung stehen, wodurch sie in Gefahr geraten können, für sie schädigende Entscheidungen zu treffen. Dies sollte vonseiten der Therapie erkannt und adressiert werden, ggf. auch durch Übernahme von Hilfs-Ich-Funktionen oder taktvoll geäußerte reflektierte Ratschläge.
- die Bereitschaft, sich als Selbstobjekt verwenden zu lassen. Die Selbstpsychologie (vgl. Abschn. 2.5) hat umfänglich die Bedeutung von Selbstobjektbedürfnissen für die Kohäsion des Selbst herausgearbeitet. Viele Patientinnen/Patienten weisen hier Verletzungen und Defizite auf, aus denen Fragmentierungserscheinungen und Avitalität des Selbst resultieren. In empathisch-haltgebenden Therapiebeziehungen können Selbstobjektbedürfnisse nun wieder lebendig werden und sich in Form von Idealisierungs-, Spiegelungs- oder Alter-Ego-Übertragungen manifestieren.
- die Bereitschaft zu einer intersubjektiven Therapiebeziehung auf Augenhöhe, die gegenseitige Beeinflussung anerkennt und zum Reflexionsgegenstand macht. Hierzu gehört einerseits die Würdigung der Subjekt-Subjekt-Beziehung, aber auch die Untersuchung der Kommunikation von Unbewusst zu Unbewusst i. S. rätselhafter Botschaften (vgl. Abschn. 2.6). Schließlich soll auch in der Therapiebeziehung reifes Mentalisieren geübt und ermöglicht werden.

Jede Therapiebeziehung ist letztlich individuell und profitiert unterschiedlich von den aufgezeigten Charakteristika. Vor dem Hintergrund der hohen Relevanz der Therapiebeziehung in Psychodynamischen Psychotherapien sollte diese aber bewusst gestaltet und fortlaufend reflektiert werden.

3.3.2 Verfahrensspezifische Interventionen

Psychodynamische Interventionen lassen sich entlang eines Spektrums von aufdeckenden zu stabilisierenden Interventionen zuordnen. Während dies im aufdeckenden Spektrum vor allem Klären, Konfrontieren und Deuten sind, sind es im stabilisierenden Spektrum Explorieren, Anteilnehmen und Bestätigen sowie Haltgeben und Übernahme von Ich-Funktionen. Rudolf et al. (2000) ordnen für Konfliktpathologien Klären und Konfrontieren vor allem den Stufen 1 bis 3 auf der Heidelberger Umstrukturierungsskala zu, Konfrontieren und fokale Deutungen den Stufen 3 und 4 sowie schwerpunktmäßig Deutungen den Stufen 5 und 6 zu, was eine gewisse Linearität im Prozess sowie der Interventionsausrichtung postuliert. Das strukturstabilisierende und strukturdynamische Vorgehen für Strukturpathologien gemäß OPD-3 (OPD, 2024) wiederum ermöglicht einen flexiblen Einsatz stabilisierender und aufdeckender Interventionen entlang dem jeweiligen Zustand; üblicherweise beginnt hier der Prozess zunächst mit Stabilisierung. Gumz et al. (2017) schließlich haben mit ihrer Psychodynamic Interventions List insgesamt 24 Interventionen herausgearbeitet, die in Psychodynamischen Psychotherapien Anwendung finden. Hinsichtlich Konflikt- und Strukturpathologien zugeordnet lassen sie sich wie folgt zusammenfassen:

- Aufdeckendes, konfliktzentriertes Spektrum
  - Klären:
    Wiederholen, Paraphrasieren, Zusammenfassen,
    Verdeutlichen von Mustern,
    Hervorheben von Widersprüchen.
  - Konfrontieren:
    Implizieren von Zusammenhängen,
    Zusammenhänge herstellen (zwischen Themen, Verhaltensweisen, Beziehungen),
    Zusammenhänge zur Therapiebeziehung herstellen.
  - Deuten:
    Interpretation durch Hinzufügen neuer Bedeutung,
    Interpretation durch Herstellen kausaler Zusammenhänge,
    Interpretation durch Verwendung von Metaphern oder Allegorien.
- Stabilisierendes, strukturdynamisches Spektrum
  - Strukturstabilisierung:
    Ausdruck von Mitgefühl, Validierung,
    Vermittlung von Fachwissen/Psychoedukation,
    (Selektive Selbstoffenbarung, je nach Verwendung), Ratschläge.
  - Strukturdynamisches Vorgehen:
    Exploration,
    Ermutigung angedeuteter Impulse,
    (Selektive Selbstoffenbarung, je nach Verwendung), Interventionen des aufdeckenden Spektrums.

Das Durcharbeiten schließlich fasst Sequenzen verschiedener Interventionen zusammen, mit denen Einsichten in unbewusste Dynamiken in konkrete Veränderungen überführt und diese gefestigt werden sollen.

3.3 Beziehungsgestaltung und Interventionen

Aufdeckende Interventionen wollen abgewehrte psychische Inhalte bewusstseinsnah und durch Symbolisierung (d. h. Deutungen) schließlich bewusstseinszugehörig machen. Hierdurch sollen Abwehrbemühungen, die letztlich in Symptombildung mündeten, unnötig, dysfunktionale Beziehungsmuster veränderbar sowie nicht integrierte Motive, Wünsche und Sehnsüchte dem eigenen Handeln wieder zugänglich gemacht werden. Für die TP bedeutet dies eine Bewältigung unbewusster Konfliktspannungen durch Kenntnis der unbewussten und biografischen Dynamiken, für die AP eine Auflösung kindlicher Ängste, die zur Abwehrentwicklung führten, durch Einsicht und emotionale Neuerfahrung in der therapeutischen Beziehung. Strukturstabilisierende Interventionen wiederum wollen Halt für psychische Überforderung anbieten, überschießende Affekte beruhigen und polarisierte Sichtweisen mäßigen. Hierdurch sollen eskalierte psychosoziale Situationen und akute Symptomatiken gebessert werden sowie Steuerungsfähigkeit und auch Reflexivität (wieder) ermöglicht werden. In der strukturdynamischen Behandlungsphase soll auch hier ein Zugang zu den dynamischen Hintergründen struktureller Auffälligkeiten, die als Abwehrmechanismen verstanden werden, hergestellt werden. Hierzu gehört vor allem die Deutung und Durcharbeitung konflikthafter Teilobjektbeziehungsdyaden, bei denen eine aktuelle Teilobjektbeziehung (d. h. gespaltene, nur-gute oder nur-schlechte Objektwahrnehmung) eine tieferliegende Teilobjektübertragung (d. h. gespaltene Objektwahrnehmung eines biografischen Konflikts, z. B. die nur-schlechte Mutter) abwehrt.

Aufdeckende Durcharbeitung im Rahmen einer Konfliktpathologie
Fallbeispiel Fr. P. (vgl. Abschn. 1.2) leidet neben ihrer Traumafolgestörung an einer Konfliktpathologie um Autarkie vs. Versorgung im passiven Modus, d. h., sie vermeidet aufgrund schmerzlicher Erfahrungen in der Biografie Impulse nach Autarkie und Altruismus aus übersteigerter Angst, selber zu kurz zu kommen. Stattdessen persistieren ein ständiges Mangelerleben und ständige Bedürftigkeit, die zum Grundmuster ihrer Beziehungen geworden sind. Durch das erlebte Trauma geriet sie in eine Situation konkreter Hilflosigkeit und Bedürftigkeit, was sie überforderte und zu einer Dekompensation der intrapsychischen Dynamik führte. Nachdem die intrusive Traumafolgesymptomatik mit EMDR zunächst erfolgreich bearbeitet werden konnte, thematisiert sie in den folgenden Sitzungen Rezidivängste, die sich als nicht begründet, aber auch nicht zu beruhigen darstellen. Es entsteht folgender Dialog:

Therapeutin: „Frau P., mir fällt auf, dass sie zum wiederholten Male Ihre Sorgen vor einem Wiederauftreten von Flashbacks und Panik beim Autofahren einbringen, obwohl wir uns doch schon sehr engagiert darüber ausgetauscht haben."

(Intervention: Klärung).

Frau P.: „Ja, Sie haben recht, ich jammere wohl wieder zu viel. Ich wusste, dass ich Ihnen damit irgendwann auf die Nerven gehen werde."
(Passiv-aggressive Replik.)

Therapeutin:	„Nein, Sie nerven mich nicht, keine Sorge; ich frage mich nur, warum unsere zurückliegenden Gespräche nach der sehr erfolgreichen Traumakonfrontation in den vergangenen Sitzungen noch nicht zu einer Beruhigung beitragen konnten." (Intervention: Konfrontation.)
Frau P.:	„Nun, so bin ich schon immer gewesen, ständig dieses Grübeln und nie zur Ruhe kommen." (Die Patientin kennt sich …).
Therapeutin:	„Als wir über Ihre Lebensgeschichte sprachen, hatten Sie mir erzählt, wie schwierig es neben den 5 Geschwistern war, die Aufmerksamkeit der Eltern für sich zu gewinnen. Jeder, der etwas konnte, musste schnell selbstständig werden und Pflichten übernehmen. Ich frage mich, ob sich hier etwas wiederholt; vielleicht müssen sie an ihren Sorgen festhalten, um von mir nicht vorschnell als geheilt erklärt und vor die Tür gesetzt zu werden?" (Intervention: Deutung.)
Frau P.:	„Ja, das würde mir Angst machen." (Die Patientin kann sich mit dem angebotenen Affekt verbinden.)
Therapeutin:	„Vielleicht ist das ja dieselbe Angst, die sie als Kind schon hatten?" (Intervention: Deutung.)
Frau P.:	„Das kann ich mir durchaus vorstellen! Als Kinder mussten wir auch ständig funktionieren. Einmal haben mich unsere Eltern mit Fieber zur Schule geschickt, weil beide arbeiten mussten und sonst keiner auf mich hätte aufpassen können." (Die Patientin verbindet weitere Erinnerungen mit Affekt und Situation.)
Therapeutin:	„Vielleicht stellt das Festhalten an Sorgen und sich nicht vorschnell beruhigen lassen ja einen alten Schutzmechanismus zur Sicherung elterlicher Fürsorge dar? Ich kann mir da vorstellen, dass Sie da mit mir eine andere Erfahrung machen können: Ich bleibe für Sie da, auch wenn Flashbacks und Ängste besser werden." (Intervention: Deutung und Angebot einer emotional korrektiven Erfahrung.)

In dieser Sequenz kann deutend ein Zugang zum konflikthaft gewordenen Wunsch nach Versorgung hergestellt werden, indem dessen Reaktualisierung im Therapiesetting in Bezug zur Biografie und entsprechenden schmerzlichen Erfahrung gesetzt werden konnte. Die Patientin kann hieraus erlebnisnah verstehen, wie sie überbordend an Bedürftigkeitserleben und Versorgungswünschen festhält, aus Angst, durch Autarkie und Selbstwirksamkeit verloren zu gehen und letztlich überfordert zu werden. Das Festhalten an Bedürftigkeit kann somit als Schutzmechanismus gedeutet werden und die zugrunde liegende Konfliktpathologie bewusst gemacht werden. Infolge weiterer solcher Sequenzen kann diese Problematik durchgearbeitet werden und die Patientin sich schließlich trauen, von der Hilfe anderer „satt" werden zu dürfen und auch auf eigene Fähigkeiten vertrauen zu können.

Strukturdynamische Durcharbeitung im Rahmen einer Strukturpathologie

Fallbeispiel Hr. A. (vgl. Abschn. 1.3) leidet unter gespaltener Objektwahrnehmung und ausgeprägter Kränkbarkeit vor dem Hintergrund biografischer Gewalt- und Vernachlässigungserfahrungen. Heftige, unmodulierte Affekte der Wut, Angst, Scham und Kleinheit persistieren und drohen einseitig sein Erleben zu färben. Sie sind jeweils an Teilobjektbeziehungsdyaden gebunden, die entsprechend einseitiges Objekterleben hervorbringen und drohen, leicht aktiviert zu werden. Dies versucht der Patient durch Grandiositätsverhalten und Drohgebärden abzuwehren. In einer stationären Behandlung konnte er ein erstes Bewusstsein dafür entwickeln und beginnend Verantwortung für seine innere Dynamik übernehmen. Damit ist sie aber noch nicht überwunden, sondern bedarf der fortlaufenden Durcharbeitung in der ambulanten Weiterbehandlung, auch und vor allem innerhalb der Therapiebeziehung. Der Auszug einer fiktiven Sitzung soll dies verdeutlichen:

Therapeut: „Mir fällt auf, dass Sie heute viel schweigen und sehr angespannt wirken. Ich bin neugierig, was das bedeuten mag – vielleicht möchten Sie mit mir zusammen darüber nachdenken?"
(Intervention: Exploration, selektive Selbstoffenbarung.)

Herr A.: „Ach, ich habe heute einfach keine Lust auf die Sitzung, hatte einen schlechten Tag, mir ist nicht nach Quatschen."
(Der Patient wehrt weiter ab, lässt aber Wut und Ablehnung spürbar werden.)

Therapeut: „Das verwundert mich etwas, die Sitzungen davor hatten wir ganz produktive und auch lustige Gespräche?"
(Intervention: Konfrontation.)

Herr A.: „Sie vergessen, dass die letzte Sitzung ausgefallen war!"
(Nun deutet er den Grund seines Ärgers an.)

Therapeut: „Ah, jetzt verstehe ich etwas besser – vielleicht hat Sie der Sitzungsausfall enttäuscht oder verärgert?"
(Intervention: Deutung.)

Herr A.: „So wichtig war die Sitzung nun auch nicht."
(Er wehrt weiter ab, seine Körpersprache und unbewusste Kommunikation widersprechen aber seiner Aussage.)

Therapeut: „Nehmen wir an, der Sitzungsausfall hat Sie enttäuscht oder verärgert – ich könnte solche Gefühle verstehen, Patienten reagieren manchmal emotional auf Sitzungsausfälle –, würden Sie sich ein solches Gefühl erlauben? Ich verspüre jedenfalls den Impuls, Sie dazu ermutigen zu wollen."
(Intervention: Ermutigung angedeuteter Impulse.)

Herr A.: „Wenn es Ihnen hilft, ja, ich war wütend und auch enttäuscht. Aber das interessiert Sie doch eh nicht und helfen tut es auch nicht."
(Er beginnt, sich mit dem Affekt zu verbinden, und lässt dabei verinnerlichte Erwartungen, wie das Objekt reagieren wird – nämlich gleichgültig –, deutlich werden.)

Therapeut:	„Nun, es interessiert mich schon, und es macht mich auch betroffen, da mir Verbindlichkeit mit den Terminen wichtig ist. Es tut mir leid, dass Sie enttäuscht und wütend waren, das wollte ich nicht auslösen." (Intervention: Angebot emotional korrektiver Erfahrung.)
Herr A.:	„Ist schon o. k., war ja nur ein Termin." (Er versucht die Beziehung weiter vor seinen negativen Affekten zu schützen.)
Therapeut:	„Vielleicht waren Sie auch deswegen so verärgert und enttäuscht, weil wir davor so positive Gespräche hatten und dann plötzlich ein Riss entstand? Ich hatte Sie selten so guter Dinge und offenherzig erlebt." (Intervention: Deutung.)
Herr A.:	„Darüber muss ich nachdenken." (Lässt das Gesagte auf sich wirken.)
Therapeut:	„Wenn Sie erlauben, würde ich gerne noch eine Überlegung einbringen. Ihr Vater war sehr unstet im Kontakt mit Ihnen – mal war er da, mal nicht. Ebenso war seine Stimmung unvorhersehbar. Sie hatten erzählt, dass, wenn er kam, er für Sie wie ein Superheld war, mit dem Motorrad und seinen Abenteuergeschichten. Sie waren begeistert von Ihrem ganz besonderen Vater, der dann aber von jetzt auf gleich wieder weg sein konnte." (Intervention: Implizieren von Zusammenhängen.)
Herr A.:	„Ja, das werde ich ihm nie verzeihen. Er war ein schlechter Vater, das weiß ich heute!" (Wirkt wütend und nachdenklich.)
Therapeut:	„Oft haben wir Menschen unbewusst Angst, dass sich emotionale Verletzungen wiederholen könnten, und schützen uns dann davor. Vielleicht schützen Sie sich heute durch Ihr Schweigen und Distanziertsein davor, dass Sie mit mir dieselbe Erfahrung machen?" (Intervention: Deutung.)
Herr A.:	„Ja, das stimmt, glaube ich. Als Sie den Termin abgesagt hatten, fühlte ich mich von einem Moment auf den anderen innerlich wie abgeschaltet. Dann war da nur noch bodenlose Trauer und Einsamkeit. Ich hatte den Drang, mich prügeln zu wollen, weil ich mich dann immer besser fühle. Stattdessen habe ich zwei Tage in der Wohnung verbracht, ferngesehen und am Handy gezockt." (Lässt sich ein, öffnet sich.)
Therapeut:	„Mir ist es wichtig, nochmal zu sagen, dass es mir leidtut, dass die Terminabsage Sie in einen solchen Zustand versetzt hat. Vielleicht gelingt es uns aber auch, daran etwas besser zu verstehen, nämlich welche Verletzungen in wichtigen Beziehungen wieder auftreten können?" (Intervention: Angebot emotional korrektiver Erfahrung.)

Herr A.:	„Wenn Sie das meinen …"
	(Wirkt zugänglicher.)
Therapeut:	„Ich denke, dass es nicht in Ordnung war, wie Ihr Vater mit Ihnen umgegangen ist. Anscheinend hat er die eigenen Verletzungen, die er von seinem Vater erlitten hat, einfach unreflektiert weitergegeben. Ich glaube aber, dass Sie sich davon lösen können und mit Vaterfiguren in Ihrem jetzigen Leben einen entspannteren Umgang entwickeln können."
	(Intervention: Ausdruck von Mitgefühl, Deutung, Ermutigung zu neuem Verhalten.)
Herr A.:	„Sie meinen zum Beispiel meinen damaligen Vorgesetzten?"
	(Stellt selber Zusammenhänge her.)
Therapeut:	„Genau!"

In dieser Sitzungssequenz geht es um eine Ruptur innerhalb der Therapiebeziehung, die durch einen Sitzungsausfall entstanden ist. Der Patient kann dies zunächst nur indirekt durch Schweigen und passiv-aggressives Verhalten mitteilen. Selber wehrt er mit einer nur-negativen Teilobjektbeziehung zum Therapeuten die zugrunde liegende Teilobjektübertragung des verlassenen Kindes ab. Diese Zusammenhänge können deutend wiederhergestellt werden. Infolge wiederkehrender ähnlicher Deutungen findet schließlich eine Durcharbeitung des zugrunde liegenden Musters statt, sodass der Patient nicht mehr so heftig und vor allem destruktiv auf Enttäuschungen durch Vaterfiguren (Vorgesetzte, Lehrer …) reagieren muss.

3.3.3 Störungsspezifische Interventionen

Freud und Breuer entwickelten ihr Trauma-Affekt-Modell aus der Hypnose und setzten dabei auf Integration der abgespaltenen Erinnerung und Abfuhr vom eingeklemmten Affekt (vgl. Abschn. 2.2). Ernst Simmel kombinierte hypnotherapeutische und kathartische Methoden in seiner stationären psychotherapeutischen Behandlung, legierte Gold mit Kupfer, um den Kriegszitterern Linderung ihres Leidens zu verschaffen (vgl. Abschn. 2.1). In der Gegenwart waren es Luise Reddemann und Wolfgang Wöller, wie Simmel ebenfalls Klinikleiterin/Klinikleiter, die methodenintegrativ psychodynamische Konzepte zur Behandlung von Traumafolgestörungen entwickelt haben, so Reddemann mit der Psychodynamisch Imaginativen Traumatherapie (PITT) und Wöller mit der Ressourcenbasierten Psychodynamischen Therapie (RPT). Abgrenzend zur Schaffung neuer Schulen soll hier nun durch die (Re-)Integration störungsorientierter Methoden in die Psychodynamische Psychotherapie die Traumatherapie wieder im Primärverfahren beheimatet werden, sodass sie als dritte Säule – entsprechend Wöllers (2016) Vorschlag eines Assoziationsmodells (vgl. Abschn. 3.2.2), aber auch entsprechend den historischen Wurzeln der Psychoanalyse im Trauma-Affekt-Modell – ein integrales Register psychotherapeutischer Regeltätigkeit werden kann, das je nach Indikation hinzugezogen werden kann. Dieses Register umfasst die Interventionskategorien Stabilisierung und Traumakonfrontation, die zur Bearbeitung insbesondere intrusiver Traumafolgestörungen Einsatz finden.

Stabilisierung
Wie schon unter Abschn. 1.7 aufgeführt, besteht ein strittiger Diskurs um die Durchführung von Stabilisierung bei Traumatisierten in Psychotherapien. Es gibt aber Hinweise für eine Überlegenheit von zweiphasigen Psychotherapien bei kPTBS, sprich jenen, die zunächst Stabilisierung, dann Traumakonfrontation durchführen (vgl. Darby et al., 2023). Reddemann (2021) wiederum hat treffend angemerkt, dass jene, die rasche Traumakonfrontation fordern, und jene, die vor zu rascher Traumakonfrontation warnen, womöglich unterschiedliche Patientinnen/Patienten vor Augen haben. Liest man sich bspw. Neudecks (2015) Ausführungen zur Traumakonfrontation durch – der eine solche bei Typ-I- wie bei Typ-II-Traumatisierungen gleichermaßen so früh wie möglich bei allenfalls begrenzter Stabilisierung durchzuführen vorgibt –, sieht man bei seiner kurzen Darstellung von Dissoziation und dem vermeintlich leichten Umgang damit solche unterschiedlichen Grundannahmen bestätigt. Stabilisierungstechniken umfassen konkrete Maßnahmen, psychotherapeutische Techniken und Imaginationen, die dazu dienen sollen, Hyperarousal, Intrusionen/Flashbacks sowie Angst- und Panikzustände zu lindern. Sämtliche Übungen sollten am besten in einer Sitzung angeleitet und hinsichtlich ihrer Effektivität gemeinsam evaluiert werden, statt dass nur z. B. Arbeitsblätter als Hausarbeit ausgeteilt werden. Sie sollen letztlich dazu dienen, den Patientinnen/Patienten ein Gefühl von Selbstwirksamkeit gegenüber ihren Zuständen zurückzugeben, das Ohnmacht und Verzweiflung entgegenwirken soll. Hiermit sollen sie sich auch außerhalb der Therapiesitzungen helfen können, was ihre Alltagsfähigkeit verbessern kann. Während aus psychodynamischer Sicht die haltgebende Therapiebeziehung mit ihrem verlässlichen Setting die größtmögliche Stabilisierung bietet, kann es dauern, bis diese wirksam wird und auch innerlich gehalten werden kann. Stabilisierungsübungen überbrücken somit den Zeitraum, bis die Therapieerfahrung sie ablösen kann.

Psychoedukation: Eine basale, aber bedeutsame Maßnahme, die grundsätzlich zu Beginn von Behandlungen durchgeführt werden sollte, ist Psychoedukation. Sie umfasst ein Normalisieren der Symptome, die als normale Reaktionen auf außergewöhnliche Belastungen erklärt werden, eine Aufklärung über das Traumagedächtnis, demgemäß abgespaltene Erinnerungen nicht ins autobiografische Gedächtnis überführt werden und zu einschießendem Wiedererleben führen, über den Triggermechanismus, demgemäß traumaassoziierte Reize solches Wiedererleben auslösen können, sowie über Dissoziation, die als Schutzmechanismus das Bewusstsein von überwältigenden Inhalten abtrennt.

Notfallkoffer: Ob als App oder als Zettel im Portemonnaie, der symbolische Notfallkoffer verschriftlicht Maßnahmen, die im Akutfall Stabilität und Orientierung wiederherstellen sollen. Dies sind in der Regel folgende Kategorien:

- Hilfreiche Sozialkontakte: Menschen, die im Bedarfsfall angerufen oder aufgesucht werden können.

- Anlaufstellen im Gesundheitswesen: Ärzte/Ärztinnen, Therapeuten/Therapeutinnen, Krankenhäuser, Beratungsstellen …, die im Notfall in Anspruch genommen werden können.
- Kurzfristige Handlungsstrategien: Maßnahmen, die schnell wirken und beruhigen, ablenken, positiv stimmen, z. B. Spazierengehen, Musikhören, Sport treiben, Achtsamkeitsübungen, Atemübungen …
- Langfristige Handlungsstrategien: Maßnahmen, die durch ihre regelmäßige Umsetzung zunehmend zu Stabilität beitragen, z. B. Tagesstruktur, Schlafhygiene, regelmäßig rausgehen, soziale Kontakte pflegen, zur Therapie gehen …

Entspannungsverfahren: Hierzu zählen v. a. die drei etablierten Entspannungsverfahren Autogenes Training nach Schultz, Progressive Muskelrelaxation nach Jacobson und Hypnose, für die es allesamt unterschiedliche Präferenzen gibt. Sie können i. d. R. rasch erlernt werden (selbst Hypnose als Selbsthypnose), und es gibt kostenfreie Audio-/Videoangebote im Internet, daneben hilfreiche Apps.

Achtsamkeitsübungen: Solche Übungen fokussieren das Gegenwartsbewusstsein. Bewährte Umsetzungen sind das Zählen von Atemzügen (je bis 10, dann wieder von vorne, dabei den Atemstrom von Nasenspitze bis Zwerchfell spüren), die Gehmeditation in Form achtsamen Gehens sowie der Bodyscan nach Kabat-Zinn (nichtwertende, schrittweise Wahrnehmung des Körpers von Kopf bis Fuß).

Eine besondere Form der Achtsamkeitsübung ist die 5–4–3–2–1-Übung, die dem Dissoziationsstopp gilt. Sie wird unter Abschn. 3.4.2 vorgestellt.

Atemübungen: Atemübungen sind oft schnell wirksame Methoden zur Aktivierung des Parasympathikus, wodurch sie beruhigen und Angst lindern. Eine einfache Variante ist, doppelt so lange auszuatmen wie einzuatmen, eine anspruchsvollere Variante ist die 4–7–8-Übung aus dem Yoga, bei der vier Sekunden durch die Nase eingeatmet wird, 7 s die Luft angehalten wird, und schließlich 8 s durch den Mund ausgeatmet wird.

Imaginationsübungen: Imaginationsübungen zielen darauf ab, Gefühle von Sicherheit wiederherzustellen oder intrusives Material zu distanzieren. Zu den etablierten Imaginationsübungen zählen der Innere Sichere Ort und die Tresorübung, die Luise Reddemann in ihrer PITT ausgearbeitet hat. Beide Imaginationen sollten in einer Sitzung zunächst angeleitet werden. Die Anleitung kann mit geschlossenen oder offenen Augen durchgeführt werden.

- Innerer Sicherer Ort: Es soll ein Ort vorgestellt werden, an dem sich Patientinnen/Patienten vollkommen sicher und geborgen fühlt. Dies kann ein konkreter Ort, z. B. aus einem Urlaub, sein oder auch ein erfundener Ort. Um diesen Ort herum können Begrenzungen imaginiert werden, die ihn schützen und wirkungsvoll abgrenzen. Ferner können Ressourcen in ihm untergebracht werden wie gute Objekte, Tiere, Fabelwesen, Menschen … Sämtliche Modalitäten (Temperatur, Tageszeit, Geräusche, Gerüche …) können frei bestimmt werden. Wenn er fertig imaginiert ist, kann die Patientin/der Patienten eingeladen werden, ihn noch mal entlang aller Sinne („Was sehen Sie? Was hören Sie? Was fühlen Sie? …) erlebnisnah zu schildern. Abschließend kann eine Geste oder ein Wort gewählt werden, womit eine assoziative Brücke zum Inneren Sicheren Ort hergestellt werden kann, damit dieser im Alltag schnell wieder aufgesucht werden kann.

- Tresorübung: Mit der Tresorübung soll intrusives Material distanziert und bewusstseinsfern gemacht werden können. Hierfür soll zunächst ein Behältnis imaginiert werden, dass die intrusiven Sinnesreize (Bilder, Geräusche, Gedanken, Gerüche …) aufnehmen, speichern und verschließen kann. Dies können Videokassetten, USB-Sticks, DVDs, Diktiergeräte, Fotos, Staubsaugerbeutel … sein. Dann soll ein abgelegener Ort mit einem sicheren Gebäude (z. B. Bank in den USA, verlassenes Hotel im Wald …) vorgestellt werden, in dem es an einem bestimmten Ort (z. B. Keller) einen Tresor gibt. Dieser kann ggf. noch zusätzlich hinter einer verschlossenen Tür sein. Es wird dann ausführlich imaginiert, wie die Patientin/der Patient diesen Ort aufsucht und zum Tresor geht, diesen öffnet, das Behältnis dort ablegt, den Tresor sicher verschließt, etwaige Türen etc. ebenfalls und dann wieder wegfährt. Der Tresor kann im Bedarfsfall, z. B. nach einer Traumakonfrontation, wieder aufgesucht werden, damit zusätzliches Material dort ebenfalls verschlossen wird.

Traumakonfrontation
Traumakonfrontation stellt eine gezielte Exposition (in sensu) gegenüber traumatischem Erleben dar mit dem Ziel, dieses zu desensibilisieren und ins Normalgedächtnis zu integrieren. Hierdurch sollen insbesondere Symptome des Intrusiven Clusters (Wiederhallerleben, Hyperarousal, Vermeidungsverhalten, Detachment) Linderung erfahren. Während Traumakonfrontation schon seit Freud und Breuers Trauma-Affekt-Modell und auch Freuds späterem Grundsatz „Erinnern, wiederholen, durcharbeiten" fester Bestandteil der Psychoanalyse ist, preist die Verhaltenstherapie diese gern als ihre Errungenschaft an, um Lutz Wittmanns (in: Wittmann et al., 2020) Verwunderung erneut aufzugreifen. Die Psychoanalyse verfolgt dabei allerdings ein anderes Verständnis, das heute auf haltgebender Beziehung, Abwehranalyse und Symbolisierung (z. B. in Form des Container-contained-Modells) beruht. Sämtliche Techniken der Traumakonfrontation führen letztlich zu derselben Mentalisierung und Psychisierung der traumatischen Erinnerung und Affekte, postuliert Benecke (in: Benecke & Ermann, 2018). Vor diesem Hintergrund sei als Erstes das schrittweise Erinnern und Bewusstwerden, Wieder-Fühlen und In-Worte-Fassen traumatischer Erfahrungen im Rahmen der psychodynamischen Regelbehandlung als Traumakonfrontation aufgeführt.

Mehr toolorientierte Herangehensweisen gründen oft zunächst auf dem Erstellen einer Traumalandkarte (meist im Zusammenhang mit der Biografieerhebung begonnen, dann im Therapieverlauf weiter gepflegt), in der die X-Achse die Lebensjahre und die Y-Achse die traumatische Belastung („SUD", subjective units of distress, eine Belastungsskala von 0 bis 10) darstellen, wo dann die stattgefundenen Traumatisierungen festgehalten werden. In der Regel müssen auch bei Komplextraumatisierten nicht alle Traumata, sondern nur reaktualisierungsrelevante (d. h. solche, die zu Flashbacks oder Dissoziationen führen) bearbeitet werden. Diese stellen meist „Hotspots", d. h. hohe SUD-Ausschläge in der Traumalandkarte, dar.

In die Traumakonfrontation müssen die Patientinnen/Patienten eingewilligt haben, vorab wiederum hinsichtlich Methode und Durchführung aufgeklärt werden. Hierzu zählt auch die Abklärung etwaiger Kontraindikationen, die in der Literatur unterschiedlich angegeben werden. Eine beeinträchtigte Steuerungsfähigkeit, wie sie z. B. bei Strukturinstabilität, Suizidalität, Eigen-/Fremdgefährdung, Suchtverhalten, psychotischen oder dissoziativen Symptomen vorliegt, sollte gemäß o. g. Zweiphasigkeitsprämisse zunächst stabilisiert werden. Andere mögliche Kontraindikationen stellen eine instabile somatomedizinische Gesundheitslage (z. B. Herz-Kreislauf-Erkrankungen), Schwangerschaft, eine instabile psychosoziale Situation und Täterkontakt bzw. Reviktimisierungsgefahr dar. Letztlich sollten vor Traumakonfrontation mindestens die aktuellen Leitlinienempfehlungen geprüft werden.

Verfahren zur Traumakonfrontation im Rahmen der Psychodynamischen Psychotherapie stellen EMDR, Pendelübung, Bildschirmtechnik und Beobachtertechnik dar, daneben die Arbeit mit Ego-States. Vor jeder Traumakonfrontation sollte der aktuelle SUD-Stand im Zusammenhang mit der traumatischen Erfahrung erhoben werden, der idealerweise nach der Konfrontation auf 0 zurückgegangen ist. Ist dem nicht so, können eventuelle Reste in den Tresor der im Vorfeld durchgeführten Tresorübung gelegt werden. Sachsse (2009) empfiehlt, sich die zu bearbeitende Szene zunächst als Zeitungsnotiz schildern zu lassen. Dies lässt sich so gestalten, dass die Patienten/Patientinnen die Szene vor ihrem Beginn bis nach ihrem Abklingen in nüchtern-sachlichem Nachrichtenton berichten und dabei die 3. Person für sich selber verwenden (d. h. „das Mädchen" bzw. „der Junge" o. ä.). Für die Traumakonfrontation sollte schließlich ein Stop-Signal verabredet werden (z. B. Heben der linken Hand), womit die Patientinnen/Patienten ein Unterbrechen des laufenden Prozesses einfordern können.

EMDR: „Eye Movement Desensitization and Reprocessing" stellt eine eigene Psychotherapiemethode mit eigenen Protokollen und Ausbildungsworkshops dar. Sie gründet auf Visualisieren eines Standbilds der traumatischen Situation, Kontakt zum dabei entstehenden Körpergefühl sowie einer dysfunktionalen negativen Kognition, die infolge der Erfahrung entstanden ist. Es werden dann Sets mit bilateralen Augenbewegungen durchgeführt, die eine Prozessierung der Erfahrung anregen sollen. Abschließend wird geprüft, ob eine vorab gewählte positive Kognition nun als stimmig erlebt werden kann. EMDR unterscheidet ein Standardprotokoll für die klassische PTBS, das die Traumalandkarte von der Vergangenheit über die Gegenwart in die Zukunft (als Projektion) bearbeitet, sowie ein umgekehrtes Standardprotokoll für die kPTBS, das von der Zukunft in die Vergangenheit arbeitet. Daneben stehen ressourcenaktivierende EMDR-Übungen wie die Adsorptionstechnik, Position of Power oder CIPOS (Constant Installation of Present Orientation and Safety) zur Verfügung. Zur Vertiefung sei auf die diesbezügliche Literatur und Ausbildungsgänge verwiesen.

Pendelübung: Die Pendelübung, z. B. nach Wöller et al. (2020), stellt oft einen geeigneten Einstieg in die Traumakonfrontation dar, ähnlich wie CIPOS beim EMDR. Auch hier wird mit einem Standbild der traumatischen Situation gearbeitet, das für einen vorher verabredeten Sekundenzeitraum – den der Therapeut/die Therapeutin laut runterzählt – vorgestellt werden soll, bis dieser/diese schließlich „ausblenden und durchatmen" ruft. Anschließend findet entweder eine Reorientierung in der Gegenwart durch 5–4–3–2–1 (s. Abschn. 3.4.2) oder kognitive Unterbrechung (Lösen von zugerufenen Rechenaufgaben, Nennen von Städten, die mit dem Buchstaben „K" anfangen …) statt oder das innere Aufsuchen von Ressourcenbildern oder des Inneren Sicheren Ortes. Die Übung kann schließlich in Form mehrerer Durchgänge zu einer schrittweisen Desensibilisierung und Stärkung des Gegenwartskontakts führen. Hierbei kann bei jedem Durchgang die Sekundenzahl, die heruntergezählt wird, etwas erhöht werden.

Bildschirmtechnik: Die Bildschirmtechnik (z. B. nach Sachsse, 2009) gestaltet die Traumakonfrontation in Form eines gemeinsamen Fernsehens. So können hierfür Therapeut/Therapeutin und Patient/Patientin nebeneinandersitzen und z. B. auf eine Wand schauen, auf der ein Bildschirm imaginiert wird. Der Patient/die Patientin bekommt eine alte Fernbedienung o. Ä. in die Hand und kann nun die traumatische Szene auf dem Bildschirm abspielen lassen. Hierbei erzählt sie/er, was sie/er sieht. Mit der Fernbedienung kann die Szene angehalten und fortgesetzt werden sowie Lautstärke, Helligkeit, Farbe, Schärfe etc. können verändert werden. Zwischendrin sollte immer wieder der SUD-Stand abgefragt werden. Auch hier sind mehrere Durchgänge hintereinander möglich, und es bietet sich an, den ersten schwarz-weiß, unscharf und ohne Ton durchzuführen, schließlich immer mehr Details dazu zunehmen.

Beobachtertechnik: Die Beobachtertechnik nach Reddemann (2021) gründet zunächst auf der „Installation" des Beobachters, einer aus der östlichen Meditationslehre entlehnten Instanz, die ein neutral-wahrnehmendes, distanziertes Bewusstsein darstellt. Imaginativ sollen dann alle verletzten inneren Kinder (EPs im Sinne der strukturellen Dissoziation) an Innere Sichere Orte gebracht werden, bis schließlich die traumatische Szene aus Sicht des Beobachters durchlaufen werden kann. Vor dem Hintergrund der Integration von Ego-States kann sie insbesondere bei Patienten/Patientinnen mit sekundärer oder tertiärer struktureller Dissoziation in Betracht gezogen werden.

Für Pendelübung, Bildschirmtechnik und Beobachtertechnik kann, analog zum EMDR, auch vorab eine negative sowie eine positive Kognition über das Ereignis formuliert werden, deren Stimmigkeiten am Ende überprüft werden.

Arbeit mit Ego-States: Bei höhergradiger struktureller Dissoziation (z. B. sekundäre oder tertiäre strukturelle Dissoziation, vgl. Abschn. 2.4.3), bei der mehrere EPs bestehen, kann ein auf der Ego-State-Therapie aufbauender Ansatz hilfreich sein. Während die Ego-State-Dynamik in der Analytischen Psychotherapie analog der Objektbeziehungstheorie nach Fairbairn (vgl. Abschn. 2.3.5) auch behutsam im Übertragungsdialog entstehen und bearbeitet werden kann – aber nicht muss –, bieten sich ansonsten Interventionen aus der Ego-State-Therapie an, wie sie z. B. von Peichl (2017) für Patienten/Patientinnen mit kPTBS ausgearbeitet wurde. Ein solcher Ansatz ist anschlussfähig zur Fairbairn'schen Objektbeziehungstheorie und deckungsgleich mit dessen Anliegen, den „inneren Bürgerkrieg" zu befrieden und die abgespalteten Anteile zu integrieren. Hierbei wird nach vorangehender Stabilisierung und Ressourcenaktivierung, ggf. auch fraktionierter Traumakonfrontation, die Integration von sowie der Dialog mit den verschiedenen EPs gefördert. Verletzten inneren Anteilen können hierbei imaginativ Schutz oder anderweitige Ressourcen zuteilwerden, und sie können mit helfenden bzw. schützenden Ego-States, die auch nachträglich aufgerichtet werden können, in Verbindung gebracht werden. Täterintrojekte wiederum können „geschrumpft", in ihrer ursprünglichen Schutzfunktion anerkannt und gewürdigt sowie aus ihnen abgeleitete Über-Ich-Stimmen abgemildert werden. Hierfür ist ein direkter Dialog mit den Ego-States möglich, der auch über einen Stühle-Dialog visualisiert werden kann. Die therapeutische Haltung zu den Ego-States soll wertschätzend und allparteilich sein, auch zu destruktiven Ego-States, die nicht eliminiert werden sollen. Dissoziative Barrieren zwischen den Ego-States sollen respektvoll bearbeitet werden, ihre Integration nicht erzwungen werden, insbesondere bei tertiärer struktureller Dissoziation.

3.4 Umgang mit Krisen

3.4.1 Dekompensation

Während laufender Behandlungen kann es zu Symptomverschlechterungen kommen; nur selten findet eine lineare, stetige Zustandsverbesserung statt. Symptomverschlechterungen können infolge von Sitzungsinhalten, z. B. Traumakonfrontationen, entstehen, sie können aber auch behandlungsunabhängig, z. B. infolge psychosozialer Belastungen (Trennungen, Arbeitsplatzkonflikte …) oder auch zunächst nicht auszumachender Auslöser, auftreten. Wichtig ist, dass in der Behandlung ein offenes, unterstützendes und vertrauensvolles Gesprächsklima herrscht, sodass Patienten/Patientinnen über ihre Not sprechen. Das ist nicht immer selbstverständlich; so kann die Inanspruchnahme von Unterstützung durch innere Konflikte gehemmt sein, oder der lebenslang eingeübte Druck, eine funktionale ANP zu präsentieren und EPs zu verstecken, präsentiert eine scheinbar intakte Fassade. Ein therapeutisches Gespür für solche Dynamiken zu haben und immer wieder auch anlasslos nach dem Ergehen und Alltagsleben zu fragen, gehört daher zur therapeutischen Praxis.

Im Umgang mit Zustandsverschlechterungen ist dann gemeinsam zu reflektieren, worin sich diese ursächlich begründen. Während Traumakonfrontationen und aufdeckendes Vorgehen passager oft als belastend erlebt werden und auch das Hochkommen neuer Erinnerungen mobilisieren können, sollten diese Belastungen dennoch begrenzt bleiben und sich ein Gefühl von Verarbeiten und/oder Lösung von Spannungen in bei den Patienten/Patientinnen einstellen. Tritt dies nicht ein, ist zu reflektieren, welche intrapsychische oder Beziehungsdynamik ein solches Prozessieren überlagert; ggf. ist auch das Vorgehen zu rasch, nicht in gemeinsamem Tempo oder hinsichtlich des Verhältnisses von Stabilisieren und Konfrontieren unausgewogen. Solcherart begründete Belastungen sollten jedenfalls zu klären sein und die „Symptomkommunikation" der Patienten/Patientinnen wieder in produktive therapeutische Arbeit überführt werden können. Eine andere Ursache stellen nicht auflösbare maligne Übertragungsdynamiken dar. So können sich negativ-therapeutische Reaktionen aneinanderreihen und eine Schulddynamik in der Therapiebeziehung begründen, aus der heraus der Therapeut/die Therapeutin immer mehr in die Defensive gerät. Gegebenenfalls muss an solchen Stellen eine Behandlung auch beendet werden, nach voriger Supervision oder Triangulationsversuchen durch ein (teil-)stationäres Setting.

In jedem Fall sollten Ausmaß und Dauer von Verschlechterungen im Blick behalten und die Inanspruchnahme intensivierter Settings (Tagesklinik, Station) rechtzeitig erwogen werden. Hierfür sind sowohl Symptombelastung als auch psychosoziales Funktionsniveau ausschlaggebende Kriterien: Nehmen beispielsweise Intrusionen und Dissoziationen zu, ohne dass durch therapeutische Maßnahmen Linderung eintritt, bestehen Ängste/Panikattacken und zunehmendes Vermeidungsverhalten, bewirken beeinträchtigter Antrieb und depressive Stimmungslage einen Verlust von Tagesstruktur und Aktivitätsniveau oder kommt es zu fortlaufenden Krankschreibungen ohne Perspektive auf Änderung, ist ein Settingwechsel zu planen. Überbrückend können konkrete Maßnahmenpläne zur Alltagsgestaltung und ggf. das Zurverfügungstellen einer therapeutischen Notfallnummer provisorisch stabilisieren, bis eine Aufnahme erfolgen kann.

3.4.2 Dissoziation

Wie schon unter Abschn. 3.2.2 vorgestellt, werden dissoziative Symptome in Detachment und Compartmentalisierung eingeteilt (vgl. Schreiber, 2025). Während grundsätzlich gilt, mögliche Auslöser zu identifizieren und Symptommanagement sowie Ressourcenlage zu fördern, gibt es für beide Bereiche unterschiedliche Herangehensweisen in der Handhabung akuter Zustände.

So kommen bei Detachment-Symptomen Grounding-Techniken zur Anwendung. Dies sind Techniken zu Ort, Körpergefühl und Zeit, die therapeutisch angeleitet oder auch selbstständig durchgeführt werden können. Ein Bewusstsein für den Ort kann durch die **5–4–3–2–1-Technik** nach Dolan (2009) hergestellt werden, bei der Patienten/Patientinnen zunächst jeweils 5 Dinge, die sie jetzt gerade sehen, hören und fühlen, benennen sollen, dann sollen 4, 3 usw. Techniken zum Körpergefühl das Körpererleben fördern, was durch Bewegung, Stampfen, sich Abklopfen, Händereiben u. Ä. erfolgen kann. Techniken zur Zeit sollen die Orientierung in der Gegenwart sowie den biografischen Zeitstrahl wiederherstellen, was durch Flashbacks oft durcheinandergerät; hierzu kann nach dem aktuellen Datum, aber auch Zeitgeschehen (gesellschaftlich wie auch persönlich bezogen) gefragt werden.

Compartmentalisierung, die sich durch das Switchen in unverbundene Zustände (EPs) charakterisiert, löst beim ersten Auftreten im therapeutischen Kontext meist ein Erschrecken aus. Nach Beruhigung sollte eine Einordnung erfolgen sowie ein Behandlungsplan erstellt werden. Während initial Stabilisierung angezeigt ist, sollte im Verlauf eine auf Integration ausgerichtete Arbeitsweise mit den dissoziierten Anteilen aufgenommen werden. Hierzu kann auch fraktionierte Traumakonfrontation gehören.

Eine besondere Situation stellen umfängliche dissoziative Zustände, wie z. B. die pseudoepileptischen dissoziativen Krampfanfälle dar. Diese gehen mit Bewusstseinsverlust einher und können mitunter lange anhalten. Schwere Anfälle sind oft nicht einfach zu durchbrechen, es erfolgt keine unmittelbare Reaktion auf direkte Ansprache, und auch aggressivere (ein bewusst gewählter Begriff …) Maßnahmen wie Coldpacks oder Ammoniakstäbchen können ohne Wirkung bleiben. Tritt dies in ambulanten Praxen auf, ist oft eine Einschaltung des Rettungsdienstes und Akutverlegung ins Krankenhaus Mittel der Wahl. Stationär wiederum ist meist ärztliche und/oder pflegerische 1:1-Betreuung bis zum Abklingen des Anfalls erforderlich. In der Folge entsteht oft Sorge, derartige Anfälle könnten leicht wieder auftreten, wodurch die therapeutische Arbeit defensiv wird. Ein Pendelspiel von Stabilisierung und Traumabearbeitung sollte dennoch aufrechterhalten werden, wofür in der Regel ein stationärer Rahmen erforderlich ist, bis eine erfolgreiche Zustandsstabilisierung die Überführung in den ambulanten Rahmen erlaubt.

Schreiber (2025) führt auf, dass zur Behandlung von Patientinnen/Patienten ein Rahmen notwendig ist, in dem der Therapeut/die Therapeutin sich sicher fühlen kann. Damit die therapeutische Arbeit, wie aufgeführt, nicht in die Defensive gerät, ist dies zwingend erforderlich. Angst vor Dissoziation ist in jedem Fall nicht förderlich, es sollte ein ruhiger, selbstwirksamer Umgang damit erarbeitet werden. Traumatherapeutische Supervision kann hierzu beitragen.

3.4.3 Suizidalität und Fremdgefährdung

Quälende innere Zustände, die lebensbestimmend werden, können massive Verzweiflung hervorrufen. Ohnmacht und Hilflosigkeitserleben tragen ihren Teil dazu bei, und wenn schließlich Perspektive und Hoffnung schwinden, kann Lebensüberdruss entstehen, der suizidale Gedanken hervorrufen kann. Eine solche Entwicklung ist z. B. in Pöldingers (1968) Drei-Phasen-Modell der Suizidalität zusammengefasst:

- Erwägungsphase: Es entstehen erste Suizidgedanken, bzgl. suizidaler Handlungen wiederum besteht Ambivalenz. Es kommt zu Aggressionshemmung bzw. Wendung gegen das Selbst und zu sozialer Isolation.
- Abwägungsphase: Es entstehen konkrete Pläne, Suizidhandlungen werden als Kontaktversuche und Ventilfunktion angekündigt.
- Entschlussphase: Es finden keine Suizidankündigungen mehr statt, nach außen besteht Scheinbesserung, „Ruhe vor dem Sturm", Pläne werden umgesetzt.

Es ist wichtig, Patienten/Patientinnen in den frühen Phasen zu erfassen, ernst zu nehmen und unmittelbar handelnd zu helfen. Hierzu kann eine Intensivierung der ambulanten Kontakte, Einschaltung helfender Dienste (z. B. sozialpsychiatrischer Dienst) oder Einleitung einer Krankenhausbehandlung gehören. Gegebenenfalls müssen Notarzt oder Polizei eingeschaltet werden, z. B. auch, wenn Patienten/Patientinnen in solchen Phasen nicht zum Termin erscheinen.

Suizidalität zu erfragen, sollte regelmäßig durchgeführt werden und zur Selbstverständlichkeit psychotherapeutischen Handelns gehören. Dies heißt auch, keinen falschen Vorstellungen davon aufzusitzen (z. B. nach Suizidalität zu fragen, würde diese erst recht hervorrufen).

Aggression kann statt nach innen auch nach außen gewendet werden, was zu Fremdgefährdung, im schlimmsten Fall als erweiterter Suizid, Tötung oder Mord, führen kann. Auslöser kann eine Kränkung sein, aber auch Rachefantasien im Rahmen erlebter Traumatisierungen. Analog Pöldingers Drei-Phasen-Modell kommt es in der Erwägungsphase hier zu Aggressionsfantasien, in der Abwägungsphase zu Handlungsplänen und in der Entschlussphase zu Scheinbesserung und Umsetzung. Wichtig ist es auch hier, die Patienten/Patientinnen frühzeitig zu erfassen, ihre innere Dynamik anzusprechen und ggf. handelnd sie und ihr Umfeld zu schützen.

Literatur

Arbeitskreis OPD (Hrsg.). (2024). *OPD-3 – Operationalisierte Psychodynamische Diagnostik: Das Manual für Diagnostik und Therapieplanung* (2. Auflage). Hogrefe.

Barwinski, R. (2020). *Steuerungsprozesse in der psychodynamischen Traumatherapie*. Klett-Cotta.

Benecke, C. & Ermann, M. (2018). *Negative Affekte in der Psychotherapie* (Lindauer Beiträge zur Psychotherapie und Psychosomatik). Kohlhammer.

Benecke, C. (2014). Psychoanalytische Modelle und Behandlungskonzepte der Persönlichkeitsstörungen. *PiD – Psychotherapie Im Dialog, 15*(03), 36–39. https://doi.org/10.1055/s-0034-1388633

Darby, R. J., Taylor, E. P. & Cadavid, M. S. (2023). Phase-based psychological interventions for complex post-traumatic stress disorder: A systematic review. *Journal Of Affective Disorders Reports, 14*, 100628. https://doi.org/10.1016/j.jadr.2023.100628.

Dolan, Y. M. (2009). *Schritt für Schritt zur Freude zurück: das Leben nach traumatischen Erlebnissen meistern*. Carl-Auer Verlag

Erekson, D. M., Lambert, M. J., Eggett, D. L. (2015). The relationship between session frequency and psychotherapy outcome in a naturalistic setting. *J Consult Clin Psychol. 83*(6):1097–1107. https://doi.org/10.1037/a0039774. Epub 2015 Oct 5. PMID: 26436645.

Ermann, M. (2016). Psychoanalytische Konfliktpsychologie – obsolet oder aktuell? *Forum der Psychoanalyse, 32*(4), 431–442. https://doi.org/10.1007/s00451-016-0241-z.

Gemeinsamer Bundesausschuss (2024). *Richtlinie des Gemeinsamen Bundesausschusses über die Durchführung der Psychotherapie (Psychotherapie-Richtlinie)*. https://www.g-ba.de/downloads/62-492-3647/PT-RL_2024-08-15_iK-2024-11-01.pdf#page13 (abgerufen 01.02.2025).

Gumz, A., Neubauer, K., Horstkotte, J. K., Geyer, M., Löwe, B., Murray, A, M. & Kästner, D. (2017). A bottom-up approach to assess verbal therapeutic techniques. Development of the Psychodynamic Interventions List (PIL). *PLOS ONE 12*(8):e0182949 https://doi.org/10.1371/journal.pone.0182949.

Hoffmann, N. & Hofmann, B. (2012). *Selbstfürsorge für Therapeuten und Berater*. Beltz.

Hurvich, M. (2015). Vernichtungsängste – traumatische Ängste. *Psyche, 69*(09/10), 797–825. https://www.psyche.de.

Neudeck, P. (2015). *Expositionsverfahren: Techniken der Verhaltenstherapie*. Beltz.

Peichl, J. (2017). *Innere Kinder, Täter, Helfer & Co: Ego-State-Therapie des traumatisierten Selbst*. Klett-Cotta.

Plab, K. (2014). *Liegen oder Sitzen?: Plädoyer für einen psychoanalytischen Paradigmenwechsel*. Psychosozial-Verlag.

Pöldinger, W. (1968) *Die Abschätzung der Suizidalität*. Huber.

Reddemann, L. (2021). Psychodynamisch Imaginative Traumatherapie – PITT: Ein Mitgefühls- und Ressourcen-orientierter Ansatz in der Psychotraumatologie. Stuttgart: Klett-Cotta.

Rudolf, G., Grande, T. & Oberbracht, C. (2000). Die Heidelberger Umstrukturierungsskala. *Psychotherapeut, 45*(4), 237–246. https://doi.org/10.1007/pl00006720.

Rudolf, G. (2014). *Psychodynamische Psychotherapie: Die Arbeit an Konflikt, Struktur und Trauma*. Schattauer. https://elibrary.utb.de/doi/book/https://doi.org/10.5555/9783608268102

Sachsse, U. (2009). *Traumazentrierte Psychotherapie: Theorie, Klinik und Praxis*. Schattauer.

Sachsse, U. (2013). Psychodynamische Psychotherapie von Traumafolgestörungen im Rahmen der Richtlinien-Psychotherapie. *Psychotherapeut, 58* (5), 496–502. https://doi.org/10.1007/s00278-013-1005-5.

Schreiber, V. (2025). Erkennen und Management von Dissoziation. *PSYCH Up2date, 19*(01), 9–15. https://doi.org/10.1055/a-2390-2757

Staats, H. (2017). *Die therapeutische Beziehung – Spielarten und verwandte Konzepte*. Vandenhoeck & Ruprecht.

Wampold, B. E, Imel, Z. E., Flückiger, C. (2018). *Die Psychotherapie-Debatte. Was Psychotherapie wirksam macht*. Hogrefe.

Wittmann, L., Benecke, C., Gast, L., Leuzinger-Bohleber, M. & Mertens, W. (2020). *Trauma: Psychodynamik – Therapie – Empirie*. Kohlhammer.

Wöller, W. (2015). Assoziationsmodell. *Psychotherapeut, 61*(1), 66–72. https://doi.org/10.1007/s00278-015-0076-x.

Wöller, W., Lampe, A., Schellong, J., Leichsenring, F., Kruse, J. (2020). *Psychodynamische Therapie der komplexen posttraumatischen Belastungsstörung: Ein Manual zur Behandlung nach Kindheitstrauma*. Schattauer.

Psychodynamische Traumatherapie im Gruppensetting

4

Inhaltsverzeichnis

4.1 Psychodynamische Gruppenpsychotherapie als eigenständiges Verfahren 127
4.2 Indikation und Setting. 132
4.3 Praxis der Psychodynamischen Traumatherapie im Gruppensetting 139
4.4 Kombinationsbehandlung von Einzel- und Gruppentherapie 145
4.5 Transgenerationale Traumaweitergabe und Soziales Trauma. 149
Literatur 151

▶ Dieses Kapitel beleuchtet die Psychodynamische Traumatherapie im Gruppensetting als eigenständiges, wirksames Verfahren. Es erläutert Indikationen, Wirkfaktoren und gruppendynamische Prozesse und zeigt, wie Reinszenierungen, Übertragungen und Symbolisierung in der Mehrpersonensituation therapeutisch fruchtbar werden. Besonderes Augenmerk liegt auf der Verbindung mit Einzeltherapie, dem Umgang mit Krisen und der transgenerationalen Weitergabe traumatischer Erfahrungen. Das Kapitel bietet praxisnahes Wissen für die Behandlung traumatisierter Menschen in Gruppenpsychotherapie.

4.1 Psychodynamische Gruppenpsychotherapie als eigenständiges Verfahren

4.1.1 Psychodynamische Gruppenpsychotherapie stellt ein eigenständiges Verfahren mit eigener Methodik dar

Gruppenpsychotherapie unterliegt in der Wahrnehmung von Patienten/Patientinnen, aber auch der Öffentlichkeit oft noch Missverständnissen: So wird sie als

Massenabfertigung im Gegensatz zur individuelleren Einzelpsychotherapie gesehen, den Selbsthilfegruppen zugerechnet oder als Geldsparmaßnahme abgetan. Dass sie ein hochwirksames eigenes Verfahren mit eigener Methodik darstellt, ist hingegen meist nur Gruppentherapeuten/-therapeutinnen oder Patientinnen/Patienten, die sie in Kliniken mit gruppenpsychotherapeutischem Schwerpunkt kennengelernt haben, bewusst. Vor dem Hintergrund ihrer Effektstärken (vgl. Abschn. 4.1.3), ihrer Wirtschaftlichkeit und ihrer Versorgungsrelevanz verdient sie, mehr Umsetzung und eine bessere öffentliche Wahrnehmung zu bekommen.

So verdeutlicht bspw. Janssen (2020), dass die Psychodynamische Gruppenpsychotherapie ein eigenständiges Verfahren samt eigener Methodik ist, welches auf der psychoanalytischen Krankheitslehre sowie der Gruppenanalyse beruht. Diese Definition grenzt sich von älteren Sichtweisen ab, wonach die Gruppe lediglich eine Settingvariable ist; die Psychodynamische Gruppenpsychotherapie ist nämlich mehr als nur Einzeltherapie in der Gruppe, wie in diesem Kapitel noch ausgeführt wird. Die Psychodynamische Gruppenpsychotherapie – Janssen nimmt hier, analog der Sichtweise des Wissenschaftlichen Beirats Psychotherapie bzw. internationaler Gepflogenheiten, mit dem Begriff „Psychodynamisch" keine Trennung mehr zwischen Tiefenpsychologisch fundierter und Analytischer Psychotherapie vor, was für Gruppenpsychotherapie in diesem Buch übernommen wird – stellt vielmehr ein spezifisches Verfahren dar, das der Durcharbeitung unbewusster, verinnerlichter pathologischer Objektbeziehungsmuster dient. Der Interaktionsraum der Gruppe bietet hierfür ein umfängliches Beziehungsfeld für Übertragung, Projektion und Reinszenierung, sprich unbewusste Kommunikation. Dieser Rahmen geht über die Möglichkeiten der dyadischen Einzeltherapie weit hinaus und bietet sich somit insbesondere für Patienten/Patientinnen, die verstörende gruppale – z. B. familiäre – Beziehungserfahrungen gemacht haben, an. Gleichzeitig führt das Verfahren ein triangulierendes Element in die Psychotherapie ein: Die Beziehung zwischen Patientin/Patient und Therapeutin/Therapeut ist nicht mehr exklusiv, sondern wird von Außenstehenden unmittelbar beobachtet. Dies relativiert einerseits autoritäre Einflussnahme, andererseits erfährt die Übertragungsdynamik (auch die zwischen Gruppenteilnehmenden) somit eine Spiegelung durch die Dritte-Person-Perspektive, was insbesondere bei heftigen Übertragungsprozessen, mangelnder therapeutischer Ich-Spaltung und wenig Ich-Dystonie hilfreich ist.

Die Gruppe erweitert mit ihrem Mehrpersonensetting zudem die Containment-Kapazitäten der Therapie; Bions Container-contained-Modell (vgl. Abschn. 2.3.2) findet im gruppalen Setting nämlich eine breitere Form der Umsetzung. Wo der Therapeut/die Therapeutin von den anspruchsvollen Übertragungsprozessen traumatisierter Patienten/Patientinnen (vgl. Abschn. 1.5) mitunter überwältigt, sekundärtraumatisiert oder zu Gegenübertragungswiderständen verleitet sein kann, eröffnet die Gruppe einen solidarischen Resonanzraum, der solche Reaktionen abmildern kann. Hierdurch können auch heftige Affekte, aufwühlende Geschichten und problematisches Interaktionsverhalten einen stabilen Rahmen finden. Voraussetzung hierfür ist allerdings, dass die Gruppe als Ganzes einen guten Zusammenhalt entwickelt (eine sog. Gruppenkohäsion) und dass die Teilnehmenden hinreichend Gemeinsamkeiten haben, aber auch hinreichend verschieden sind, um als Spiegel wirksam zu werden. Letztlich ermöglicht die Gruppe damit insbesondere traumatisierten Menschen eine Erfahrung, die sie in aller Regel in ihrer Herkunftsfamilie und Kindheit oft nicht gemacht haben: Anteilnahme, Bestätigung und Zeugenschaft. In seinem Leid nicht getröstet oder beschützt worden zu sein, stellt schon eine zwischenmenschlich nicht zu wünschende Erfahrung dar, Verleugnung schlimmer Schädigung zum Opfer zu fallen (wie es nicht wenige traumatisierende Familien ihren Opfern antun) und sich dadurch mit seinem Leid und seiner Wahrheit isoliert und abgetrennt fühlen zu müssen, macht wiederum oft den Grund aus, warum Traumafolgestörungen chronifizieren (vgl. Abschn. 1.1.2) und eine defensive Charakterbildung eintritt.

4.1.2 Zur Theorie der Psychodynamischen Gruppenpsychotherapie

Als Urheber der Gruppenanalyse gilt aus heutiger Sicht Trigant Burrow, der den Begriff bereits in den 1920er-Jahren prägte und vergeblich versuchte, die Gruppenmethode in die Psychoanalyse einzuführen (vgl. Schultz-Venrath, 2015). Freud nämlich, der die Anwendung der Psychoanalyse nur in der dyadischen Beziehung für möglich hielt, fürchtete entweder die Herstellung einer entindividualisierten Massensituation samt idealisiertem Führer, wie er sie in „Massenpsychologie und Ich-Analyse" (1921) beschrieb, oder die Entstehung einer rivalisierenden Bruderhorde, wie er sie in „Totem und Tabu" (1913) ausgeführt hatte. Beide Gruppendynamiken sah er als nicht mit Methode und Zielen der Psychoanalyse vereinbar. Burrow hingegen hatte eine liberalere, konstruktive Sicht auf Gruppenprozesse: So können sie dem potenziellen Machtgefälle der Zweierbeziehung entgegenwirken, indem sie eine wechselseitige Analyse ermöglichen, daneben einen Reflexionsraum für soziale Dynamiken und ihre Auswirkungen auf das Individuum bieten. Während Freud Gruppen somit nur regressive Auswirkungen zuschrieb, sah Burrow in ihnen therapeutisches Potenzial. Dies schrieb er aber nur „organischen" Gruppen zu, die sich ohne sozialen Druck entfalten können. Seine gruppentherapeutische Methode forcierte daher die Gleichrangigkeit aller Mitglieder inklusive der Therapeutin/des Therapeuten. Neurotische Störungen wiederum sah er durch destruktive gesellschaftliche Prozesse bedingt, deren Auswirkungen sich in der Gruppe widerspiegeln und dort analysierbar werden. Die analytische Zweierbeziehung war für ihn ein künstliches Konstrukt, das den gesellschaftlichen Organismus Mensch aus seiner natürlichen Umgebung herausnehme. Burrow förderte damit sehr früh eine emanzipatorische Bewegung in der Psychoanalyse, die Machtstrukturen und ihre Auswirkungen zum Reflexionsgegenstand macht – die Therapiekräfte eingeschlossen. In Form von Minimalstrukturierung der Gruppe, einem methodischen Fokus auf sozialer Interaktion und wechselseitiger Reflexion schuf er die Grundlage der Gruppenanalyse, die zur Korrektur sozialer Neurosen beitragen kann.

Während Burrow damit schon eine breite Basis für Psychodynamische Gruppenpsychotherapie herausarbeitete, waren es zunächst Bion und Foulkes (vgl. Abschn. 2.7.1), die die Gruppenanalyse in der psychotherapeutischen Versorgung etablierten. Bion griff Freuds Gedanken der Entindividualisierung und Verschmelzung von Massen auf und machte die Gruppe als Ganzes und ihre Regression zum gruppentherapeutischen Arbeitsgegenstand. Mit seinen Grundannahmengruppen formulierte er prototypische regressive Zustände der Gruppe aus, die sich in Übertragung zur Leitung einstellen können und zugunsten der Stärkung sekundärprozesshaften Funktionierens durchgearbeitet werden sollen. Foulkes hingegen verstand die Psyche als aus verinnerlichten Gruppenerfahrungen der Primärfamilie (sog. Primäre Matrix) entstehend. Diese Verinnerlichungen werden in späteren Gruppensituationen als Mischung mit den realen Beziehungsdynamiken wiederhergestellt (sog. Dynamische Matrix), woraus soziale Konflikte entstehen können. Foulkes führt damit ein multipersonelles Übertragungskonzept ein, das sich von der dyadischen Übertragungssituation der klassischen Psychoanalyse unterscheidet. Mit der Durcharbeitung dieser Übertragungen entlang der Reflexion der Dynamischen Matrix können sich schließlich innere Strukturen verändern und die Beziehungsfähigkeit sowie soziale Kompetenz des Einzelnen nachreifen.

Janssen und Sachs (2018) haben die aktuelle Methodik der Psychodynamischen Gruppenpsychotherapie in ihrem Lehrbuch ausführlich dargestellt. So fassen sie die Gruppendynamik in einem Drei-Ebenen-Modell zusammen, das als äußerste Schicht die Gruppe als Ganzes im Sinne Bions versteht und sowohl die gemeinsame Regression als auch Gruppenkohäsion und Containerfunktion der Gruppe umfasst, als mittlere Schicht die multidimensionalen Übertragungsprozesse beinhaltet und als innerste Schicht die konkrete Interaktion mitsamt manifestem sozialem Verhalten, sekundärprozesshaftem Funktionieren und Arbeitsgruppenniveau abbildet (vgl. Abb. 4.1). Während die äußerste Schicht Containment und Halt für heftige Affekte, Projektionen und Abwehrmechanismen bietet, wofür eine gute Gruppenkohäsion erforderlich ist, ermöglicht die mittlere Schicht die Durcharbeitung von Reinszenierungen und Übertragungen mit gruppalem Bezug. Auf der innersten Ebene schließlich finden Feedback, soziales Lernen, Support usw. statt. Methodik der Gruppenarbeit sind Förderung von Mentalisieren sowie Deuten unbewusster Übertragungsprozesse, wofür Minimalstrukturierung sowie freie Interaktion und Kommunikation als Grundregeln gelten. Die Therapiekraft oszilliert zwischen der Position eines gleichrangigen Teilnehmers und des außenstehenden Beobachters. Sie/er nimmt somit regulär am Geschehen teil, deutet und fördert aber auch Interaktionen sowie den Gruppenprozess und interveniert im Falle von Rahmenverletzungen.

4.1.3 Evidenz und Wirkfaktoren der Gruppenpsychotherapie

Gruppenpsychotherapie ist effektiv und evidenzbasiert, zeigen Strauß et al. (2020) auf. In ihrer Wirksamkeit ist sie mindestens gleichwertig zu Einzelpsychotherapie und Pharmakotherapie; im Vergleich zur Einzelpsychotherapie zeigen sich keine

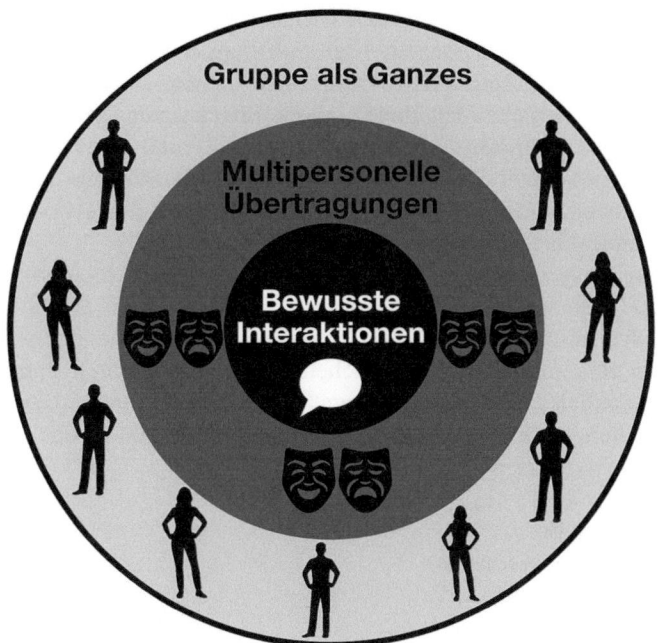

Abb. 4.1 Das Drei-Ebenen-Modell nach Janssen/Sachs

signifikanten Unterschiede hinsichtlich Wirksamkeit, Remissions- und Abbruchraten. Schon die Gruppenkohäsion allein weist dabei eine mittlere Effektstärke auf ($r=0{,}26$), und die therapeutische Allianz zwischen Gruppenmitglied und Leitung ist wichtig für den therapeutischen Erfolg, resümieren Strauß et al. (2020). Trotz ihrer Effektivität findet Gruppenpsychotherapie zu wenig Berücksichtigung in Leitlinien und Aus-/Weiterbildung, und sie wird zu wenig angeboten. Janssen (2020) nennt u. a. bessere Ausbildung von Psychotherapeuten/-therapeutinnen und Patientenaufklärung, aber auch Förderung von Gruppenräumen und Gruppenpsychotherapieforschung als Möglichkeiten, um diesem Missstand zu begegnen.

Strauß (2020) hat die Evidenz der Gruppenpsychotherapie resümiert. Er führt die Differenzierung von Gruppenpsychotherapie als primärem Behandlungsansatz und Gruppenpsychotherapie als Teil eines komplexeren Behandlungsangebotes auf. Hierbei weisen Soziale Phobie, Panikstörung, Zwangsstörung und Bulimie sowie Binge-Eating-Störung sehr gute bis exzellente Evidenz bei Gruppenpsychotherapie als primärem Behandlungsansatz auf, Substanzabhängigkeit, schwere psychiatrische Störungen, Persönlichkeitsstörungen, Traumafolgestörungen und Krebskranke hingegen bei Gruppenpsychotherapie als Teil eines komplexeren Behandlungsangebotes. Gute, vielversprechende Evidenz liegt bei affektiven Störungen für Gruppenpsychotherapie als primärem Behandlungsansatz vor, bei stationärer Gruppenpsychotherapie, Schmerz und somatoformen Störungen sowie HIV-Erkrankten bei Gruppenpsychotherapie als Teil eines komplexeren Behandlungsangebotes. Ein komplexeres Behandlungsangebot stellt dabei die Kombination mit anderen Therapieangeboten, wie z. B. Einzelpsychotherapie, dar, wie es in stationären oder tagesklinischen Settings realisiert wird. Schultz-Venrath und Felsberger (2016) schließlich konnten – in Abhängigkeit von der Erfahrung der Gruppenleiter/-leiterinnen – hohe Effektstärken (gemäß Cohens d) für Psychodynamische Gruppenpsychotherapie (bis 2,13) und Mentalisierungsbasierte Gruppenpsychotherapie (1,76) aufzeigen, die in ihrer Darstellung die Effektstärken der Verhaltenstherapie (bis 1,3), Psychotherapien allgemein (bis 1,11) sowie Psychopharmakotherapie (bis 0,76) deutlich überstieg.

Die Gruppenpsychotherapie umfasst verschiedene Wirkfaktoren. Populär ist Yaloms (2007) Darstellung, der insgesamt 11 Wirkfaktoren aufzählt: Hoffnung wecken, Universalität des Leidens, Mitteilen von Informationen, Altruismus, korrigierende Rekapitulation des Geschehens in der primären Familiengruppe, Entwicklung sozialer Kompetenz, Imitationsverhalten, Interpersonales Lernen, Gruppenkohäsion, Katharsis und existenzielle Faktoren. Mattke und Weber (2020) haben diese in vier Faktoren zusammengefasst:

- Supportiver Faktor
- Selbstöffnung und Katharsis
- Interpersonelles Lernen
- Psychologische Arbeit

Lediglich der vierte Faktor, „Psychologische Arbeit" stellt dabei einen verfahrensspezifischen Faktor dar, die ersten drei hingegen allgemeine verfahrensübergreifende Wirkfaktoren. Janssen und Sachs (2018) führen diesen für die Gruppenanalyse auf Einsichtsvermittlung sowie emotional korrektive Erfahrung in der therapeutischen Beziehung zurück. Dysfunktionale Beziehungsmuster, die sich in Übertragungen, Projektionen und Reinszenierungen – sprich Wiederholungszwängen – ausdrücken, können so eine intensive, erlebnisnahe Bearbeitung finden. Komplextraumatisierte Patienten/Patientinnen und solche mit Posttraumatischer Persönlichkeitsstörung können – auch durch ein komplexes Behandlungsangebot mit kombinierter Einzeltherapie in Form von EMDR – hiermit eine leitliniengerechte Behandlung erfahren, bei der die Gruppenpsychotherapie insbesondere die Behandlung der Beziehungsstörungen fokussiert.

4.2 Indikation und Setting

4.2.1 Grundsätzliche Indikation zur Gruppenpsychotherapie

Janssen und Sachs (2018) resümieren, dass es aktuell noch keine empirisch fundierte differentielle Indikationsstellung für die Gruppenpsychotherapie gibt. Dies bedeutet, dass, während die grundsätzliche Evidenz für die Wirksamkeit von Gruppenpsychotherapie für verschiedene Störungsbilder insgesamt positiv ist, auch im Vergleich zu anderen Behandlungsoptionen (vgl. vorangegangener Abschnitt), hieraus keine generelle Indikationsstellung zur gruppenpsychotherapeutischen Behandlung für

4.2 Indikation und Setting

Patienten/Patientinnen ableitbar ist. Strauß und Mattke (2012) haben mögliche andere Kriterien zur Indikationsstellung aus der Literatur und eigenen Arbeiten zusammengefasst. Hieraus resultieren, da insgesamt viele Störungsbilder in der Gruppe behandelbar sind, schließlich vielmehr Eignungs- und Passungsaspekte, die eine Orientierung ermöglichen können. In einer solchen Zusammenschau ergeben sich folgende Anhaltspunkte, die die Aufnahme einer Gruppenpsychotherapie begründen können:

- Grundsätzlich Motivation zur Gruppenpsychotherapie: Patienten/Patientinnen sollten motiviert sein, eine Gruppenpsychotherapie durchführen zu wollen, und nicht fremdmotiviert bzw. überredet worden sein.
- Positive Vorerfahrungen mit Gruppen: Patienten/Patientinnen können über positive Gruppenerfahrungen in ihrer Biografie berichten. Ggf. haben sie positive Erfahrungen mit Gruppenpsychotherapie in einer (teil-)stationären Behandlung gemacht. Es liegen keine gruppenbezogenen Ängste vor.
- Vorliegen psychosozialer Belastungen: Patienten/Patientinnen schildern zwischenmenschliche Konflikte, die mit ihrer Symptomatik zusammenhängen. Sie möchten diese Konflikte klären und an ihrer Beziehungsfähigkeit arbeiten. Es besteht eine Bereitschaft, Verbindungen zwischen biografischen und aktuellen Belastungen als relevant zu erachten.
- Passung zur Therapeutin/zum Therapeuten und deren/dessen Veränderungsmodell: Patienten/Patientinnen bewerten das Psychotherapieverfahren als hilfreich und können sich durch die Erklärung ihrer Problematik und ihre Behandlung in der Gruppe seitens der Therapeutin/des Therapeuten eine Verbesserung vorstellen. Zwischen Patient/Patientin und Therapeut/Therapeutin besteht eine Passung im Sinne hinreichender gegenseitiger positiver Besetzung.
- Passung zur Gruppe: Patienten/Patientinnen passen in die jeweilige Gruppe, in die sie aufgenommen werden sollen. Hierbei spielen Merkmale wie Alter, Geschlecht, sexuelle Orientierung, Beruf etc. eine Rolle, aber auch Störungsbild und Störungsdynamik. Strauß und Mattke (2012) empfehlen das „Arche-Noah"-Prinzip, demgemäß mindestens zwei Teilnehmende mit ähnlicher Problematik und ähnlichen Merkmalen in der Gruppe sein sollten. Mehr Homogenität bietet sich für eher kürzere Gruppen an, mehr Heterogenität für länger laufende Gruppen. Heterogenität geht zulasten der Gruppenkohäsion, ermöglicht dafür mehr Kreativität und korrektive Erfahrungen. Janssen und Sachs (2018) plädieren vor dem Hintergrund ihrer Erfahrung für möglichst heterogene Gruppen, der Autor schließt sich dieser Haltung an.

Störungsbasierte Ausschlusskriterien stellen v. a. akute Suizidalität, psychotisches Erleben, akute Manien, Substanzmissbrauch, somatische Erkrankungen, die eine gelingende Teilnahme verhindern, Impulskontrollstörungen und aggressiv-feindseliges Verhalten dar.

Merkmale auf Patientenseite, die gegen eine gruppenpsychotherapeutische Behandlung sprechen, können die folgenden sein (nach Strauß & Mattke, 2007, sowie Strauß, 2017):

- Ausgeprägte narzisstische, paranoide oder schizoide Persönlichkeitsanteile
- Extreme soziale Isolation, geringe interpersonelle Fähigkeiten, Probleme mit der Selbstöffnung
- Mangelnde Überzeugung von der Wirksamkeit einer Gruppenbehandlung, Aversionen gegen Gruppen, fehlende positive Beziehungs- bzw. Gruppenerfahrungen
- Unrealistische bzw. inkompatible Behandlungsziele, Inkompatibilitäten mit Gruppenmitgliedern, für die Gruppe und Gruppenkohäsion potenziell schädliches oder gefährliches Verhalten. Unfähigkeit, die Gruppenregeln und den Rahmen der Behandlung einzuhalten
- Zustände, die akute Interventionen erfordern und die Dauer des Beziehungsaufbauprozesses sowie des üblicherweise erst allmählichen Profitierens vom Gruppensetting nicht ermöglichen

Nicht selten können es allerdings auch gerade die Patienten/Patientinnen sein, die am wenigsten passend erscheinen, die letztlich am meisten von der Gruppe profitieren. Dies trifft v. a. auf Patienten/Patientinnen mit strukturellen bzw. Persönlichkeitsstörungen zu, die im Hier und Jetzt der Gruppe am umfänglichsten und besten ihre problematischen interpersonellen Muster bearbeiten können, aufgrund ihrer Störung und zwischenmenschlichen Erfahrungen aber oft die ausgeprägtesten Ängste vor der Gruppe haben und mit ihrem Beziehungsangebot zunächst das meiste Containment der Gruppe einverlangen. Dies verdeutlicht, dass das rigide Festhalten an Indikationskriterien Patienten/Patientinnen ausschließen kann, die von einer therapeutischen Chance gut hätten profitieren können. Hierbei kommt sicherlich auch die potenzielle Schattenseite interaktionell orientierter Gruppenpsychotherapien zum Tragen, die in störungsorientierten homogenen Gruppen so nicht auftreten würde.

4.2.2 Indikation bei Traumafolgestörungen

Zunächst gelten für Patienten/Patientinnen mit Traumafolgestörungen dieselben Indikationskriterien wie im Vorangegangenen aufgeführt. Hirsch hat sich in der Psychodynamischen Gruppenpsychotherapie mit traumatisierten Patienten/Patientinnen verdient gemacht und seine Erfahrungen in diversen Publikationen weitergegeben. So führt Hirsch (2022a, 2022b) die Alleinstellungsmerkmale der Gruppenpsychotherapie, von denen Traumatisierte profitieren können, wie folgt auf:

- Die Gruppe als Container: Die Gruppe stellt einen symbolisierungsförderlichen Container dar. Ganz im Sinne des Bion'schen Container-contained-Modells (vgl. Abschn. 2.3.2), den die Gruppe erheblich umfänglicher realisieren kann (vgl. Abschn. 4.1.2), können desymbolisierte psychische Inhalte umfänglich gehalten, mitgefühlt, verstanden und umgewandelt werden. Die Betroffenen sind somit nicht mehr alleine mit ihren überfordernden, rätselhaften Zuständen,

sondern können sich damit in einem solidarischen, sinnstiftenden Kontext aufgehoben fühlen.
- Überwinden der Opfer-Identität: Der Wiederholungszwang nichtverarbeiteten traumatischen Erlebens führt auf der Beziehungsebene zur Wiederherstellung bzw. zum Wiedererleben von Opfer-Täten-Dynamiken. Diese können im Gruppensetting einerseits intensiv besprochen und gespiegelt, andererseits vielseitig reinszeniert werden. Diese Prozesse ermöglichen schließlich das Überwinden eines Feststeckens im traumatischen Schicksal und die Identifikation mit anderen Potenzialen, die sich wieder realisieren können.
- Identitätsentwicklung: Hierauf aufbauend wird es schließlich möglich, Kontakt zum eigenen Selbst jenseits traumatischer Fremdbestimmung aufnehmen zu können. Ganz im Sinne der Selbstpsychologie (vgl. Abschn. 2.5) kann die Gruppe verschiedene Selbstobjekterfahrungen anbieten, die von Zeugenschaft des Erlebten bis hin zur Validierung und Förderung von authentischen Selbstanteilen, Talenten und Fähigkeiten reicht. Die verschiedenen Teilnehmenden der hinreichend heterogenen Gruppe ermöglichen schließlich Inspiration und Identifikation lebensbezogener Seinsmöglichkeiten, wodurch die Ablösung von traumatischer Identifikation weiter gefördert wird.
- Die Gruppe als affektiver Spiegel: Gefühle, die die Traumatisierten noch nicht erleben können, können von Gruppenteilnehmenden stellvertretend erlebt und zurückgespiegelt werden, was eine Wiederaneignung von Projektionen und auch eine Katharsis im Sinne des Trauma-Affekt-Modells (vgl. Abschn. 2.2) ermöglicht. Katharsis stellt dabei einen Wirkfaktor von Gruppenpsychotherapien im Allgemeinen dar (vgl. Abschn. 4.1.3).
- Integration gespaltener Objektrepräsentanzen: Aversive Beziehungserfahrungen befördern das Persistieren der Paranoid-schizoiden Position nach Melanie Klein (vgl. Abschn. 2.3.1). Teilobjektbeziehungserleben stellt daneben eine Ebene im Symbolisierungsniveau traumatischer Erfahrungen dar (vgl. Abschn. 1.5.2), das häufig Gut vor Böse schützen soll (sprich Täter von ihren bösen Anteilen befreien soll). Solche Dynamiken können in der Gruppe besser in der Übertragung bzw. Reinszenierung durchgearbeitet werden, da gute und böse Objekte gleichzeitig oder auch wechselhaft anwesend sind, die im Sinne der Triangulierung das überwertige Erleben spiegeln und modulieren können.

Hirsch (2022a, 2022b) führt ferner ergänzende Kontraindikationen auf, die bei Gruppenpsychotherapie Berücksichtigung finden sollten:

- Schwere dissoziative Zustände: Diese können in der Gruppe nicht die Aufmerksamkeit und Versorgung bekommen, die sie benötigen; ferner können sie den Gruppenprozess hemmen und unterbrechen.
- Extreme Schamgefühle: Diese sind oft in der dyadischen Therapiebeziehung besser auszuhalten und zu bearbeiten. In der Gruppe auftretende Beschämungserfahrungen wiederum können zu Abbrüchen, Rückzügigkeit und Selbstverletzung/Suizidalität führen.

- Täteranteile: Patienten/Patientinnen mit Täteranteilen und Täterverhalten können mitunter schwierig in Gruppen, in denen oft mehrheitlich Patienten/Patientinnen mit Schädigungserfahrungen teilnehmen, integriert werden. Hierdurch können sie in Außerseiterpositionen geraten, und es können Spaltungsdynamiken entstehen, die nicht auflösbar werden.

Insgesamt zeigt Hirsch auf, dass traumatisierte Patienten/Patientinnen sehr gut von Gruppenpsychotherapie profitieren können. Hierbei hat er allerdings schwerpunktmäßig diejenigen vor Augen, die unter innerfamiliären Typ-II-Traumata leiden.

Hinsichtlich der in Kap. 3 weiter ausgeführten Fallbeispiele könnte eine Gruppenbehandlung wie folgt zur Anwendung kommen:

- Fallbeispiel Fr. P. (vgl. Abschn. 1.2): Frau P. könnte im Rahmen einer Tiefenpsychologisch fundierten oder Analytischen Einzelpsychotherapie zunächst im Rahmen von zwei Kurzzeittherapien (KZT1 und KZT2, 24 Sitzungen) mittels Traumakonfrontation ihre akute intrusive Symptomatik bearbeiten und dann im Rahmen einer sich anschließenden Gruppenpsychotherapie ihre Konfliktpathologie (vgl. Abschn. 3.2.1) durcharbeiten. Hierfür bietet sich der interaktionelle Raum einer Psychodynamischen Gruppenpsychotherapie hervorragend aufgrund seiner verschiedenen Beziehungsangebote zur Inszenierung an. Es wäre denkbar, dass sie mit ihrer Bedürftigkeit und Hilflosigkeit zunehmend auffällt und die verinnerlichte Geschwisterrivalität, die den Grundkonflikt in der Herkunftsfamilie begründet hat, im Mehrpersonensetting überträgt. Hiermit könnten deutend Rückschlüsse aus der dynamischen Matrix der Gruppe auf die primäre Matrix von Fr. P. getroffen und ihr das Wiedererleben der frühkindlichen Konfliktsituation gespiegelt werden. Sie könnte sich davon dann abgrenzen und sich in der Gruppe in neuem Verhalten ausprobieren.
- Fallbeispiel Hr. J. (vgl. Abschn. 1.2) könnte ebenfalls mit einer Tiefenpsychologisch fundierten oder Analytischen Einzelpsychotherapie begonnen haben, um Stabilisierung, Traumakonfrontation und Alltagsbewältigung zu erarbeiten. Seine Langzeittherapie könnte als kombinierte Einzel- und Gruppentherapie beantragt werden mit dem Ziel, eine Ablösung aus dem Einzel und der Dyade in die Gruppe zu ermöglichen und zu begleiten. Hierdurch kann ein Schritt erprobt werden, der eine Analogie zur Ablösung aus der Elternbeziehung darstellt. Der hiermit zusammenhängende Grundkonflikt um Individuation vs. Abhängigkeit könnte dann in der Gruppe weiter Bearbeitung finden, wobei hier die „Gruppengeschwister" eine Verankerung auf der Peer-Ebene bieten können. Die elterliche Übertragungsfigur in Form der Gruppenleitung – vielleicht sogar cotherapeutisch und gemischtgeschlechtlich – kann dabei einen beziehungsdynamischen Raum des Pendelns und Ablösens ermöglichen, woraus korrektive Erfahrungen und implizite Konfliktbearbeitung (vgl. Abschn. 3.2.3) resultieren.
- Fallbeispiel Hr. A. (vgl. Abschn. 1.3) bietet ein Störungsbild samt Störungsdynamik, das sich per se hervorragend für die Gruppe eignet. Angenommen er hat in seiner initialen stationären Behandlung gut von der dortigen Gruppenbehandlung profitiert und dadurch einen positiven Bezug zum Verfahren entwickelt, könnte

4.2 Indikation und Setting

er direkt poststationär in eine Gruppe aufgenommen werden. Als Analytische Gruppenpsychotherapie stehen ihm damit 150 Sitzungen zur Verfügung, was ca. 4 Behandlungsjahre ausmacht. Im Rahmen einer solchen Behandlung können umfänglich dysfunktionale Beziehungsmuster bearbeitet und neue korrektive Erfahrungen verinnerlicht werden. Voraussetzung ist, dass sein problematisches Verhalten von der Gruppe ausgehalten werden kann und er sich auf Rückmeldungen einlässt.

- Fallbeispiel Fr. M. (vgl. Abschn. 1.3) schließlich sollte poststationär zunächst eine Einzelbehandlung beginnen, bis im Verlauf schließlich eine kombinierte Einzel- und Gruppenpsychotherapie erwogen werden kann. In der Einzeltherapie sollten zunächst ihre intrusive und dissoziative Symptomatik stabilisiert und bearbeitet sowie Misstrauen und paranoide Übertragungen hinreichend besprochen werden, sodass eine Gruppenbehandlung nicht mehr zum Schauplatz dieser Dynamiken werden braucht. Diese sollte vielmehr Containment für heftige unsymbolisierte Affekte, die sich im Miteinander reaktualisieren, bieten, Halt und Support zur Verfügung stellen und Modelle gelingender Alltagsbewältigung vorleben, sodass insgesamt das Unter-Menschen-Sein keine Bedrohung mehr darstellt. In parallel stattfindenden Einzelgesprächen werden schwierige Reaktionen auf Gruppensitzungen reflektiert und sie wird ermutigt, sich einzubringen und auszuprobieren. Insgesamt kann sie durch eine solche Behandlung ihre Rückzügigkeit und soziale Isolation besser überwinden als in der alleinigen Einzeltherapie.

4.2.3 Vorbereitung der Gruppe, Setting und Rahmenbedingungen

In der Literatur wird eindeutig darauf hingewiesen, dass die Vorbereitung der Gruppe sowie der einzelnen Patienten/Patientinnen essenziell zu deren Gelingen und zur Verringerung von Abbruchraten beiträgt. Eine solche Vorbereitung umfasst dabei die organisatorische und konzeptionelle Ausrichtung der Gruppe, die Aufklärung und Einführung der Teilnehmenden sowie die Herstellung von Gruppenkohäsion und Arbeitsmethode zu Beginn der Gruppe.

Im Vorfeld des Beginns einer Gruppenpsychotherapie sollten somit Festlegungen zu Setting und Rahmenbedingungen der Gruppe erfolgen. Dies umfasst:

- Gruppenstruktur: Die Gruppe kann geschlossen (d. h. alle Teilnehmenden starten und beenden die Gruppe zusammen, freiwerdende Plätze zwischenzeitlich ausscheidender Mitglieder werden nicht nachbesetzt) oder halb-offen (d. h. freiwerdenden Plätze werden nachbesetzt) geführt werden. Die Zusammensetzung kann eher heterogen oder homogen erfolgen, wobei das „Arche-Noah"-Prinzip und eine gute Balance zwischen Heterogenität und Homogenität berücksichtigt werden sollten. Die Gruppe sollte eine klare Terminfrequenz (üblicherweise 1 × wöchentlich) und Sitzungsdauer (üblicherweise 100 min

gemäß Psychotherapie-Richtlinie) haben und an einem festgelegten Ort stattfinden.
- Verfahren und Methode: Inzwischen können auch Tiefenpsychologisch fundierte Psychotherapeuten/-therapeutinnen eine Analytische Gruppenpsychotherapie durchführen; die Verfahrensdifferenzierung TP/AP wurde für die Gruppe hiermit aufgehoben. Der Autor empfiehlt vor diesem Hintergrund die grundsätzliche Beantragung Analytischer Gruppenpsychotherapie (die in diesem Zusammenhang besser Psychodynamische Gruppenpsychotherapie im Langzeitsetting genannt werden sollte), um gerade für komplex belastete Patienten/Patientinnen einen ausreichenden Zeitrahmen zur Verfügung zu haben. Jedenfalls sollte zu Beginn der Gruppe eine Festlegung des Verfahrens erfolgen, wodurch auch eine Festlegung der maximalen Behandlungsdauer erfolgt. Darauf aufbauend sollten Festlegungen zur Methodik (störungsorientierte Kurzzeittherapie, supportive Therapie, durcharbeitendes interpersonelles Setting) getroffen werden, die Auswirkungen auf die Auswahl der Teilnehmenden haben.
- Gruppenregeln: Neben der allgemeinen Verfahrensaufklärung sollte ein Behandlungsvertrag verschriftlicht werden, der die Regeln zum Umgang mit dem Setting umfasst. Das ist als zwingende Grundregel eine Vereinbarung zur absoluten Schweigepflicht über alles in der Gruppe Ausgetauschte – die einzige Ausnahme stellen eigene Informationen dar –, daneben Verabredungen zur regelmäßigen Teilnahme, damit einhergehend zu einem etwaigen Ausfallhonorar, zum Umgang mit Krisen sowie zum Verhalten anderen Teilnehmenden gegenüber (z. B. Kontaktabstinenz außerhalb der Gruppe, keine persönlichen Angriffe …).

Bevor Teilnehmende in die Gruppe aufgenommen werden können, sollte sich der Therapeut/die Therapeutin Klarheit über deren Passung (sowohl hinsichtlich der Beziehung zur therapeutischen Kraft als auch zur Gruppe insgesamt) verschaffen. Hierzu zählt auch eine Klärung der Indikationsvoraussetzungen gemäß 4.2.1 und 4.2.2. Liegen eine Passung und Motivation vor, kann die Patientin/der Patient die Gruppe aufgenommen werden. Im Vorfeld sollten mindestens zwei Einzelgespräche stattgefunden haben, um diese Klärung zu durchlaufen, aber auch die Gruppenregeln und das Therapieverfahren zu besprechen. Hierzu gehört es auch, gruppenbezogene Ängste zu klären, Behandlungsziele und -erwartungen abzugleichen sowie Möglichkeiten und Grenzen der Gruppe zu besprechen (Gruppen sind keine Orte für schnelle Lösungen, ihre Verläufe sind oft nicht linear, es empfiehlt sich eine Mindestteilnahme von 2 Jahren, vgl. Janssen und Sachs, 2018). Während sich beim Start einer neuen Gruppe alle Teilnehmenden schließlich gemeinsam neu kennenlernen, erfolgt in der halb-offenen Gruppe bei Aufnahme während des laufenden Prozesses oft zunächst eine Vorstellungsrunde. Beim Kennenlernen in beiden Fällen spielt dann eine Rolle, ob Teilnehmende plötzlich feststellen, dass sie sich aus anderen psychosozialen Kontexten kennen. Dies ist ein Ausschlusskriterium, sodass Betroffene nicht teilnehmen können.

Zu Beginn der Gruppe sowie bei Aufnahme neuer Teilnehmender wird die Grundregel der Gruppenarbeit mitgeteilt, die darin besteht, dass die Teilnehmenden in freie Interaktion und Kommunikation miteinander treten sollen. Hierzu sollten sie möglichst frei Themen einbringen sowie spontane Einfälle und Gedanken äußern. Für die Gruppe gilt im Weiteren das Grundprinzip der Minimalstrukturierung, das besagt, dass während der Sitzungen keine inhaltlichen Vorgaben gelten, es keine vorgeschriebenen und keine verbotenen Themen gibt. Die Gruppenleitung wiederum interagiert sowohl als Gruppenmitglied und nimmt an freier Kommunikation und Interaktion teil, als auch als Prozessbeobachter/-in, die/der den Rahmen aufrechterhält, Interaktion fördert und Deutungen einbringt.

Inzwischen können Gruppentherapien mit Einzelsitzungen kombiniert werden. Während bei reinen Gruppenbehandlungen mindestens eine Gruppensitzung pro Quartal zur Verlaufsbesprechung durchgeführt werden sollte, kann im Rahmen von Kombinationsbehandlungen auch eine parallele Einzel- und Gruppenbehandlung durchgeführt werden. Hirsch (2022a) empfiehlt dies für traumatisierte Patienten/Patientinnen. Das diesbezügliche Vorgehen wird unter Abschn. 4.4 ausgeführt.

4.3 Praxis der Psychodynamischen Traumatherapie im Gruppensetting

4.3.1 Symbolisierung und Deutung in der Gruppe

Die Psychodynamische Gruppenpsychotherapie kann über unbewusste Kommunikation in Form von Enactments, Projektionen und Übertragungen bewusst machen und dadurch zu deren Symbolisierung beitragen. Dies umfasst die Symbolisierungsstufen 2 bis 5 (vgl. Abschn. 1.5.2), d. h. von Handlungsschemata über abgespaltene Anteile zu Teilobjektübertragungen und Übertragungen innerer Konflikte. Hierbei spielt die innere Resonanz der Teilnehmenden eine wichtige Rolle, ebenso deren Fähigkeit, sich mit assoziativen Eindrücken frei einbringen zu können. So kann handelndes Enactment mit seinen typischen (Zuspätkommen, Verpassen von Sitzungen, Vermeiden von Kontakt vor/nach den Sitzungen …) und individuellen Ausdrucksformen (Körpersprache, Platzwahl, Kleidung …) zunehmend auffallen, konfrontiert und interpretiert werden. Hierdurch können unbewusste Manifestationen von traumaassoziiertem Wiedererleben erkannt, in Worte, Gefühle und Erinnerungen übersetzt und dadurch bewusstseinsfähig und letztlich abgrenzungsfähig gemacht werden.

Beispiel: Eine Gruppenteilnehmerin achtet partout darauf, im Stuhlkreis immer gegenüber der Gruppenleitung zu sitzen. Einmal bricht darüber ein Konflikt aus, als unwissentlich ein anderes Gruppenmitglied, das früher kam, diesen Platz einnahm. Der Konflikt wird zum Reflexionsgegenstand gemacht und es kann hergeleitet werden, dass die Patientin in ihrer Herkunftsfamilie als ältestes Geschwister die Eltern immer im Auge behalten musste, um etwaige Eskalationen vorherzusehen und Gewalt gegenüber sich und den Geschwistern vorzubeugen. Ihr war nicht bewusst, dass sie diese Wachsamkeit und Kontrolle in Gruppen immer noch anwendet, und es wird schließlich weiter deutlich, dass sie dies sowohl am Arbeitsplatz als auch in privaten Gruppen nahezu zwanghaft tut. Während sie dies massiv innere Ressourcen kostet, hat es auch dort schon zu Konflikten geführt, wenn andere ihre Kontrollmechanismen unterbunden haben. Dass sie ihre verinnerlichten Täterfiguren in Mehrpersonensettings externalisiert und kontrolliert, kann schließlich gut bearbeitet werden und sie kann die Erfahrung machen, dass ihr und den anderen nichts zustößt, wenn sie auf Kontrolle verzichtet. Tatsächlich macht sie diese Erfahrung auch dadurch, dass sie ausprobiert, sich in der Gruppe woanders hinzusetzen und die Leitung nicht ständig anzusehen.

Projektionen wiederum machen sich als starke innere Resonanz der Mitpatienten/Mitpatientinnen deutlich. So kann es vorkommen, dass traumatisierte Patienten/Patientinnen nüchtern und rational von belastenden biografischen Erfahrungen erzählen und die Mitpatienten/-patientinnen massiv emotional reagieren. Diese Affekte werden durch die Resonanz der Gruppe gehalten und können schrittweise zurückgegeben werden, ein Prozess, der leitungsseitig gesteuert werden sollte (z. B. durch Affektregulation/-modulation und Verständnisäußerungen für die Abspaltung). Mitpatienten/Mitpatientinnen können schließlich auch intensive Handlungsimpulse verspüren und sich verleitet fühlen, auf für sie nicht typische Weise sich gegenüber der traumatisierten Person zu verhalten. Hier liegen dann projektive Identifizierungen vor, bei denen mehr als nur abgespaltene Affekte externalisiert werden, nämlich innere Objekte, z. B. Täter- oder Opferintrojekte.

Beispiel: Die o. g. Patientin reagiert plötzlich sehr scharf auf das Gruppenmitglied, das ihr ohne Vorsatz den gewohnten Sitzplatz gegenüber der Leitung weggenommen hat. Das Gruppenmitglied ist irritiert und entwickelt während der Tirade der Patientin eine hasserfüllte Wut, die es von sich nicht kennt; fast möchte es aufstehen und sie anschreien. In der Reflexion der Szene wird deutlich, wie sich die Patientin Sicherheit verschafft hat, das gefürchtete Böse im Gruppensetting in die Leitung zu projizieren und dort zu kontrollieren, was labilisiert wurde, als ihr der Platz strittig gemacht wurde. Im Rahmen dieser Labilisierung wurde das Täterintrojekt in das Gruppenmitglied projiziert, und die Patientin wirkte derart auf es ein, dass es sich schließlich als Täter fühlte und drohte, entsprechend zu handeln (projektive Identifizierung).

Teilobjekterleben begründet sich in der Notwendigkeit, Gut und Böse voneinander getrennt zu halten. Hierbei kippen Affektbesetzungen rasch von einem Extrem ins andere, was insgesamt instabile Beziehungen bewirkt und heftige Affekte mit sich bringt. Dynamischer Hintergrund sind unverbundene nur-gute und nur-schlechte Objektrepräsentanzen, die aus belastenden, nicht integrierbaren Beziehungserfahrungen stammen. Dies manifestiert sich im Gruppenkontext in Form wiederkehrender heftiger Konflikte, in denen schnell von sicherer Bindung zu paranoidem Erleben gewechselt wird. Dies kann zwischen Gruppenmitgliedern oder aber mit der Leitung auftreten. Im Mehrpersonenraum bildet sich dabei ein wechselndes Nebeneinander nur-guter und nur-schlechter Beziehungen ab, und in den nur-schlechten Beziehungswahrnehmungen bilden sich biografische Elemente schädigender Beziehungserfahrungen ab, die durch Deutungen symbolisiert

4.3 Praxis der Psychodynamischen Traumatherapie im Gruppensetting

werden können. Hierdurch grenzen sie sich von den realen Beziehungen innerhalb der Gruppe ab, und normal-negative Erfahrungen mit Gruppenmitgliedern können besser ausgehalten sowie mit den guten Erfahrungen integriert werden, was ein Nachreifen auf die Depressive Position gemäß Melanie Klein (vgl. Abschn. 2.3.1) fördert.

Beispiel: Die oben erwähnte Patientin kann inzwischen auf die Kontrolle des Settings durch ihren Sitzplatz verzichten und muss auch kein traumatisches Introjekt mehr externalisieren. Nach einer initialen Euphorie über diese Fortschritte und gestiegenem Sicherheitserleben innerhalb der Gruppe fallen nun wiederkehrend heftige Stimmungseinbrüche auf, die sich durch heftiges Gekränktsein, Verweigern von Mitteilungen und lautstarken Ärger ausdrücken. Dies tritt sowohl der Leitung als auch anderen Gruppenmitgliedern gegenüber auf; nach Abflauen der heftigen Affekte wiederum handelt die Patientin, als sei vorher nichts geschehen. Die Gruppe spiegelt ihr dies, und es können im Verlauf Auslöser identifiziert werden. So geht es im Kern um Enttäuschung von Wünschen nach Gesehenwerden, Gemochtwerden und Verstandenwerden; dies löst bei ihr ein Kippen in Wut und Kränkung aus, worunter auch Angst und Verlorensein deutlich werden. Basale Beziehungswünsche an die schwierigen Eltern können gedeutet werden, die wenig wahrgenommen und beantwortet wurden. Die Verbindung ihrer heftigen Enttäuschungsreaktionen mit dem willkürlichen, unempathischen Umgang der Eltern mit ihren legitimen Bedürfnissen führt zu einer weiteren Entaktualisierung im Gruppensetting, wo eine neue Erfahrung im Umgang mit ihren Wünschen, aber auch mit Enttäuschung gemacht werden kann.

Letztlich übertragen sich auch klassische konflikt-motivationale Dynamiken im grupplen Setting. Diese finden nun mehrheitlich im Innenraum der Patienten/Patientinnen statt, es kommt nicht mehr zu so umfänglichen Externalisierungen wie auf den vorangegangenen Stufen. Diese Dynamiken fallen einerseits durch ein Fehlen üblichen Verhaltens, andererseits durch eine Übertreibung gegenläufigen Verhaltens auf. Eine Orientierung geben die Grundkonflikte aus Achse III der OPD, bei deren polaren Grundmotiven es zu Auslenkungen kommt.

Beispiel: Die o. g. Patientin fühlt sich nun im Setting gesehen, gemocht und verstanden, so wie es im wohlwollenden zwischenmenschlichen Miteinander üblich ist. Sie fühlt sich als zugehöriger Teil der Gruppe und hat im Gruppensetting keine Ängste mehr vor willkürlicher Bedrohung oder Zurückgeworfensein auf vernachlässigendes Verhalten. Engagiert nimmt sie an der Gruppe teil und bringt sich sehr unterstützend für die anderen Teilnehmenden ein. Im Verlauf verdichtet sich nun die Wahrnehmung, dass sie sich einseitig um die anderen kümmert, eigene Bedürfnisse im Miteinander aber ausspart. Unter der Hypothese eines Grundkonflikts um Autarkie vs. Versorgung im aktiven Modus wird eine Hemmung eigener Bedürftigkeit gedeutet, die eine plausible Folge der biografischen Situation als Älteste der Geschwisterschar problematischer Eltern darstellt, was sich den „Gruppengeschwistern" gegenüber reinszeniert. Als Ersatzelternteil hat sie sich stets um ihre Geschwister gekümmert, was ihr ein Gefühl von Bedeutung und Selbstwert gegeben hat. Da die eigene Bedürftigkeit damit zunehmend in Konflikt geriet, hat sie diese in sich weggeschlossen. Entlang der Erfahrung, auf normale

Weise Bedeutung zu haben und gesehen zu werden, kann sie schließlich ausprobieren, eigene Bedürfnisse zuzulassen und sich gleichzeitig immer noch wertvoll zu fühlen.

Die geschilderten Symbolisierungsprozesse stellen einerseits die Entaktualisierung unbewusst wiedererlebter traumatischer Störungsanteile, die sich im Miteinander belastend und hemmend einstellen, dar, andererseits die Nachreifung psychischer Strukturen im Rahmen normal-gutartigen zwischenmenschlichen Zusammenseins. Hierbei spielt das Reflektieren und Verstehenwollen von Beziehungsstörungen eine maßgebliche Rolle, wofür freie Interaktion und freie Kommunikation eine wichtige Methodik ausmachen. Die innere Resonanz der Teilnehmenden bietet hierbei eine Plattform, auf der sich abgewehrte und konflikthafte Anteile abbilden.

4.3.2 Wiederholungszwänge und Reinszenierungen in Gruppen

Eine besondere Form der Symbolisierung erfahren Wiederherstellungen traumatischer Szenen im gruppalen Miteinander. Patientinnen/Patienten, die zwischenmenschliche, insbesondere familiäre Typ-II-Traumata erlebt haben, sind in ihrem Grundvertrauen in Beziehungen und ganz grundsätzlich in ihrem Beziehungserleben stark belastet. Während Flashbacks und Intrusionen eine Form des Wiedererlebens darstellen können, stellen „Beziehungsintrusionen" die andere dar: Zwanghaft sind die Betroffenen getrieben, schwierige Beziehungssituationen herzustellen, ohne eine Orientierung zu haben, was vor sich geht und in was sie hineingeraten. Während dies im Alltagsleben schädliche (Paar-)Beziehungen, schädigender Umgang mit dem eigenen Lebensweg (Ausbildung, Finanzen, Lebensziele) oder konkrete Selbstgefährdung durch Aufsuchen riskanter Situationen sein können, findet dies in der Gruppe vielmehr auf symbolischer Ebene statt. So schützt der reflexive Rahmen mit seinen Grundregeln davor, dass manifeste Schädigung geschehen kann, was die entsprechenden Dynamiken auf dem Niveau ihrer Vorstufen hält. Da es im Kern um die Wiederherstellung von Täter-Opfer-Dynamiken, auch in Form eines Rollentauschs, geht, gilt es, therapeutischerseits diesbezüglich eine Achtsamkeit aufrechtzuerhalten. Versteht man die Gruppe im Sinne der Foulkes'schen Matrix (vgl. Abschn. 2.7.1), stellt die Dynamische Matrix des Gruppennetzwerks im Sinne eines Kompromisses zwischen verinnerlichter und gegenwärtiger Beziehung die Mischung von traumatischer Szene und neuer Realität dar. Mit zunehmender Nähe und gemeinsam verbrachter Zeit nimmt üblicherweise der Reinszenierungsdruck zu, sodass sich die Realbeziehung immer mehr in Richtung traumatischer Szene verschiebt. Hierbei verdichten sich bislang leise Beziehungsmotive in ihrer Intensität, wodurch sie zunehmend spürbarer und deutlicher werden. In intersubjektiver Lesart resonieren bei solchen Beziehungsangeboten traumatisierter Patienten/Patientinnen unbewusste innere Anteile von Mitpatienten/Mitpatientinnen, die z. B. aggressive Potenziale, eine erhöhte Bereitschaft zur Entwicklung von Schuldgefühlen, Helfersyndrome u. Ä. in sich tragen.

Sie werden schließlich „verführt", im Sinne der Szene mitzuagieren, was diese dann aus der Latenz hebt und sie manifest werden lässt.

Hierbei ist es wichtig, aus dem unmittelbaren Erleben von Schuld, Schädigung und Wiedergutmachung wieder herauszutreten und das Gruppensetting wieder als Spiegel verinnerlichter Erfahrungen zu verstehen. Da die Gruppenmitglieder oft durch ihre z. T. heftigen Affekte zunächst noch sehr im Fürwahrerleben der entstehenden Beziehungserfahrungen verhaftet sind, ist eine leitungsseitige Intervention erforderlich, um therapeutische Ich-Spaltung, reflexive Distanz und Bereitschaft zu Einordnung und Neubewertung des Miteinanders anzuregen. Dieses Pendeln ist außerordentlich wichtig und erfordert therapeutisches Feingefühl, um den oft schmalen Grat zwischen hilfreicher Durcharbeitung vs. Retraumatisierung zu erspüren. Verharrt die Gruppe wiederum zu lange im Inszenieren und Fürwahrerleben alter traumatischer Szenen, können Wut, Angst und Schuldgefühle Gruppenkohäsion und therapeutische Arbeit belasten, schlimmstenfalls verunmöglichen. Das traumatische Wiedererleben sollte für alle Anwesenden klar umrahmt als Stellvertreterfunktion einer alten Erfahrung verstanden bleiben und die Zielorientierung stets das Symbolisieren zwecks Integration ins narrative Gedächtnis sein, um Wiederholungszwänge aufzulösen und neue Erfahrungen zu ermöglichen. Das erfolgreiche Durcharbeiten solcher Reinszenierungen und Wiederholungszwänge schließlich kann die Gruppenkohäsion und das therapeutische Selbstwirksamkeitserleben der Gruppe enorm stärken. In jedem Fall ist es wichtig, dass Gruppen in ihrer Atmosphäre ebenfalls pendeln können und dürfen: So sollten nach Sitzungen mit spannungsgeladenen Inhalten und konflikthaften Auseinandersetzungen Sitzungen mit oberflächlicheren sowie positiven Themen möglich sein. Oft gestalten dies Gruppen unbewusst von selbst; ein therapeutisches Missverständnis wäre es hier, diese Form der Kohäsionsreparatur und Affektmodulation als Abwehr zu deuten und die Gruppe wieder in belastende Themen zu lenken.

4.3.3 Umgang mit Krisen

Wie aus dem Vorangegangenen deutlich wird, belasten Wiederholungszwänge und Reinszenierungen sowohl die Indexpatienten/-patientinnen als auch die Gruppe als Ganzes. Während diese vorübergehenden Belastungen notwendiger Bestandteil wirksamer Behandlungen sind – Traumakonfrontation ist ein zentraler Bestandteil von Traumatherapien – können auch Prozesse in Gang kommen, die eine Eigendynamik entfalten und zunächst weder durch Gruppe noch durch Leitung beeinflussbar sind. Hierbei spielt oft eine Rolle, dass Gruppen im Zweifel weniger kontrollierbar sind als einzeltherapeutische Situationen, weil Gruppen eine schnelle Verstärkung konflikthafter Dynamiken bewirken können.

Somit können unterschiedliche unerwünschte Szenarien eintreten. Dies ist einerseits die Überforderung Einzelner, z. B. durch maligne Zuschreibungen, zuspitzende Konflikte ohne Auflösung oder Entstehung von Außenseiterpositionen. Hierdurch entwickelt sich negativer Druck auf diese Person, sie fühlt sich im Setting nicht mehr gehalten und kann sich schließlich nur noch durch Symptomentwicklung,

Rückzug oder Behandlungsabbruch bemerkbar machen. Dekompensation, Selbstschädigung oder Suizidalität können entstehen. In solchen Situationen gilt es zunächst, die Gruppendynamik anzuhalten und den reflexiven Rahmen wiederherzustellen. Die betroffene Person benötigt ggf. besonderen therapeutischen Schutz, um als normales Gruppenmitglied wiederhergestellt zu werden. Dies kann auch zusätzliche Einzelsitzungen bedeuten. Im Worst Case ist schließlich die Person aus der Gruppe herauszunehmen und anderweitig therapeutisch zu versorgen, was aber bei allen Beteiligten ein Gefühl des Scheiterns sowie von Scham und Schuld hinterlassen kann. Andererseits kann es zu Spaltungsprozessen innerhalb der Gruppe mit Teilgruppenbildung kommen. Gruppenmitglieder können sich in Lager aufteilen, die sich feindselig gegenüberstehen. Hierdurch kann die Kohäsion der Gruppe stark belastet werden, weshalb ebenfalls rechtzeitig der reflexive Rahmen wiederhergestellt werden sollte. Mitunter stellen sich auch destruktive Bestrebungen dar, die die Gruppe zerstören wollen. Eine solche Form der Teilgruppe hat Morris Nitsun Antigroup genannt und postuliert, dass jede Gruppe ihre Antigroup hat. Die Integration der Antigroup ist von zentraler Bedeutung für das konstruktive Funktionieren der Gruppe als Ganzes. Hierfür bedarf es Interesse an der Funktion der Destruktivität; die Gruppenleitung sollte keine Angst davor haben.

Andere Formen akuter Krisen können Dissoziation in der Gruppe, Herauslaufen aus der Gruppe und suizidale Äußerungen in der Gruppe sein. Dissoziationen sollten vor Aufnahme in die Gruppe abgeklärt worden sein, sowohl anamnestisch als auch testpsychologisch (vgl. Abschn. 1.4.4). Patientinnen/Patienten, die einen stabilen Umgang mit ihren Dissoziationen entwickelt haben, können an der Gruppe teilnehmen. Sie sollten die Gruppe zu Beginn darüber aufklären und ihren Umgang damit mit der Gruppe besprechen. Instabile Dissoziationen sollten vorher in anderen Settings behandelt worden sein, damit eine Gruppentherapie dann für alle Beteiligten gewinnbringend durchgeführt werden kann. Treten Dissoziationen hingegen erstmalig in der Gruppe auf, sollte in ergänzenden Einzelsitzungen der weitere Umgang damit geklärt werden. Bestenfalls kann durch Stabilisierungsübungen schnell wieder Selbstwirksamkeit hergestellt werden; anderenfalls muss die Gruppenbehandlung zunächst pausiert werden, bis eine solche Stabilisierung erreicht wurde. Herauslaufen aus der Gruppe stellt die Leitung vor eine besondere Herausforderung. Idealerweise ist in den Gruppenregeln ein Umgang damit verabredet worden, was allerdings keine präventive Garantie bedeutet. Laufen in Konfliktsituationen Patienten/Patientinnen aus der Gruppe, kann ggf. die Coleitung hinterhergehen, nicht jedoch ein Gruppenmitglied. Bestehen auch nur geringste Zweifel, das hinausgelaufene Gruppenmitglied könnte in Gefahr geraten, ist vielmehr unmittelbar die Polizei zu informieren und mit den Gruppenmitgliedern ein weiterer Umgang mit der Sitzung zu besprechen. Suizidale Äußerungen erfordern ebenfalls eine direkte und unmittelbare Abklärung in der Gruppensituation; hierbei muss das betreffende Gruppenmitglied so lange exploriert werden, bis Gewissheit über Absprache- und Distanzierungsfähigkeit besteht. Kann diese nicht hergestellt werden, muss eine psychiatrische Aufnahme eingeleitet werden, im Zweifel auch gegen den Willen der Person unter Einschaltung von Notarzt und/oder Polizei.

4.4 Kombinationsbehandlung von Einzel- und Gruppentherapie

4.4.1 Kombinationsbehandlung im Rahmen der ambulanten Richtlinienpsychotherapie

Eine Novelle der Psychotherapie-Richtlinie ermöglicht seit 2016/2017 die Durchführung von kombinierten Einzel- und Gruppenpsychotherapien. Ermann (2016) wies bei Einführung der Kombinationsbehandlung darauf hin, dass es bis dato nur wenig Evidenz gab, die einen positiven Effekt oder eine Überlegenheit derselben aufzeigen konnte. Van Haren und Willweber (2018) wiederum konnten im Rahmen einer Literaturrecherche und Befragung von Behandelten eine Befürwortung der Kombinationsbehandlung aufzeigen, die von den Patienten/Patientinnen insgesamt als Bereicherung erlebt wurde. Dies begründete sich in einer erlebten Stärkung der therapeutischen Beziehung, der Möglichkeit, Themen im Einzel zu besprechen, die in der Gruppe keinen Platz hatten, und der Möglichkeit zur Nachbesprechung von Themen aus der Gruppe im Einzelgespräch. Auch wurde die Einzelpsychotherapie als bereichert erlebt, da in der Gruppe Themen entstanden, die im Einzel so nicht deutlich geworden wären. Türk (2020) zeigt auf, dass die Kombinationsbehandlung für Patienten/Patientinnen mit strukturellen Defiziten, Angst- und Schamproblemen von Vorteil sein, Widerstände reduzieren und die Behandlungsdauer insgesamt verkürzen kann (Marwitz & Pennecke, 2020). Mattke und Pröstler (2020) wiederum führen auf, dass die Kombinationsbehandlung in der Theorie inzwischen auf Akzeptanz stößt, in der Praxis hingegen schwierig umsetzbar bleibt. Dies umfasst zeitliche Aspekte, die hauptsächlich in der Terminfindung auf beiden Seiten begründet sind, begrenzte therapeutische Kapazitäten sowie offene methodische Fragen, z. B. zum Umgang mit der Übertragung und zur Themenzuordnung zu den verschiedenen Settings. Diese methodischen Fragen sollen in den folgenden zwei Abschnitten diskutiert werden.

Hinsichtlich des Settings bieten sich verschiedene Möglichkeiten an. Türk (2020) führt die verschiedenen Varianten der Kombinationstherapie auf:

- „Consecutive Therapy": Hier finden Einzel- und Gruppentherapie nacheinander statt, oft begonnen mit der Einzeltherapie, die in die Gruppentherapie übergeleitet.
- „Combined Therapy": Hier finden Einzel- und Gruppentherapie parallel statt, wobei die Einzeltherapie meist nur zu Beginn der Gruppentherapie für eine begrenzte Zeit durchgeführt wird.
- „Concurrent Therapy": Hier finden Einzel- und Gruppentherapie vollständig parallel statt.
- „Conjoint Therapy": In dieser Variante finden Einzel- und Gruppentherapie bei unterschiedlichen Therapeuten/Therapeutinnen statt.

Diese Vielfalt verdeutlicht, wie differenziert der Forschungsbedarf zu den verschiedenen Möglichkeiten der Kombinationstherapie ausfällt.

Eine weitere Frage schließlich stellt die Gleichbehandlung der Gruppenmitglieder dar: Bekommen alle Teilnehmenden dasselbe Setting oder werden manche mit Kombination behandelt, andere nicht? Während eine „Gießkannen"-Methodik, die über alle dieselbe Zuwendung ausschüttet, potenzielle Rivalitäten und Ungerechtigkeitserleben in der Gruppe eindämmt, begünstigt eine Ungleichbehandlung, selbst wenn sie diagnostisch bzw. dynamisch gerechtfertigt ist, Neid und Geschwisterrivalität. Die „Gießkannen"-Methodik wiederum kann zu ineffizientem therapeutischen Ressourcenverbrauch führen, z. B. wenn zusätzliche Einzelgespräche bei bestimmten Patienten/Patientinnen keinen Mehrwert bieten, der Gleichbehandlung wegen aber dennoch durchgeführt werden. Das Ungleichbehandlungsprinzip auf der anderen Seite kann Dynamiken in der Gruppe hervorbringen, die therapeutisch genutzt werden können. Letztlich bietet es sich grundsätzlich an, mindestens ein Einzelgespräch pro Quartal bei allen Teilnehmenden durchzuführen, um Raum für unausgesprochene Themen sowie grundsätzliches Feedback zu schaffen und die Übertragungssituation zu reflektieren.

4.4.2 Inhalte für Gruppe, Inhalte für Einzel

Gruppengespräche sollten idealerweise nicht aus ausschweifenden Monologen einzelner Mitglieder bestehen, sondern aus wechselseitigen Dialogen. Situativ gibt es gute Gründe, warum das nicht möglich ist (z. B. teilt ein Gruppenmitglied ein tragisches Erlebnis mit der Gruppe, führt eine Konfliktsituation ausführlich aus …), was aber nicht die Regel darstellen sollte. Vor diesem Hintergrund bieten sich somit längere Ausführungen grundsätzlich für ein Einzelgespräch an. Dies kann die Erhebung der Biografie sein, aber auch die Schilderung traumatischer Erfahrungen, die ggf. direkt als Traumakonfrontation per Bildschirmtechnik (vgl. Abschn. 3.3.3) durchgeführt wird. Hinsichtlich der Schilderung schwerer traumatischer Erfahrungen gilt es ohnehin abzugleichen, ob diese in den Kontext der konkreten Gruppe passen, sprich ob ein „Arche-Noah"-Prinzip hinreichend Homogenität gewährleistet, der Berichtende somit nicht in eine Außenseiterrolle gerät, und ob das Containment der Gruppe den Schrecken der traumatischen Erfahrung halten kann. Während das gelingende Erzählen vor der Gruppe eine starke korrektive Erfahrung durch Solidarität und Anteilnahme samt wirksamer Katharsis ermöglichen kann, bedeutet eine Überforderung der Gruppe vielmehr eine zusätzliche Belastung, ggf. sogar Retraumatisierung der Betroffenen, die sich schuldig und beschämt und wieder nicht verstanden fühlen können. Bietet die Gruppe genug Containment und Raum für traumatische Themen, kann das Teilen solcher Erfahrungen auch im Einzelgespräch vorbereitet werden. Nicht selten geraten traumatisierte Patienten/Patientinnen in ein überflutendes, ungesteuertes Erzählen, wenn sie von ihren Erfahrungen berichten; hier kann die Therapeutin/der Therapeut eine Hilfs-Ich-Funktion übernehmen, selbst in der Gruppensituation, in der sie/er dann hinsichtlich des Inhalts bereits vorbereitet ist. Schließlich kann es passieren, dass Patienten/Patientinnen durch das Erzählen traumatischer Erfahrungen in einen Flashback oder ein zu intensives Nacherleben geraten, dass sie dissoziieren. Auch das kann im Vorfeld im Einzel ausgelotet und dem somit vorgebeugt werden.

Die Gruppe wiederum sollte der Ort sein, wo Reaktualisierungen im Rahmen von Mehrpersonensettings durchgearbeitet werden. Hier geht es vorwiegend um das Wiedererleben schädigender Erfahrungen auf verschiedenen Symbolisierungsniveaus im Gruppenkontext. Dies hat für traumatisierte Menschen eine besondere Relevanz, da ihr Sicherheitsgefühl unter Menschen oft beeinträchtigt ist. Dies trifft deutlich auf Typ-II-Traumatisierte zu, aber auch auf Typ-I-Traumatisierte, berücksichtigt man insbesondere den Fakt, dass ausgebliebene soziale Unterstützung ein maßgeblicher Risikofaktor für die Entstehung der PTBS ist (vgl. Abschn. 1.1.2). Vor diesem Hintergrund werden nicht nur Themen besprochen, die aus Alltag und Biografie eingebracht werden, sondern auch Beziehungsstörungen im Hier und Jetzt der Gruppe werden untersucht. Diese bilden sich durch manifeste Konflikte und Konfliktspannung ab, aber auch Störgefühle der anderen Mitglieder. Da zu Beginn von Gruppenbehandlungen immer Beziehungsaufbau und Herstellung von Gruppenkohäsion Vorrang haben, werden Konflikte meist erst in etwas fortgeschrittenem Verlauf konfrontiert. Nicht selten legt dabei die Gruppenleitung vor, indem sie zuerst eine Konfrontation ausprobiert hat. Schließlich stellt sie eine zentrale Orientierung dafür dar, wie in der Gruppe konfrontiert und mit Konflikten umgegangen wird. Zur Klärung von Konflikten wird immer etwas Harmonie und etwas Kohäsion geopfert, um im Interesse übergeordneter Ziele, die sich aus dem Therapievorhaben ableiten, Fortschritte zu erzielen. Wie bereits im Vorangegangenen ausgeführt, ist es dabei von Bedeutung, wieder zur Gruppenkohäsion zurückzufinden. Hierbei kann auch das Pendelspiel zwischen Gruppe und Einzel helfen, insbesondere um stark affizierten Gruppenmitgliedern in einem sicheren Rahmen Möglichkeiten zur Aussprache und Beruhigung zu bieten.

4.4.3 Triangulierungsmöglichkeiten der Kombinationsbehandlung

Das Konfliktgeschehen in der Gruppe offenbart eine der größten Stärken der Kombinationsbehandlung. Während im Gruppenkontext eine starke Spannung entstehen kann, die zunächst für die Betroffenen schwer aushaltbar und nur dysfunktional zu bewältigen ist, ermöglicht das Einzelgespräch die geordnete Klärung des Erlebten. Hier geht es einerseits um die Erfahrung sicherer Bindung im Einzelgespräch, Hilfs-Ich-Funktionen der Beruhigung und Affektregulation, andererseits um Mentalisierung der betreffenden Situation sowie um Reflexion möglicher Übertragungsprozesse. Dysfunktionales Verhalten kann ohne die Gefahr öffentlicher Beschämung gespiegelt und korrigiert werden. Eine solche Nachbereitung intensiver Gruppensitzungen fördert somit die Konfliktfähigkeit, Mentalisierung und Übertragungsreflexion sowie Erschließung neuer Erfahrungen und

Verhaltensmöglichkeiten. Sie beugt auch dem Risiko von Abbrüchen vor, die insbesondere infolge stärkerer Konflikte entstehen können.

Andere Potenziale entfaltet das aufeinander bezogene Pendelspiel von Gruppe und Einzel durch Konfrontation von Vermeidungsverhalten innerhalb der Gruppe im Einzel. Patienten/Patientinnen mit ängstlichen oder depressiven Störungsanteilen können zu gehemmtem oder rückzügigem Verhalten neigen und dadurch in der Gruppe passiv bleiben oder übermäßig schweigen. Nicht immer kann ein solches Verhalten innerhalb der Gruppe geklärt werden, weil problematische Affekte die Patienten/Patientinnen daran hindern. Auch hier eröffnet das Einzelgespräch einen Raum, in dem „unter Ausschluss der Öffentlichkeit" die Gründe für Passivität und Schweigen eruiert werden können. Das Einzelgespräch kann damit schließlich Impulse für ein Ausprobieren neuer Interaktionsmöglichkeiten setzen und beschleunigen, dass Patienten/Patientinnen in den gemeinsamen Diskurs finden, statt übermäßig lange stille Mitglieder zu sein. Letztlich bekommt der Therapeut/die Therapeutin grundsätzlich die Möglichkeit, jedwedes problematische Verhalten innerhalb der Gruppe nicht unmittelbar dort klären zu müssen, sondern es mit ins Einzelgespräch zu nehmen, um dem Patienten/der Patientin Beschämungen zu ersparen und die Reflexion in einem affektiv beruhigten Rahmen vorzunehmen.

Ungünstige Dynamiken zwischen Gruppe und Einzel stellen Spaltungsvorgänge dar. Diese können als Spaltungsdynamik zwischen Therapeut/Therapeutin in und Patient/Patientin im Einzel gegen die Gruppe stattfinden – z. B. in Form gemeinsamer Solidarisierung gegen andere Gruppenmitglieder – oder aber auch, dass der Therapeut/die Therapeutin zum Geheimnisträger relevanter Informationen gemacht wird, die er/sie nicht teilen soll (z. B. Regelverletzungen von Mitpatienten/-patientinnen). Um eine intakte Therapiebeziehung zu allen Gruppenmitgliedern wahren zu können muss eine solche Situation vorab ausgeschlossen werden, am besten in Form einer Regelvereinbarung hinsichtlich der Einzelgespräche, die solche Geheimnisse ausschließt. Spaltungsvorgänge können auch stattfinden, wenn Gruppe und Einzel von unterschiedlichen Therapiekräften durchgeführt werden; hier muss ein gemeinsamer Austausch zwingend verabredet und im Vorfeld den Patienten/Patientinnen transparent gemacht werden. Letztlich erfordert es auch Taktgefühl, wenn der Therapeut/die Therapeutin Informationen im Einzelgespräch erhält, die er/sie für die Gruppe für relevant erachtet; diese ohne vorige Rücksprache in die Gruppe einzubringen, kann das Vertrauen der betreffenden Person beschädigen.

Traumatisierte Patienten/Patientinnen profitieren vom Pendelspiel insbesondere hinsichtlich der Möglichkeit, bedrohliches Erleben und Misstrauen in der Gruppe außerhalb der Triggersituation klären zu können. Dies kann seitens der Patienten/Patientinnen in den Einzelgesprächen thematisiert werden, aber auch der Therapeut/die Therapeutin kann regelmäßig nachfragen, wie das Miteinander der Gruppe erlebt wird. Hierdurch wird der Stress der Gruppenarbeit durch ein containendes Setting aufgefangen, was mitunter ein erheblicher Motivator für die Gruppentherapie sein kann. Während die Übertragung auf die Gruppe als Ganzes dabei einen Aspekt darstellt, können ebenso Übertragungen auf einzelne Gruppenmitglieder, aber auch die Gruppenleitung exploriert werden. Hierbei spielen insbesondere die verschiedentlich bereits aufgeführten Wiederherstellungen von Täter-Opfer-Dynamiken (vgl. z. B. Abschn. 4.3.1) eine wichtige Rolle. Da solche Externalisierungen ebenfalls mit erheblichem Bedrohungserleben und entsprechender Anspannung einhergehen, sind sie oft im Rahmen der Einzelsituation besser zu besprechen. Übertragungen auf die Leitung wiederum, wenn diese auch das Einzelgespräch durchführt, können von selbiger zur Klärung in die Gruppe empfohlen werden, wenn sie gemeinsam nicht aufzulösen sind.

4.5 Transgenerationale Traumaweitergabe und Soziales Trauma

4.5.1 Innerfamiliäre Traumata und die transgenerationale Traumaweitergabe

In Abschn. 2.7.3 wurde bereits die transgenerationale Traumaweitergabe in Form unbewusster innerfamilärer Reinszenierungen eingeführt. Eine ergänzende Perspektive bietet Hirsch (2022b), der Perversion als Folge transgenerationaler Traumaweitergabe untersucht hat. Grundsätzlich führen nicht reflektierte traumatische Erfahrungen zu Reinszenierung, Erfahrungen innerfamiliärer Gewalt und sexuellen Missbrauchs dabei oft in Form von Täter-Opfer-Umkehr. Hierbei wird das ursprüngliche Opfer als späteres Elternteil zur Täterin/zum Täter und reinszeniert den Missbrauch mit dem eigenen Kind. Traumatisierte Bezugspersonen sind oft in ihrer Mentalisierung beeinträchtigt und können mangels entsprechender Einfühlung und Feinfühlung oft nur schlecht auf die Bedürfnisse und inneren Zustände des Kindes eingehen, das dann ebenfalls in seiner Mentalisierung beeinträchtigt bleibt. Zusätzlich findet oft eine Rollenumkehr in Form von Parentifizierung statt, da die Bezugsperson ihre eigenen unsymbolisierten inneren Zustände in Umkehr des Bion'schen Container-contained-Modells in das Kind projiziert. Hirsch beschreibt weiterhin, dass Kinder auch als Partnerersatz oder narzisstische Erweiterung benutzt werden, wobei mitunter auch ihre Geschlechtsidentität geleugnet wird. Perversion als innerfamiliäres Phänomen hält sich so transgenerational aufrecht, bis ein Familienmitglied die Weitergabe schließlich unterbindet.

Csef (2024) führt weitere Mechanismen auf: Neben biologischen Faktoren wie z. B. der Epigenetik sind dies Identifikationsprozesse mit dem elterlichen Schicksal, die auch unbewusst erfolgen können. Je mehr dabei geschwiegen wird, umso mehr wird unbewusst kommuniziert, was zur Ausprägung rätselhafter Botschaften (vgl. Abschn. 2.6.2) führt. Das Schweigen über traumatische Erfahrungen prägte oft ganze Generationen, wie z. B. infolge des Holocaust oder der DDR-Diktatur. Die Traumaweitergabe bekommt damit eine soziale Komponente, die in Behandlungen eine Berücksichtigung finden sollte. Es gilt damit zu unterscheiden, ob transgenerationale Prozesse auf familiäre Dynamiken beschränkt sind oder im größeren Kontext gesamtgesellschaftlicher Dynamiken verstanden werden müssen. Dies soll im folgenden Abschnitt abschließend ausgeführt werden.

Die Berücksichtigung solcher Dynamiken ist dabei nicht nur für die Einzeltherapie relevant, in der entsprechende Einordnungen mitgeteilt und besprochen werden sollten. Sie spielen auch eine Rolle hinsichtlich des Gruppenerlebens und multipersonaler Übertragungen in Gruppenpsychotherapien, wo gewisse Formen des Wiedererlebens als Niederschlag gesamtgesellschaftlichen Geschehens interpretiert werden sollten. Dies knüpft an die Anfänge der Gruppenanalyse bei Burrow (vgl. Abschn. 4.1.2) an, der zu der Einsicht kam, dass neurotische Störungen sozial bedingt sind. Dieser Gründergeist, aber auch diese Perspektive ist Teil gruppenanalytisch begründeter Psychotherapien, die nicht nur familiäre Dynamiken, sondern auch soziale Dynamiken verstehen und durcharbeiten wollen.

4.5.2 Soziale Traumata und ihre Relevanz für die Psychotherapie

Soziale Traumata stellen Verflechtungen der individuellen, transgenerationalen und sozialen Ebenen dar (vgl. Hamburger et al., 2022). Stellen sich auf der individuellen Ebene Symptome der PTBS dar, zeigt die transgenerationale Ebene Elemente der innerfamiliären Weitergabe und die soziale Ebene eine Einbettung in historische, gesellschaftliche und kulturelle Prozesse. Beispiele für soziale Traumata stellen der Holocaust und die DDR-Diktatur dar, aber auch Kriegstraumatisierungen wie in Syrien, Bosnien oder der Ukraine. Diskriminierungen, z. B. ethnischer Minderheiten oder von Menschen der LGBTQ+ -Gemeinschaft, stellen soziale Traumatisierungen dar, ebenso Naturkatastrophen wie die Corona-Pandemie oder die Tschernobyl-Katastrophe. Hamburger (2016) führt aus, dass erst die öffentliche Anerkennung solcher traumatischer Erfahrungen diese als soziale Traumata etabliert. Dies hat durchaus ambivalente Folgen: So können einerseits Aufarbeitung und Wiedergutmachung erfolgen, andererseits können soziale Traumatisierungen für politische Zwecke instrumentalisiert werden.

Kriege können zu einer nachhaltigen Zerstörung von Identität, Gemeinschaft und Geschichtsverständnis führen (vgl. Hamburger, 2024). Sie führen oftmals zu Migration, die freiwillig oder erzwungen motiviert sein kann, wobei insbesondere die erzwungene Migration zu Identitätskrisen und psychischen Störungen führt (vgl. Volkan, 2016). Flüchtlingskinder sind dabei in besonderem Ausmaß transgenerationaler Traumaweitergabe ausgesetzt und identifizieren sich mit den Belastungen ihrer Eltern. Anerkannte Flüchtlinge haben dabei eine bessere psychische Gesundheit als Asylsuchende und illegale Migranten, zeigen Heeren et al. (2016) auf. Vor dem Hintergrund der aktuellen Krisen in der Welt sollten traumatherapeutisch tätige Psychotherapeutinnen/-therapeuten diese Umstände kennen und sich damit auseinandergesetzt haben. Gruppenanalytische Kompetenzen können dabei helfen, die Einflüsse auf Betroffene einschätzen zu können. Gelingende gruppenpsychotherapeutische Behandlungen schließlich können ein Gegengewicht zu den verheerenden gruppalen Erfahrungen bieten, die sie durchlebt haben. Hierzu zählen die sozialen Traumata ihrer Herkunft, aber auch fremdenfeindliche Erfahrungen im aufnehmenden Land. So umfasst eine traumatherapeutische

Behandlung sozialer Traumata schließlich nicht nur die umschriebene Behandlung intrusiver Syndrome, sondern auch das verstörte Gruppenerleben und unter Menschen Sein. Sich wieder als Teil einer grundsätzlich wohlmeinenden zwischenmenschlichen Gesellschaft erleben zu können, eine kohärente soziale Identität frei von Scham und Mangelerleben wiederherzustellen und ein Lebensnarrativ samt positiver Lebensperspektive zu entwickeln, sollten weitere Ziele der Behandlung sein.

Literatur

Csef, H. (2024). *Trauma und Resilienz in der Psychoanalyse*. Psychosozial-Verlag.
Ermann, M. (2016a). Kombination von Gruppen- und Einzeltherapie. *Forum der Psychoanalyse, 32*(2), 201–209. https://doi.org/10.1007/s00451-016-0238-7.
Hamburger, A. (2016). Soziales Trauma. *Forum der Psychoanalyse, 32*(2), 151–164. https://doi.org/10.1007/s00451-016-0231-1.
Hamburger, A. (2024). Krieg als soziales Trauma. *Forum der Psychoanalyse, 40(3)*, 259–271. https://doi.org/10.1007/s00451-024-00555-x.
Hamburger, A., Hancheva, C, Volkan, V (2022). *Soziales Trauma: Ein interdisziplinäres Lehrbuch*. Springer.
Heeren, M., Wittmann, L., Ehlert, U., Schnyder, U., Maier, T. & Müller, J. (2016). Psychopathologie und Aufenthaltsstatus. *Forum der Psychoanalyse, 32*(2), 135–149. https://doi.org/10.1007/s00451-016-0235-x.
Hirsch, M. (2022a). *Die Therapie als Beziehungsraum: Modifizierte psychoanalytische Traumatherapie*. Psychosozial-Verlag.
Hirsch, M. (2022b). *Traumatische Realität und psychische Struktur: Zur Psychodynamik schwerer Persönlichkeitsstörungen*. Psychosozial-Verlag.
Janssen, P. L. (2020). Stellenwert der psychodynamischen Gruppenpsychotherapie in der psychotherapeutischen Versorgung. *Psychodynamische Psychotherapie, 2,* 123–137. https://doi.org/10.21706/pdp-19-2-123.
Janssen, P. L., Sachs, G. (2018). *Psychodynamische Gruppenpsychotherapie: Theorie, Setting und Praxis*. Schattauer
Marwitz, M & Pennecke, C. (2020). Die Kombination Einzel- und Gruppentherapie: In der Theorie akzeptiert- in der Praxis vielschichtig. In D. Mattke & M. Pröstler (Hrsg.), *Formen ambulanter Gruppentherapie: Kann, will, muss ich Gruppe?* (S. 165–178). Springer.
Mattke, D. & Weber, R. (2020). Auf der Suche nach dem Heiligen Gral – Wirkfaktoren der Gruppenpsychotherapie. *Psychotherapie im Dialog, 21*(02),24–29. https://doi.org/10.1055/a-0974-8965.
Mattke, D. & Pröstler, M. (Hrsg.). (2020). *Formen ambulanter Gruppentherapie: Kann, will, muss ich Gruppe?* Springer.
Schultz-Venrath, U. (2015). Die Entdeckung der »Gruppenmethode in der Psychoanalyse« (1926) von Trigant Burrow – ein verhinderter Paradigmawechsel? *Gruppenpsychotherapie und Gruppendynamik*, 51(1), 7–17. https://doi.org/10.13109/grup.2015.51.1.7
Schultz-Venrath, U. & und Felsberger, H. (2016). *Mentalisieren in Gruppen*. Klett-Cotta
Strauß, B. (2017). Psychodynamische Gruppenpsychotherapie – Wirkungen und Nebenwirkungen. *Psychodyn Psychother 16,*73–84.
Strauß, B. (2020). Evidenz der Gruppenpsychotherapie – aktuelle Ergebnisse. *PiD – Psychotherapie im Dialog, 21*(02), 17–23. https://doi.org/10.1055/a-0974-8472
Strauß, B. & Mattke, D. (2007). Die differenzierte Indikationsstellung für die Psychodynamische Gruppenpsychotherapie. *Die Psychodynamische Psychotherapie, 2007, 6* (2), 78–88.
Strauß, B. & Mattke, D. (2012). *Gruppenpsychotherapie: Lehrbuch für die Praxis*. Springer.

Strauß, B., Burlingame, G. M. & Rosendahl, J. (2020). Neue Entwicklungen in der Gruppenpsychotherapieforschung – ein Update. *Psychotherapeut, 65*(4), 225–235. https://doi.org/10.1007/s00278-020-00430-0.

Türk, D. (2020). Ein drittes Setting der ambulanten Psychotherapie–Einzeltherapie und Gruppentherapie in Kombination. In D. Mattke & M. Pröstler (Hrsg.), *Formen ambulanter Gruppentherapie: Kann, will, muss ich Gruppe?* (S. 145–178). Springer.

Van Haren, W. & Willweber, M. (2018). Kombinierbarkeit von Einzel- und Gruppentherapie im Rahmen der psychoanalytisch begründeten Verfahren. *Psychotherapeut, 63(6),* 491–500. https://doi.org/10.1007/s00278-018-0296-y.

Volkan, V. (2016). Psychoanalytische Gedanken zur europäischen Flüchtlingskrise und zum Fremden. *Forum der Psychoanalyse, 32(2),* 115–134. https://doi.org/10.1007/s00451-016-0232-0.

Yalom, I. D. (2007). *Theorie und Praxis der Gruppenpsychotherapie: Ein Lehrbuch* (9. Aufl.). Klett-Cotta.

# Psychodynamische Traumatherapie im tagesklinischen und vollstationären Setting

Inhaltsverzeichnis

5.1 Psychodynamische Psychotherapie im multiprofessionellen Setting 153
5.2 Tagesklinische und stationäre Psychodynamische Psychotherapie 160
5.3 Behandlung von Traumafolgestörungen in Tagesklinik und auf Station 171
Literatur. 177

▶ Dieses Kapitel beleuchtet die Psychodynamische Traumatherapie im tagesklinischen und stationären Setting. Es beschreibt deren historische Entwicklung, zentrale Konzepte und spezifische Indikationsstellungen. Im Fokus stehen das integrative Modell mit beziehungsreflexiver Teamarbeit, die Methodenintegration sowie die differenzierte Umsetzung von Stabilisierung, Traumakonfrontation und Übertragungsarbeit. Anhand konkreter Fallbeispiele und struktureller Voraussetzungen wird die therapeutische Praxis multiprofessioneller Traumatherapie anschaulich dargestellt.

5.1 Psychodynamische Psychotherapie im multiprofessionellen Setting

5.1.1 Multiprofessionelle Psychotherapie als eigenes Setting

Während ambulante Psychotherapie personell von ein bis zwei Psychotherapeuten/-therapeutinnen realisiert wird, sind im tagesklinischen und stationären Rahmen mehrere Personen und Berufsgruppen beteiligt. Hieraus resultieren nicht nur entsprechend mehrere Beziehungsangebote, sondern auch unterschiedliche Therapieangebote. Beides benötigt ein integrierendes Rahmenkonzept, um koordiniertes Handeln, aber auch Reflexion der entstehenden Beziehungsdynamiken zu gewährleisten.

Die Umsetzung psychotherapeutischer Behandlungsansätze im stationären Rahmen hat eine lange Tradition. So führte bspw. Georg Groddeck (1866–1934) psychoanalytische Methoden in seiner Villa Marienhöhe, ein Sanatorium für vorwiegend chronisch körperlich kranke Patientinnen/Patienten, ein. Mit seiner bedeutenden Publikation „Psychische Bedingtheit und psychoanalytische Behandlung organischer Leiden" (1917) arbeitete er unbewusste Motive der Krankheitsentstehung heraus und avancierte zum Vater der Psychosomatik. Körperliche Leiden ohne organische Ursache – heute würde man von somatoformen oder funktionellen Störungen sprechen – bekamen in einem Briefwechsel zwischen Freud und Ferenczi den Spitznamen „groddecksches Symptom" (vgl. Martynkewicz 1997). Auch gilt Groddeck als Urheber des Begriffes „Es" für das Unbewusste. Seine Umsetzung der Psychoanalyse im stationären Setting stellt hierbei eine Integration derselben in die ärztliche Kunst dar, während das Sanatorium als Ganzes konzeptuell noch nicht gesondert in die psychotherapeutische Behandlung einbezogen wird.

Anders stellte es sich im Setting von Ernst Simmel (1882–1947) dar. Der Neurologe und Psychoanalytiker Simmel begründete 1927 im Sanatorium Schloss Tegel in Berlin die wohl erste psychoanalytische Klinik, deren Behandlungsschwerpunkte v. a. Störungen aus dem heutigen psychosomatischen Behandlungsspektrum umfassten. Hierzu zählten v. a. die sog. Kriegsneurosen – d. h. Traumafolgestörungen. Simmel realisierte dabei ein Setting, das methodenintegrativ (Gold mit Kupfer legiert, vgl. Abschn. 2.1), beziehungsreflexiv (d. h. Analyse von Übertragung und Gegenübertragung) und gruppenanalytisch (Übertragungen im Mehrpersonensetting wurde analysiert, Gruppentherapien angeboten) war. Zudem ist er ein Pionier der psychoanalytisch-stationären Behandlung traumatisierter Patientinnen/Patienten.

Ein wiederum anderes Setting realisierte Frieda Fromm-Reichmann (1889–1957) mit ihrem Therapeutikum in Heidelberg (vgl. Siebenhüner, 2005). Ursprünglich eine psychiatrische Großpraxis, entwickelte sich ihr Setting zu einer therapeutischen Lebensgemeinschaft weiter, in der die Patienten/Patientinnen auch untergebracht und bekocht wurden. Fromm-Reichmann engagierte sich dabei sehr für Patienten/Patientinnen mit schweren Störungen, z. B. Psychosen, die sie entgegen dem psychoanalytischen Mainstream übertragungsreflexiv behandelte. Sie setzte analytische Behandlungsprinzipien um und legte dabei auch Wert auf Authentizität und Empathie in der therapeutischen Beziehung.

Aufgrund gesellschaftlicher Prozesse wie der Weltwirtschaftskrise, aber auch dem Zweiten Weltkrieg kamen diese ersten Sanatorien zunächst zum Erliegen. Mit Bion und Foulkes (vgl. Abschn. 2.1) fanden gruppenanalytische Behandlungen kriegstraumatisierter Patienten/Patientinnen in der Tavistock Clinic London sowie dem Militärkrankenhaus in Northfield statt. Sie entwickelten hierbei zentrale gruppenanalytische Konzepte (vgl. Abschn. 2.7.1). Thomas Forrest Main (1911–1990) war als Nachfolger Bions ebenfalls in Northfield tätig, wo er die gruppenanalytische Arbeit zur therapeutischen Gemeinschaft, in der alle Mitwirkenden

(d. h. Patienten/Patientinnen und Personal) in eine Kultur psychodynamischer Reflexion eingebunden wurden, weiterentwickelte. Dieses Konzept erweiterte Main im Cassel Hospital, wo er schließlich zu der Erkenntnis kam, dass insbesondere schwer gestörte Patienten/Patientinnen im Mehrpersonensetting der Klinik ihre pathologischen Beziehungsmuster und Abwehrmechanismen reinszenierten. Hierbei fiel insbesondere auf, dass in diesem Rahmen die Berufsgruppe der Pflege regelhaft auf das Niveau Bion'scher Grundannahmegruppen regredierte, was als Gegenübertragung dieser Prozesse interpretiert wurde. Während der therapeutische Ansatz anfangs noch die Sozialisierung neurotischer Charakterzüge war, wechselte dieser Fokus nun zur deutenden Durcharbeitung von Reinszenierungen im stationären Rahmen (vgl. Dulz et al. 2022). Dieser Übergang kann als objektbeziehungstheoretische Wende verstanden werden, da Konzepte Kleins (vgl. Abschn. 2.3.1) und anderer Objektbeziehungstheoretiker zentral zum Verständnis der Übertragungsprozesse beitragen.

Dieser Fokus der Durcharbeitung unbewusster Reinszenierungen insbesondere bei schwer gestörten Patienten/Patientinnen ist ein wesentlicher Aspekt Psychodynamischer Psychotherapie im Mehrpersonensetting. Dies begründet sich darin, dass mit Zunahme der strukturellen Störungsschwere von Patienten/Patientinnen diese ihre pathologischen inneren Zustände immer weniger in sich regulieren, sondern in den interpersonellen Raum externalisieren. Hierdurch kommt es u. a. zu Spaltungsübertragungen, die Teilobjektbeziehungen als multipersonelle Übertragung herstellen. Diese können im reflexiven stationären Mehrpersonensetting erheblich besser identifiziert und durchgearbeitet werden als im ambulanten Rahmen, wo stets ein Acting-out, d. h. ein Abführen pathologischer Verhaltensweisen und Regulationsmechanismen, in die privaten Beziehungen und sozialen Räume möglich ist. Die Herausnahme aus dem häuslichen Setting durch eine (teil-)stationäre Aufnahme hingegen überführt dieses Agieren in einen hinreichend geschlossenen Rahmen, in dem somit eine umfänglichere Bearbeitung möglich wird.

5.1.2 Überblick verschiedener multiprofessioneller Settings

Die Verwendung des multiprofessionellen Settings wurde auf verschiedene Weise in deutschen Kliniken realisiert. Janssen (1987, S. 36) hatte diese in zunächst sechs Varianten zusammengefasst:

- psychoanalytische oder gruppenanalytische Psychotherapie in der Klinik ohne Gestaltung des stationären Zusammenlebens der Patienten,
- kombinierte stationär-ambulante gruppentherapeutische Modelle mit und ohne Gestaltung des stationären Zusammenlebens,
- bipolare Modelle mit Unterscheidung von analytisch-therapeutischem Raum und soziotherapeutischem Raum, z. B. als therapeutische Gemeinschaft,
- integrative Modelle für die Behandlung der Patientengruppe durch eine Therapeutengruppe,

- internistisch-psychosomatische Modelle mit analytisch-psychotherapeutischen Behandlungen,
- pragmatisch orientierte Anwendung analytischer und anderer psychotherapeutischer Verfahren im Krankenhaus.

In diesen Varianten bilden sich mehr oder weniger die Vorläufermodelle nach Groddeck, Simmel, Fromm-Reichmann, Bion, Foulkes und Main ab. Zur klinisch-praktischen Realisierung lassen sie sich schließlich auf drei Grundmodelle runterbrechen:

- Das Ambulanzmodell: In diesem Modell sind Psychotherapie und Krankenhaussetting zwei parallele Welten, die vollkommen unabhängig voneinander arbeiten. Die Patienten/Patientinnen nehmen psychoanalytische Einzelbehandlungen und/oder gruppenanalytische Sitzungen wahr, während sie zeitgleich stationär untergebracht sind. Die psychotherapeutischen Beziehungen werden analytisch geführt, der Stationsalltag unterliegt eigenen Regeln, folgt meist den Prinzipien normaler Krankenhausbehandlung. Es findet kein Informationsaustausch untereinander statt, die psychotherapeutische Behandlung unterliegt der Schweigepflicht. Das Ambulanzmodell gilt heute als obsolet.
- Das bipolare Modell: In diesem Modell findet eine Konzeptualisierung und somit eine therapeutische Verwendung des Stationslebens statt. Dieses gestaltet sich aber vielmehr entlang der frühen therapeutischen Gemeinschaft vor der objektbeziehungstheoretischen Wende (vgl. Abschn. 5.1.1), d. h. entlang Intentionen der Sozialisierung neurotischer Charakterzüge. Regression wird somit begrenzt, Realitätsprüfung gefördert und auf Basis konkreten Feedbacks sowie handelnder Neuerfahrung wird soziales Lernen gefördert. Dem Stationsalltag wiederum wird die Analytische Psychotherapie gegenübergestellt, sodass sich ein psychotherapeutischer Raum von einem soziotherapeutischen Raum abgrenzt. So finden parallel zum Stationsalltag in Einzel- und Gruppenpsychotherapien regressionsförderliche und übertragungsdeutende Behandlungen statt, die entgegengesetzt zum soziotherapeutischen Vorgehen arbeiten. Material aus dem Stationsalltag kann im psychotherapeutischen Raum genutzt werden, aber nicht andersherum. Beide Räume stehen sich somit polar gegenüber (vgl. Abb. 5.1) und können sich im gelingenden Fall ergänzen. Sie bieten auf der anderen Seite aber Raum für Spaltungen, die keine Bearbeitung finden, wenn z. B. Teammitglieder des soziotherapeutischen Raums in multipersonelle Spaltungsübertragungen einbezogen werden. Diese Übertragungs- und Gegenübertragungsprozesse werden nicht unmittelbar in die analytische Arbeit einbezogen, sodass hier ein Acting-out (vgl. Abschn. 5.1.1) stattfinden kann. Dies kann schließlich zu Spaltungsprozessen zwischen psychotherapeutischem und soziotherapeutischem Raum führen. Etwaig hieraus resultierende Teamkonflikte, die auch mit Regression von Berufsgruppen, wie in Abschn. 5.1.1 beschrieben, einhergehen können, hätten schließlich ebenfalls keinen klar definierten Raum der Reflexion.

5.1 Psychodynamische Psychotherapie im multiprofessionellen Setting

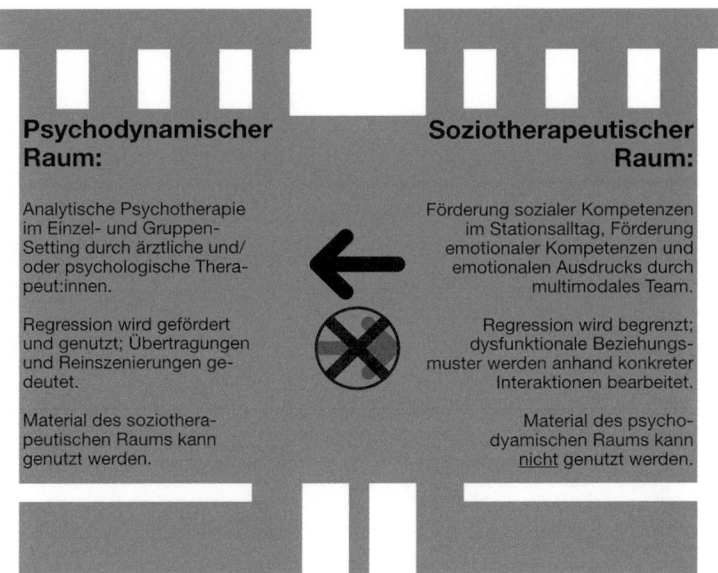

Abb. 5.1 Das bipolare Modell: Psychodynamischer und Soziotherapeutischer Raum stehen sich gegenüber

- Das Integrative Modell: In diesem Modell findet die vollständige Umsetzung eines beziehungsreflexiven Vorgehens statt, wie sie in der therapeutischen Gemeinschaft nach der objektbeziehungstheoretischen Wende etabliert wurde. Dies bedeutet, dass ausnahmslos alle Beziehungen des stationären Raumes als gleichwertig und als therapeutisch definiert werden und alle diese Beziehungen einem übertragungsreflexiven Vorgehen unterliegen (vgl. Abb. 5.2). Diese beziehungsdynamische Reflexion findet in regelmäßigen Teamsitzungen statt, an denen alle anwesenden Teammitglieder teilnehmen müssen. In einem offenen Austausch werden dort Interaktionen mit Patienten/Patientinnen reflektiert, wobei möglichst frei gesprochen werden soll. Das Ziel ist, Reinszenierungen infantiler Objektbeziehungsmuster, traumatischer Szenen und intrapsychischer Konflikte zu erfassen und den Patienten/Patientinnen als Einsicht zugänglich zu machen. Während ein deutend-interpretatives Vorgehen in den Aufgabenbereich der Einzel- und Gruppenpsychotherapeuten/-therapeutinnen fällt, tragen die anderen Berufsgruppen mit ihren jeweiligen Settings nicht nur als Beziehungsraum, sondern auch mittels unterschiedlicher Interventionen zu ebenjenem Prozess bei. Da sie schließlich in den Teamsitzungen ebenfalls ihre Gegenübertragungen reflektieren und somit nicht ausagieren, ermöglichen sie auch emotional korrektive Erfahrungen.

Während im obsoleten Ambulanzmodell somit keine distinguierte Verwendung des Krankenhaussettings stattfindet, erfolgt diese im bipolaren Modell nach eigenen, vom psychotherapeutischen Raum abgegrenzten Prinzipien. Im Integrativen

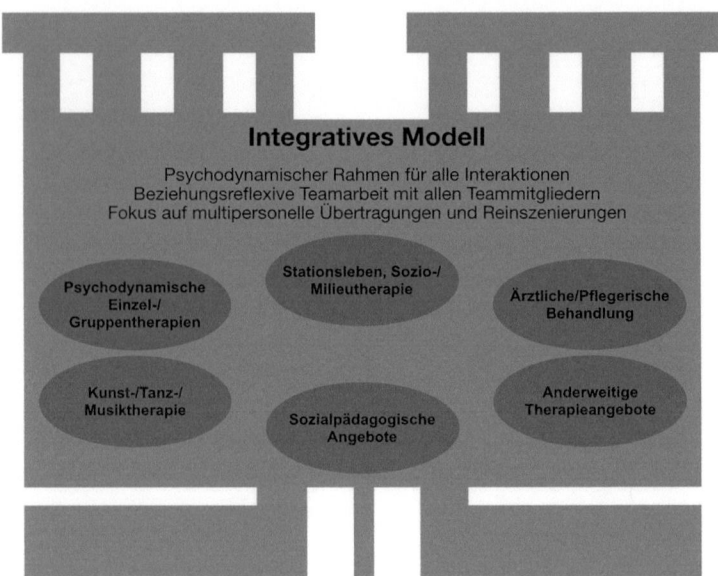

Abb. 5.2 Das Integrative Modell: Alle Berufsgruppen und Interaktionen werden beziehungsdynamisch reflektiert

Modell schließlich wird dem gesamten Setting ein analytisch-beziehungsreflexiver Rahmen gegeben, der zum therapeutischen Ritual für alle Beteiligten wird.

Da Traumafolgestörungen sowohl mit Teilobjektübertragungen, sprich Spaltungen, als auch szenischen Enactments traumatischer Erfahrungen und projektiven Identifizierungen von Täter- oder Opferintrojekten einhergehen können, wird in diesem Buch das Integrative Modell für Station und Tagesklinik ausgeführt. Hierdurch können unbewusste Manifestationen traumatischer Wiederholungszwänge auf unterschiedlichen Symbolisierungsniveaus besser erfasst, gedeutet und durchgearbeitet werden.

5.1.3 Reflektierte Methodenintegration im multiprofessionellen Setting

Das Integrative Modell stellt ein Rahmenmodell dar, in dem sich nicht nur Psychodynamische Psychotherapie realisiert, sondern auch störungsspezifische und ergänzende Therapiemethoden einbeziehen lassen. Ähnlich wie in der ambulanten Einzelpsychotherapie verfahrensspezifische und störungsspezifische Interventionen Anwendung finden können (vgl. Abschn. 3.3), ohne dass die Verfahrensorientierung psychodynamischer Reflexion und Hypothesenbildung geopfert werden muss, ermöglicht das multimodale Setting (teil-)stationärer Psychotherapie die Kombination psychodynamischer Einzel- und Gruppenpsychotherapie mit traumaspezifischen und adjuvanten Therapieangeboten innerhalb eines integrativen beziehungsreflexiven

Rahmens. Während adjuvante Verfahren im stationären Rahmen regelhaft Anwendung finden, z. B. in Form kreativtherapeutischer Angebote, stellen störungsspezifische Interventionen ein indikatives Register der Behandlung dar. Diese werden dem Krankheitsbild der Patienten/Patientinnen entsprechend eingesetzt, z. B. bei Angst- und Zwangsstörungen in Form von Expositionstherapien oder bei Traumafolgestörungen in Form von Stabilisierungsübungen und Traumakonfrontation (vgl. Abschn. 3.3.3).

Hierbei können sich das beziehungsreflexive und störungsorientierte Vorgehen gegenseitig bereichern: So können innere Widerstände die Wirksamkeit störungsspezifischer Methoden einschränken, was sich durch psychodynamische Reflexion verändern kann, andererseits kann die Linderung intrusiver Symptome einen Raum für mehr Übertragungsreflexion eröffnen. Patienten/Patientinnen beispielsweise, die vor dem Hintergrund interpersoneller Traumata erhebliches Misstrauen anderen Menschen gegenüber entwickelt haben, werden dieses auch der Therapeutin/dem Therapeuten gegenüber erleben. Vor diesem Hintergrund kann der konkrete Methodeneinsatz ambivalent bis schädigend erlebt werden. Insbesondere die Traumakonfrontation stellt eine potenziell heikle und intime Situation dar, vor der viele Patienten/Patientinnen zunächst angespannt sind. Dies aktiviert Übertragungspotenziale, die je nach Ausprägung in Reinszenierungen münden können, wodurch die Intervention recht Ich-synton auch als schädigend erlebt wird. An dieser Stelle ermöglicht eine Übertragungsreflexion der Szene eine Klärung, die einen weiteren Versuch zu einem besseren Gelingen ermöglichen kann. Oftmals bietet der triangulierende Rahmen der multipersonellen Station hierbei ein hilfreiches Setting. So kann die Reflexion der Szene in der Gruppenpsychotherapie oder Teamvisite erfolgen, wo unbeteiligte Dritte (Teammitglieder, Mitpatientinnen/-patienten) ihre Gedanken einbringen. Dies kann wirksamer sein, als wenn „die Täterin/der Täter" in Person der Therapeutin/des Therapeuten die entstandene negative Übertragung auf sich selber zu klären versucht.

In (teil-)stationären Behandlungen kommen ergänzend zum Standardverfahren auch adjuvante Therapien zum Einsatz. Dies sind z. B. Physiotherapie, Soziotherapie, Sport-/Bewegungstherapie und kreativtherapeutische Angebote wie Kunst-, Tanz- oder Musiktherapie. Bei hinsichtlich Traumafolgestörungen allgemein geringer Evidenz- und Studienlage dieser Verfahren bestehen insgesamt Empfehlungen, diese Therapieangebote im Rahmen multimodaler (teil-)stationärer Behandlungen vorzuhalten. Während Sport- und Bewegungstherapie Hyperarousal und Angst lindern können sowie allgemein zur Stressbewältigung beitragen, kann Physiotherapie Körperhaltung, Muskelspannung und Bewegungsmuster verbessern. Soziotherapie kann dazu beitragen, soziale Teilhabe zu verbessern, Therapieergebnisse in den Alltag der Patienten/Patientinnen zu übertragen und psychosoziale Konfliktsituationen praktisch zu bewältigen. Kreativtherapeutische Angebote können helfen, Kontakt zu inneren Zuständen und Anteilen aufzunehmen, die durch das Wort zunächst nicht erreichbar sind. Da sie hierfür eigene Medien verwenden (Plastizieren, Zeichnen, Körperausdruck, Musizieren), fasst Janssen (2014) sie auch als Therapien der extraverbalen Symbolisierung zusammen. Sie können sich insbesondere dafür anbieten, einem namenlosen

Schrecken Ausdruck zu verleihen, ihm so einen Container zu geben (z. B. als Zeichnung auf ein Blatt Papier, als Klang, Bewegungsdialog …) und ihn letztlich darüber auch zu kommunizieren.

Schließlich stellt die Berufsgruppe der Gesundheits- und Krankenpfleger/-pflegerinnen einen zentralen Bestandteil des multiprofessionellen Teams in (teil-)stationären Behandlungen dar. Sie verbringt oft anteilmäßig die meiste Zeit mit den Patientinnen/Patienten, ist im Stationsalltag kontinuierlich präsent, führt Bezugsgespräche durch und bietet eigene Therapien (z. B. Achtsamkeitsgruppen) an. Durch diesen engen und zeitintensiven Kontakt entstehen hier oft die meisten Übertragungen, Reinszenierungen und Beziehungsszenen, weshalb regelmäßige gemeinsame Übergaben, Teamsitzungen und Supervisionen eine essenzielle Bedeutung haben. Für die Patienten/Patientinnen wiederum ist das Pflegepersonal oft erste Ansprechperson, um bei Fragen, Anliegen und Krisen Halt, Unterstützung und Hilfe zur Verfügung zu stellen. Es strukturiert darüber hinaus das Zusammenleben auf der Station, vermittelt Tagesstruktur und trägt zum Therapietransfer bei.

Verschiedene Berufsgruppen bereichern somit im multimodalen Setting den psychotherapeutischen Kernprozess, der hiermit an Wirkstärke gewinnt, einen größeren Klangkörper für Übertragungsprozesse bekommt und durch extraverbale Symbolisierung erlebnisintensiver wird. Verfahrensorientiert wird eine Grundkultur beziehungsdynamischer Reflexion mit allen Teammitgliedern realisiert, neben den Psychodynamischen Einzel- und Gruppentherapien. Diese können um störungsorientierte Methoden ergänzt werden. Alle Teammitglieder schließlich sollten hinsichtlich Traumafolgestörungen weitergebildet sein, um über die Besonderheiten dieser Gruppe von Betreuten aufgeklärt zu sein und achtsam handeln zu können.

5.2 Tagesklinische und stationäre Psychodynamische Psychotherapie

5.2.1 Das Integrative Modell (teil-)stationärer Psychodynamischer Psychotherapie

Wie bereits aufgeführt, kennzeichnet sich das Integrative Modell dadurch, dass es den Rahmen beziehungsreflexiver Psychodynamischer Psychotherapie um den gesamten Team- und Behandlungsprozess aufspannt. Innerhalb dieses Rahmens wiederum realisieren sich die unterschiedlichen Angebote einer multimodalen Therapie unterschiedlicher Berufsgruppen. Für den Psychodynamischen Psychotherapieprozess schließlich nehmen hierbei die Psychodynamische Einzel- und Gruppenpsychotherapie, die durch ärztliche und/oder psychologische Teammitglieder durchgeführt werden, eine zentrale Stellung ein. So finden in den Einzelpsychotherapien Anamnese, Biografieerhebung, Diagnostik, Reflexion des Behandlungsprozesses und entstehender Übertragungen/Reinszenierungen, die Durchführung psychotherapeutischer Interventionen (Stabilisierung, Traumakonfrontation) und die Entlassplanung statt. Die Gruppenpsychotherapie ist ein

Raum für Übertragung/Reinszenierung, Spiegelung, Konfrontation, Mentalisierung und Deutung. Beide Settings wiederum sind aufeinander bezogen und integrieren Material der gesamten Behandlung, wie im Folgenden noch dargestellt wird.

Während im ambulanten Sektor die Psychotherapie-Richtlinie und Psychotherapie-Vereinbarung (vgl. Abschn. 3.1.3) den formalen und inhaltlichen Rahmen der Behandlung vorgeben, erfolgt dies im (teil-)stationären Sektor durch Operationen- und Prozedurenschlüssel (OPS). Hier hat das Integrative Modell einen wesentlichen Einfluss auf relevante Codes genommen. So definiert der **Code 9-63** („Psychosomatisch-psychotherapeutische Komplexbehandlung bei psychischen und psychosomatischen Störungen und Verhaltensstörungen bei Erwachsenen") eine stationäre Behandlung, die durch ein multiprofessionelles Team unter Leitung einer Fachärztin/eines Facharztes für Psychosomatische Medizin und Psychotherapie als reflektierter Mehrpersonen-Interaktionsprozess mit wöchentlicher Teambesprechung von mindestens 60 min erfolgt. Dem Team sollen Ärzte/Ärztinnen, Psychologen/Psychologinnen und Vertreter und Vertreterinnen von Spezialtherapien (z. B. Kreativtherapie, Sozialpädagogik, Physiotherapie) und Pflegefachpersonen angehören. Es müssen mindestens drei ärztliche und/oder psychologische Therapieeinheiten (eine Therapieeinheit [TE] entspricht 25 Min. Einzelbehandlung; bei Gruppen ergibt die Sitzungsdauer in Minuten geteilt durch 25 geteilt durch Teilnehmende multipliziert mit Anzahl ärztlicher/psychologischer Leitender die Anzahl der TE) pro Woche erbracht werden. Der **Code 9-62** („Psychotherapeutische Komplexbehandlung bei psychischen und psychosomatischen Störungen und Verhaltensstörungen bei Erwachsenen") wiederum definiert eine intensive psychotherapeutische Behandlung durch ein multiprofessionelles Team unter Leitung einer Fachärztin/eines Facharztes für Psychiatrie und Psychotherapie, Psychiatrie oder Nervenheilkunde mit Zusatzbezeichnung Psychotherapie oder Psychosomatische Medizin und Psychotherapie. Das Team soll Mitglieder derselben Berufsgruppen wie bei Code 9-63 umfassen, und es sollen ebenfalls mindestens drei ärztliche und/oder psychologische Therapieeinheiten pro Woche erbracht werden.

Die nichtärztlichen bzw. nichtpsychologischen Berufsgruppen wiederum bieten ein breites Spektrum an psychosozialen, pflegerischen und kreativtherapeutischen Behandlungen an. Der OPS führt hier Interventionen wie Psychoedukation, Bezugstherapiegespräche und Angehörigenarbeit, ergänzt durch spezialisierte Therapieangebote wie Ergotherapie, Kunst-/Tanz-/Musiktherapie, Bewegungs- und Entspannungstherapien sowie sensorisch fokussierte Verfahren (z. B. Genussgruppe), auf. Zudem erfolgt eine Begleitung in der Medikamenteneinnahme, Unterstützung im Umgang mit Behörden und alltagspraktische Kompetenzförderung, um die psychische Stabilisierung und soziale Reintegration zu fördern. Diese adjuvanten Angebote tragen erheblich zur Intensivierung des therapeutischen Prozesses sowie einer ganzheitlichen biopsychosozialen Behandlung bei. Zudem stellen sie Beziehungsfelder dar, in denen sich unbewusste Störungsquellen in Form von Reinszenierungen und Übertragungen manifestieren; diese sollen dann in den Teamsitzungen besprochen, aufgedeckt und bearbeitet werden.

Für die Patienten/Patientinnen bildet sich die multiprofessionelle Teambehandlung in Form eines Stundenplans ab, den sie wochenweise durchlaufen. Ein solcher Stundenplan umfasst idealtypisch die folgenden Elemente:

- Psychodynamische Einzelpsychotherapie: 50–75 Min. pro Woche, als 1–2 Sitzungen,
- Psychodynamische Gruppenpsychotherapie: 2 × 100 Min. pro Woche,
- Kunst-/Musik-/Tanztherapie: 2 Verfahren mit 2 × 100 Min. im Gruppensetting pro Woche; ggf. indikativ zusätzlich als Einzeltherapie,
- Entspannungsverfahren (Autogenes Training, Hypnose, Progressive Muskelrelaxation): je Verfahren 25–50 Min. im Gruppensetting pro Woche,
- Achtsamkeit: 1–3 × 25 Min. im Gruppensetting pro Woche,
- Sport-/Bewegungstherapie: 1 × 50 Min. im Gruppensetting pro Woche,
- Sozialpädagogische Angebote: 1 × 50 Min. im Gruppensetting pro Woche (z. B. Soziales Kompetenztraining),
- Psychoedukation: 1 × 50 Min. im Gruppensetting pro Woche,
- pflegerische Bezugsgespräche nach Bedarf/individueller Verabredung.

Kliniken realisieren unterschiedliche Behandlungsdauern mit ihren (teil-)stationären psychotherapeutischen Settings. Eine Behandlung, die den Anspruch erhebt, bei Menschen mit komplexen Störungsbildern nicht nur eine akute psychosoziale Stabilisierung zu realisieren, sondern mittels eines eigenen Settings unbewusste Störungsquellen auch therapeutisch zu bearbeiten (z. B. auf Stufe 4 der Heidelberger Umstrukturierungsskala oder im Rahmen von Intervallbehandlungen auch auf Stufe 5–7; vgl. Abschn. 3.1.3), benötigt Zeit. Hierbei wird eine Kurzzeittherapie mit 4–6 Behandlungswochen im Dienste der Stabilisierung von einer Regelbehandlung mit 8–12 Behandlungswochen im Dienste der therapeutischen Bearbeitung unterschieden. Dass dies ökonomisch und ethisch gerechtfertigt ist, hat der Autor an anderer Stelle bereits dargestellt (vgl. Dürich, 2024).

5.2.2 Praxis Stationärer Psychodynamischer Psychotherapie

Die Stationäre Psychodynamische Psychotherapie zielt darauf ab, im Krankenhaussetting eine intensive multimodale Psychotherapie zu realisieren, wobei neben der Methodenintegration die Durcharbeitung von Reinszenierungen unbewusster pathogener Objektbeziehungsmuster das verfahrensspezifische psychodynamische Grundprinzip ausmacht. Dieses soll sich im multipersonellen Beziehungsfeld der gesamten stationären Einheit manifestieren dürfen, weshalb die gemeinsamen Teamsitzungen, in denen offen über die unterschiedlichen Wahrnehmungen gesprochen werden soll, von zentraler Bedeutung sind. Für diese Teamsitzungen hat Janssen (2012, S. 347) sechs Regeln aufgestellt, die das Gelingen der Übertragungsarbeit sicherstellen sollen:

1. Aufrechterhaltung der Kontinuität der Teamsitzung mit Präsenzpflicht für jeden, der an dem therapeutischen Prozess beteiligt ist;
2. Aufrechterhaltung der Authentizität und Subjektivität aller Mitglieder über Beobachtungen, Erfahrungen, Gefühle, Arbeit an den Gegenübertragungsreaktionen, Diskretionsregel gilt nur nach außen;
3. Aufrechterhaltung der „primären Aufgabe" des Teams durch kontinuierliche patientenbezogene Beratung durch den Teamleiter mit Aspekten der Strukturierung, Erhaltung des Besprechungsrahmens, der Arbeitsmotivation des Teams, der Fokussierung von Konflikten, der Interpretation der Szene, der Herausstellung von Verbindungen zwischen therapeutischen Feldern, der Konfrontation mit Vermeidung u. a.;
4. Aufrechterhaltung der therapeutischen Identität über Gleichwertigkeit jedes Beziehungsfeldes, Erhaltung des therapeutischen Raumes für jedes Feld, Aufklärung der dynamischen Gründe bei Übergriffen, nicht patientenbezogene Dominanz;
5. Aufrechterhaltung der therapeutischen Arbeit über Zusammenführung und Interpretation der entfalteten Szene der Übertragungs- und Gegenübertragungsmuster;
6. Aufrechterhaltung der „Holding Function" über Arbeit an der Erhaltung des Rahmens für den therapeutischen Prozess, regelmäßige Diskussion über sog. Settingfragen, Identifikation mit den klinischen Rahmenbedingungen.

Diese Regeln stecken den Rahmen einer konsequenten beziehungsreflexiven Teamarbeit ab, die demokratisch unter der Teamleiterin/dem Teamleiter als „Prima/Primus inter Pares" durchgeführt wird. Die Teilnahmepflicht für alle Prozessbeteiligten stellt dabei sicher, dass wirklich alle Interaktionen reflektiert werden können, eine Kultur der Gleichwertigkeit und Authentizität wiederum, dass alles relevante Material auch eingebracht werden kann. Die Aufrechterhaltung des Settings, Begrenzung dominanten Agierens und Anleitung zur psychodynamischen Interpretation der Reinszenierung stellen dabei ebenfalls eine Teamkultur dar, fallen aber auch in den Verantwortungsbereich der Teamleitung.

Wie bereits im Vorangegangenen ausgeführt, ermöglichen der tagesklinische und insbesondere stationäre Rahmen ein geschlosseneres Acting-in pathogener Beziehungsmuster als die ambulante Behandlung, wo eine Abfuhr problematischer Verhaltensweisen in Dunkelfelder einfach möglich ist. Spaltungsübertragungen, Externalisierung pathogener innerer Objekte (z. B. Täterintrojekte), Selbstverletzung, Suchtdruck, Essstörungen etc., die z. B. aus Scham oder Schutzbemühungen der therapeutischen Beziehung gegenüber im ambulanten Rahmen oft verborgen werden, fallen dem therapeutischen Personal so leichter auf. Diese Abfuhrmöglichkeiten, die die Patienten/Patientinnen in ihrem häuslichen bzw. alltäglichen Umfeld etabliert haben, stehen ihnen somit nicht mehr zur Verfügung, andererseits stellt der stationäre Rahmen auch ein anfangs unbekanntes Beziehungsfeld dar, was zunächst verunsichert und Angst auslöst. Im Zusammenklang mit dem oft fürsorglichen Beziehungsangebot des Behandlungsteams führen diese Faktoren schließlich zu einer verstärkten Regression der Patientinnen/Patienten, die oft unmittelbar nach Aufnahme einsetzt. Diese unvermeidliche Regression im stationären Setting befördert das Hochkommen und Externalisieren unbewusster Störungsquellen, weshalb dysfunktionale Beziehungsmuster und unbewusste Kommunikation in Form von Projektion, Übertragung und Reinszenierung zunehmend deutlich zutage treten. Die Station wird somit zum Brennglas dieser Prozesse, was eine hochintensive Behandlung ermöglicht, die wiederum für alle Beteiligten auch sehr anstrengend werden kann. So fordern heftige negative – und selbst positive! – Affekte das Containment aller Teammitglieder, zumeist der dauerhaft alltagspräsenten Kollegen und Kolleginnen des Pflegepersonals, heraus, starke Verzerrungen und Verkennungen des Verhaltens von Teammitgliedern, häufig in Form von projektiven Identifizierungen, dringen in deren Selbsterleben ein und können oft nur mühsam vom eigenen Selbstbild wieder unterschieden werden, und sadomasochistische Interaktionen schließlich, z. B. in Form geringschätzigen oder unbeweglichen Verhaltens, können Geduld sowie Selbstwirksamkeitserleben ausgeprägt strapazieren. Während einerseits Rituale der Psychohygiene und positiver Teamkultur wichtig sind, ist andererseits ein immer wieder Zurückfinden zur reflexiven Haltung erforderlich, um konstruktiv mit Regression und Externalisierung der Patienten/Patientinnen umgehen zu können. Schlägt die Regression nämlich ins Team über und verliert dieses seine reflexive Potenz, drohen Agieren und maligne Regression, die in Behandlungsabbrüchen, Zustandsverschlechterungen und sogar Retraumatisierungen münden können.

Aber auch hier gilt es, in herausfordernden Fällen kritisch zu reflektieren, wie lange das Aufrechterhalten von Containment sinnvoll ist (vgl. auch Abschn. 1.5.5) und wann die Fortführung einer Behandlung zu hinterfragen ist. In manchen Fällen können Behandlungspausen, Settingwechsel und Intervalltherapien hilfreicher sein als das vampirhafte Verbeißen in stagnierende Zustände (vgl. Abschn. 3.1.3).

5.2.3 Indikation zur Stationären Psychotherapie

Es sind weder formale Kriterien allein, die die Indikation zur Stationären Psychotherapie begründen, noch sind es Checklisten, Schemata oder Algorithmen, führen z. B. Albani et al. (2020) aus. Auch werden keine Diagnosen, sondern kranke Menschen behandelt, was den Fokus schließlich auf eine individuelle biopsychosoziale Indikationsstellung der jeweiligen Patientinnen/Patienten legt. Diese soll hier einführend und im Speziellen für Traumafolgestörungen (vgl. Abschn. 5.3.1) dargestellt werden; für eine differenzierte Ausführung sei auf Dürich (2024) verwiesen.

Zunächst gilt bei der Indikationsstellung das Wirtschaftlichkeitsgebot: So soll zur Erreichung des jeweiligen Behandlungsziels stets dasjenige Setting (ambulant, teilstationär, stationär) gewählt werden, dessen Ressourcenaufwand verhältnis- und zweckmäßig erscheint. Eine solche Einschätzung wiederum kann stets nur aus der Sicht „ex ante" getroffen werden, muss aber begründet und dokumentiert werden. Die Indikationsstellung folgt dabei einem zweistufigen Prozess: So wird sie zunächst von ambulanten Ärztinnen/Ärzten oder psychologischen Psychotherapeutinnen/Psychotherapeuten gestellt, die die Einweisung veranlassen; in der aufnehmenden Klinik wiederum muss die Indikation innerhalb der ersten 24 h überprüft werden. Da stationäre Psychotherapien in aller Regel elektiv, d. h. geplant stattfinden, erfolgt die stationäre Indikationsprüfung oft schon im Vorfeld der Aufnahme durch ein Vorgespräch, das ein ärztliches oder psychologisches Teammitglied mit den Patienten/Patientinnen führt, und es wird dann nach Aufnahme noch mal bestätigt.

So kann einerseits der psychische und/oder körperliche Zustand des Patienten/der Patientin Grund zur stationären Behandlung sein. Hier geht es um Art und Schwere des Krankheitsbildes, das einen erhöhten Versorgungsaufwand und gesonderten Behandlungsrahmen erfordert. Auf der psychischen Ebene können dies z. B. depressive Krankheitsbilder mit ausgeprägtem Antriebsmangel, Angststörungen mit ausgeprägter Einschränkung des Aktionsradius oder Traumafolgestörungen mit Intrusionen und/oder Dissoziationen sein. Oftmals liegen auch komplexe Krankheitsbilder in Form von Mehrfachdiagnosen (Komorbiditäten) vor. Auf der körperlichen Ebene können unabhängige Einschränkungen bestehen, die einen erhöhten Versorgungsbedarf erfordern (z. B. Herzinsuffizienz, schwere COPD, orthopädische Einschränkungen), aber auch psychogene oder verhaltensbedingte Symptome wie Schwindel, Essstörungen oder Schmerzstörungen. Eine Labilisierungsgefahr im Rahmen des Krankheitsbildes wiederum kann zu vorübergehenden schweren Verschlechterungen im Rahmen einer Psychotherapie führen, die sich z. B. in Form von Suizidalität, Selbstverletzung oder allgemeiner Dekompensation niederschlägt; hierdurch kann eine kontinuierliche fachärztliche und fachpflegerische Präsenz erforderlich sein.

Andererseits kann eine Herausnahme aus dem häuslichen und/oder beruflichen Umfeld der Behandelten erforderlich sein, z. B. zur Entlastung kritischer Konfliktsituationen oder Herstellung von Psychotherapiefähigkeit. Nicht selten geraten Patienten/Patientinnen aufgrund dysfunktionaler Beziehungsmuster in eskalierende, schädigende Beziehungssituationen, die zur Symptomentwicklung führen und ihre Gesundheit bedrohen. Diese können sich im häuslichen Umfeld manifestieren, z. B. im Rahmen gewalttätiger Paarbeziehungen, oder am Arbeitsplatz, z. B. in Form von Mobbingdynamiken. Hieraus können Dynamiken resultieren, die durch die Patientinnen/Patienten alleine nicht mehr zu durchbrechen sind und aufgrund ihrer alltäglichen Präsenz ihren Zustand derart trüben, dass zunächst Distanz geschaffen werden muss, um Reflexionsfähigkeit herzustellen, und dann auch eine multiprofessionelle Unterstützung (Psychotherapie angereichert mit sozialpädagogischer Unterstützung …) angeboten werden muss.

Schließlich kann das konkrete Setting mit seinen Möglichkeiten und Alleinstellungsmerkmalen Grund zur stationären Aufnahme geben. So kann bei ausgeprägten interaktionellen Störungen bspw. das beziehungsreflexive multipersonelle Setting der stationären Psychodynamischen Psychotherapie erforderlich sein, bei komplexen Traumafolgestörungen mit dissoziativen Symptomen die stationäre Psychodynamische Traumatherapie oder bei somatoformen Störungen mit fehlendem Psychogeneseverständnis die multimodale stationäre Psychotherapie.

Das stationäre Setting bietet mit seinen körpermedizinischen Möglichkeiten außerdem einen fundierten Rahmen zur Simultandiagnostik an, in dem insbesondere unklare körperliche Beschwerden bei bereits anlaufender psychotherapeutischer Behandlung parallel abgeklärt und beobachtet werden können. Für chronische oder rezidivierende Krankheitsbilder bietet der stationäre Rahmen grundsätzlich eine intensivierte Behandlung an, die über die Intensität der hier oft schon ausgereizten anderen Settings hinausgeht. Hierbei kann auch zum Tragen kommen, dass bei schweren bzw. komplexen Störungen diese intensivierte Behandlung schneller Veränderungen anstoßen kann als die anderen Settings, was hinsichtlich wiederherzustellender Arbeitsfähigkeit und Teilhabe ebenfalls eine Indikationsbegründung darstellt.

Abschließend gilt es, zwischen stationärer Psychotherapie im Akutkrankenhaus und stationärer Psychotherapie als Rehabilitationsbehandlung zu unterscheiden. Beide Settings weisen Gemeinsamkeiten und Unterschiede auf; so ist z. B. die Dauer in der stationären Rehabilitation begrenzt (i. d. R. 4–5 Wochen) und weist eher einen Schwerpunkt auf Heilmittelbehandlung denn auf ärztlicher/psychologischer Psychotherapie auf. Hinsichtlich der Indikation fokussiert die Rehabilitation schließlich die Teilhabe, während die stationäre Behandlung im Krankenhaus einen kurativen Ansatz verfolgt.

5.2.4 Geschichte und Konzepte der tagesklinischen Psychotherapie

Die ersten tagesklinischen psychotherapeutischen Behandlungen sollen ebenfalls an kriegstraumatisierten Soldaten zur Zeit des Zweiten Weltkrieges stattgefunden haben (vgl. Linsenmeier, 2022). In Deutschland wiederum begann die Entstehung psychotherapeutischer Tageskliniken im Rahmen der Weiterentwicklung der psychiatrischen Versorgung sowie der Psychiatrie-Reform in der zweiten Hälfte des 20. Jahrhunderts. So wurde die erste Tagesklinik in Deutschland 1962 in Frankfurt am Main von Caspar Kulenkampff und Gregor Bosch vor dem Hintergrund der aufkommenden Psychiatriereform gegründet (vgl. Engfer, 2004). Diese Entwicklung blieb jedoch zunächst begrenzt, bis die Psychiatrie-Enquete 1975 schließlich zur maßgeblichen Verbreitung von Tageskliniken führte. Das Ziel war, eine Zwischenstufe innerhalb ambulanter und stationärer Behandlung zu schaffen, die Patienten/Patientinnen im häuslichen Setting zu halten und die psychiatrische Versorgung zu dezentralisieren. Die Tagesklinik wurde damit zu einem Symbol der modernen Gemeindepsychiatrie. Heute gibt es über 700 psychiatrische Tageskliniken in Deutschland, die zu einem festen Bestandteil der psychiatrischen Versorgung geworden sind. Dies gründet auf einer festen Verankerung der tagesklinischen Versorgung im Sozialgesetzbuch sowie der Krankenhausplanung, aber auch ihrer Kosteneffizienz gegenüber einer ausschließlich stationären Versorgung.

Psychosomatische Tageskliniken hingegen wurden in Deutschland erst 20 Jahre später in den 1980er-Jahren begründet (vgl. Zeeck et al., 2020). Ihre Entwicklung hing mit einem Mangel an Krankenhausbetten zusammen, weshalb Patientinnen/ Patienten abends wieder nach Hause geschickt wurden. Aus dieser zunächst pragmatischen Lösung entwickelte sich schließlich im Verlauf das Modell der psychosomatischen Tagesklinik, das ab den 2000er-Jahren an Bedeutung gewann: So nahm die Zahl psychosomatischer Kliniken und Abteilungen insgesamt zu, und diese eröffneten entweder eigene Tageskliniken oder integrierten teilstationäre Behandlungen in ihre stationären Angebote; daneben wurden auch unabhängige Tageskliniken eröffnet. Mit zunehmender Etablierung des Fachgebiets Psychosomatische Medizin und Psychotherapie schließlich wurden diese Angebote ebenfalls in der Krankenhausplanung festgeschrieben.

Galt die teilstationäre bzw. tagesklinische Behandlung zunächst als reduzierte stationäre Behandlung, wurde in ihr zunehmend ein eigenständiges Modell erkannt und realisiert. So etablierte sich in den 1980er-Jahren eine psychosomatische Tagesklinik mit Schwerpunkt auf psychodynamischer Gruppenpsychotherapie am Universitätsklinikum Düsseldorf unter Leitung von Annelise Heigl-Evers. Als Motto galt „40-h-Woche für Patienten", womit eine Analogie zur werktäglichen Arbeitswoche bestand. In den 1990er-Jahren entstanden mit zunehmender Anerkennung der Verhaltenstherapie entsprechende Tageskliniken, die einen Schwerpunkt auf störungsorientierte Konzepte legten. Ab den 2000er-Jahren schließlich entwickelten sich zunehmend multimodale, integrativ ausgerichtete Therapiekonzepte.

Die tagesklinischen Angebote realisieren Alleinstellungsmerkmale gegenüber ambulanten und stationären Settings:

- Intensive Therapie ohne Herausnahme aus dem Alltag: Tageskliniken ermöglichen eine intensivierte, multimodale und multipersonelle Behandlung ohne Herausnahme aus dem häuslichen Setting. Eine berufliche Herausnahme ist aufgrund der 40-h-Woche bzw. werktäglichen Therapiezeit hingegen unvermeidlich. Die Möglichkeit aber, zwischen intensiver Therapie und häuslichem Umfeld zu pendeln, eröffnet eigene Vorteile. So ist ein direkter Therapietransfer der therapeutischen Arbeit möglich, der kontinuierlich reflektiert und evaluiert werden kann. Patienten/Patientinnen mit häuslichen Versorgungspflichten (Kinder, Angehörige, Haustiere) wiederum können diesen Anforderungen nachkommen. Auch können Patienten/Patientinnen mit Ängsten vor vollstationärer Behandlung oder Krankenhäusern eine intensivierte Behandlung im Sinne eines Kompromisses durchlaufen.
- Begrenzung von Regression: Während manche Patienten/Patientinnen von Regression profitieren, indem z. B. problematische Affekte, Impulse und unbewusste Prozesse stärker mobilisiert und damit bearbeitet werden können, geraten andere Patienten/Patientinnen in Überforderung, strukturelle Dekompensation oder maligne Regression. Die Tagesklinik bietet hier eine abgestufte Dynamik, die durch Eintauchen in innere Prozesse und Wiederauftauchen im häuslichen Alltag innerhalb eines Tages geschieht. Diese Begrenzung kann insbesondere Patienten/Patientinnen mit wenig Distanzierungsfähigkeit von schwierigem Erleben helfen,

dieses tangential zu bearbeiten bei gleichzeitiger Stärkung und Beibehaltung ihrer Alltagskompetenzen.
- Flexiblere Nähe-Distanz-Gestaltung: Patienten/Patientinnen mit ausgeprägten Bindungs- und Abhängigkeitsängsten können durch das tägliche Pendeln zwischen Therapie und Alltag ihre Nähe-Distanz-Regulation proben und reflektieren, ohne einseitig in problematische Auslenkungen zu geraten.

5.2.5 Praxis tagesklinischer Psychotherapie

Bei der tagesklinischen psychotherapeutischen Behandlung kommen ebenfalls die OPS-Codes 9–62 und 9–63 zur Anwendung, womit deren strukturelle und Mindestmerkmale auch hier den formalen und inhaltlichen Rahmen ausgestalten (vgl. Abschnitt 5.2.1). Hierdurch wird auch im tagesklinischen Rahmen eine multimodale Teambehandlung mit mindestens 3 ärztlichen und/oder psychologischen Therapieeinheiten pro Woche gewährleistet. Als intensivierte Psychodynamische Psychotherapie im Mehrpersonensetting fokussiert auch die Tagesklinik die zwei Aspekte der Methodenintegration sowie der Durcharbeitung von Übertragung und Reinszenierung. Hierfür finden ebenfalls regelmäßige Teamsitzungen, mind. 1 × pro Woche zu 60 min, nach den unter Abschn. 5.2.2 aufgeführten Regeln statt. Der Stundenplan der „40-h-Woche für Patienten" gestaltet sich hinsichtlich seiner Inhalte analog der stationären Behandlung (vgl. Abschn. 5.2.1), wobei sein zeitlicher Rahmen – oft werktags von 08:00 bis 16:00 Uhr – ein dichtes Behandlungsgeschehen hervorbringt. Abgrenzend zur stationären Behandlung bringt die Tagesklinik aber auch eigene Arbeitsfelder und eine eigene Praxis mit, die im Folgenden dargestellt werden.

So spielt die Aufrechterhaltung und Einhaltung des Behandlungsrahmens in der Tagesklinik eine eigene Rolle. Die tägliche Anreise stellt für manche Patienten/Patientinnen jedes Mal aufs Neue eine Motivationsprüfung dar, und vor Verlassen der Tagesklinik sollten etwaige Labilisierungen hinsichtlich Eigen- und Fremdgefährdung sicher ausgeschlossen sein. Letztgenannter Aspekt erfordert eine hinreichende Sensibilität der Teammitglieder, die alle Patienten/Patientinnen gut im Blick haben müssen. Morgen- und Abschlussrunden können im Sinne von Befindlichkeitsrunden der Überprüfung von Zustand und Motivationslage der Patientinnen/Patienten dienen. Der Umgang mit Rahmen, Verbindlichkeit und Behandlungsangebot schließlich kann eine eigene Form der Übertragungsmanifestation darstellen. So können Fehltage, Zuspätkommen, Passivität und Unverbindlichkeit Ausdruck verschiedener Psychodynamiken sein, die sich im Zusammenhang mit den Anforderungen und dem Personal der Tagesklinik reaktualisieren. Dies können Trotz, Versagensängste, Überforderungserleben, Vereinnahmungsgedanken, Selbstverlustängste, Fremdbestimmungsgefühle etc. sein, die in Alltags- und Arbeitskonflikten der Patienten/Patientinnen ebenfalls eine Rolle spielen und im gelingenden Fall dem Agieren enthoben und einer produktiven Durcharbeitung zugeführt werden können.

5.2 Tagesklinische und stationäre Psychodynamische Psychotherapie

Die hieraus resultierenden notwendigen Anforderungen an die erwachsenen Persönlichkeitsanteile samt der Durcharbeitung ihrer konfliktbedingten Einschränkungen begrenzen insgesamt die regressive Behandlungstiefe, wie bereits im Vorangegangenen ausgeführt. Das Ein- und Auftauchen in und aus Regression fokussiert damit vielmehr den Charakter der Bewältigung von Störungen und Symptomen analog einer tiefenpsychologisch fundierten Behandlung (Heidelberger Umstrukturierungsskala Stufe 4, vgl. Abschn. 3.1.3) statt der erlebnisintensiven Durcharbeitung einer analytischen Behandlung. Der Umgang mit Übertragung, Gegenübertragung und Reinszenierung unterscheidet sich daher von der stationären Behandlung, da der Fokus auf Alltagsstabilität stets die Ressourcen- und Erwachsenenperspektive der Patienten/Patientinnen mit adressiert und reflexive Distanz zu unbewussten Störungsquellen konsequenter fördert. Damit dies möglich ist, sind von vornherein allerdings höhere Anforderungen an das Funktionsniveau der Patientinnen/Patienten gestellt, wie noch im Folgenden ausgeführt wird.

Während der konflikthafte Umgang mit dem Rahmen Anhaltspunkte auf analoge Konflikte im Umgang mit Arbeits- oder Ausbildungsplätzen gibt und deren Durcharbeitung Perspektiven für eine bessere diesbezügliche Bewältigung schaffen kann, kann aus dem Pendeln ins häusliche Umfeld konflikthaftes Material aus Paar- und Familienleben gesammelt werden, das die Patienten/Patientinnen in die Behandlung mitbringen. Während die Herausnahme aus dem häuslichen Setting durch die stationäre Behandlung potenziell ein künstliches regressives Paradies mit harmonischen Beziehungen in der Patienten-/Patientinnengemeinschaft und fiktiven idealen Eltern durch das Behandlungsteam schaffen kann, was dazu verführen kann, häusliche und berufliche Probleme zu verdrängen, hält das werktägliche Pendeln ins häusliche Umfeld ein diesbezügliches Problembewusstsein aufrecht. Die Therapien sollten daher nicht nur „um sich selber kreisen", d. h. das eigene Beziehungsfeld fokussieren, sondern aktiv häusliche Probleme erfragen und zum therapeutischen Arbeitsgegenstand machen. Dies wird schließlich zur reziproken Behandlungsdynamik, da während der Tagesklinik bereits ein intensiver Therapietransfer, z. B. von Einsichten in dysfunktionale Beziehungsmuster, in die Entstehung und Bedeutung von Symptomen sowie den alternativen Umgang mit sich und anderen, erfolgen kann. Dieser sollte aktiv gefördert und kontinuierlich evaluiert werden.

Schließlich kann die Tagesklinik sowohl im Sinne des Step-down, d. h. als direkte Anschlussbehandlung an eine stationäre Behandlung, als auch des Step-up, d. h. Übergangsraum zur stationären Behandlung, Verwendung finden. Während das Step-down häufig im Dienste des Therapietransfers, aber auch zur Verkürzung stationärer Behandlungen angewendet wird, findet das Step-up meist statt, wenn erhöhter Behandlungsbedarf deutlich wird, Patientinnen/Patienten Vertrauen in die Behandlung gefasst haben oder Dekompensationen eintreten.

5.2.6 Indikation zur tagesklinischen Psychotherapie

Ähnlich wie für die stationäre Behandlung (vgl. Abschn. 5.2.3) gilt auch für die tagesklinische Behandlung, dass es nicht formale Kriterien allein sind, die die Indikation ausmachen, sondern eine individuelle biopsychosoziale Fallentscheidung. Hierbei gilt ebenfalls das Wirtschaftlichkeitsgebot, das hier insbesondere die Abgrenzung zur ambulanten Behandlung erforderlich macht, die hinsichtlich der Indikation für die gestellten Behandlungsziele nicht mehr ausreichen darf. Hinsichtlich der Abgrenzung zur stationären Behandlung wiederum ist es die Verantwortung den Behandelten gegenüber, die die Entscheidung ausmacht; so darf ihnen nicht eine Behandlung zugemutet werden, die ihre Ressourcen übersteigt, sie überfordert und letztlich in eine Verschlechterung oder gar Gefährdungslage bringt. Auch diese Indikationsentscheidung folgt dem zweistufigen Vorgehen von ambulanter Prüfung durch die einweisende Person sowie die dann folgende tagesklinische Prüfung spätestens 24 h nach Aufnahme. Da die tagesklinischen Behandlungen ebenfalls meist elektiv erfolgen, findet auch hier i. d. R. im Vorfeld der Aufnahme ein Vorgespräch zur Indikationsprüfung bei einem ärztlichen oder psychologischen Teammitglied statt; im Falle des Step-down wiederum wird diese Entscheidung vollständig im stationären Rahmen getroffen.

Aufgrund ihrer Anforderungen an die Patienten/Patientinnen stellt die tagesklinische Behandlung dezidierte Voraussetzungen, die für eine Aufnahme und erfolgreiche Behandlung erfüllt sein müssen. Diese sind:

- Stabilität: Es muss eine ausreichende psychische und körperliche Stabilität bestehen, um den dichten Stundenplan durchlaufen und die werktägliche An- und Abreise bewältigen zu können.
- Wohnsituation: Es muss eine hinreichend stabile Wohnsituation bestehen, in die die Patienten/Patientinnen werktäglich und am Wochenende zurückkehren können, ohne kritischer Selbst- und/oder Fremdgefährdung ausgesetzt zu werden.
- Selbststeuerung: Die Patienten/Patientinnen müssen über ausreichende Selbststeuerungsfähigkeiten verfügen, um die therapiefreien Zeiten strukturieren und nutzen zu können sowie sich in Krisensituationen helfen oder Hilfe holen zu können.

Neben den Voraussetzungen bestehen konkrete Ausschlusskriterien wie:

- akute Eigen- oder Fremdgefährdung (nicht distanzierungsfähige Suizidalität oder konkrete Suizidpläne; Aggressivität, Impulsivität, Rachefantasien, Bedrohungs- oder Verfolgungserleben, Schädigungswahn),
- akute psychotische Symptome (Stimmenhören, Wahnerleben),
- akute Suchtmittelabhängigkeit oder problematischer Substanzkonsum (Bagatellisierungstendenzen, Verheimlichungsgefahr),
- hirnorganische oder kognitive Beeinträchtigungen, die zu einer Überforderung durch das Therapiesetting führen.

Patientinnen und Patienten, die gut von einer tagesklinischen Behandlung profitieren können, verfügen über ein hinreichendes Maß an Introspektionsfähigkeit, Therapiemotivation sowie Beziehungsfähigkeit. Sie wollen in ihrem Lebensumfeld etwas verändern und sind bereit, Alltags- und Beziehungsprobleme einzubringen und zum Therapiegegenstand zu machen. Es besteht eine milde positive Übertragung zum Setting bzw. dem Team und keine ausschließlich misstrauische bzw. aversive Einstellung zur Behandlung. Psychiatrische und psychosomatische Tageskliniken behandeln hinsichtlich der Diagnosen eine große gemeinsame Schnittmenge, so v. a. affektive Störungen, Angst- und Zwangsstörungen, Persönlichkeitsstörungen und Traumafolgestörungen. Psychiatrische Tageskliniken behandeln darüber hinaus auch stabile psychotische und Suchterkrankungen, psychosomatische Tageskliniken somatoforme und Essstörungen. In der Versorgungsrealität unterscheiden sich beide Fachgebiete inzwischen vielmehr durch ihr therapeutisches Setting, wobei sich eine Tendenz zur pharmakologischen und verhaltenstherapeutischen Schwerpunktlegung in psychiatrischen, zur psychotherapeutisch und oftmals psychodynamischen in psychosomatischen Tageskliniken abzeichnet.

Dorr et al. (2020) schließlich haben in einer Zusammenschau der Studienlage zu Indikationskriterien für die Behandlung psychischer Störungen festgestellt, dass die Mehrzahl der Studien aufweist, dass sich die Patienten/Patientinnen in verschiedenen Settings kaum voneinander unterscheiden und dass es wenig Evidenz für die in der Literatur etablierten Merkmale der Zuweisung in die jeweiligen Settings gibt. Sie fordern abschließend die Entwicklung evidenzbasierter Kriterien, um Zugangsbarrieren und Schnittstellenprobleme abzubauen sowie Behandlungskontinuität und Patientenorientierung zu verbessern. Bis dato stellen die genannten Erwägungen mehrheitlich Erfahrungswissen und etablierte Praxis dar. Hierbei spielt sicherlich auch die individuelle Kompetenz einzelner Abteilungen und Settings durch die Neigungen und Persönlichkeiten ihrer Teammitglieder eine Rolle. Eine diesbezügliche fortlaufende Forschungs- und Evaluationskultur ist wünschenswert, wobei sicherlich das vielseitige Therapieangebot einer differenzierten Versorgungslandschaft auch dazu beiträgt, der Unterschiedlichkeit verschiedener Patientinnen/Patienten gerecht zu werden.

5.3 Behandlung von Traumafolgestörungen in Tagesklinik und auf Station

5.3.1 Spezielle Indikationsstellung für Tagesklinik und Station

Tagesklinische und stationäre Behandlung stellen Intensivierungen dar: So ist die ambulante Behandlung vorzuziehen, wenn diese dieselben Behandlungsziele zweckmäßig erreichen kann. Gründe für eine solche Intensivierung stellen somit die Grenzen der ambulanten Behandlung dar. Diese können sich in mangelnder

Therapiedosis begründen (1 bis max. 3 Therapiestunden pro Woche vs. 40-h-Woche in der Tagesklinik vs. vollstationäre Behandlung mit kontinuierlicher Personalpräsenz), in nicht ausreichender Haltgebung bei Dekompensation und Gefährdungsmerkmalen sowie schlicht in ausbleibendem Therapieerfolg. Hierbei kommen einerseits die Prinzipien der allgemeinen Indikationsstellung (vgl. Abschn. 5.2.3 und 5.2.6) zur Anwendung, andererseits spezielle Erwägungen, die bei traumatisierten Patienten/Patientinnen eine Rolle spielen. Dies ist einerseits das Prinzip des Shared Decision Making, sprich die Wahl des Settings insgesamt sollte partizipativ und konsensuell erfolgen. Hierbei können (teil-)stationäre Settings helfen, indem sie in den jeweiligen Vorgesprächen ihr Behandlungskonzept vorstellen und ggf. auch eine Besichtigung der Örtlichkeiten, z. B. durch Mitglieder des Pflegepersonals begleitet, ermöglichen.

Dann kommen behandlungsrelevante Aspekte zum Tragen. Psychodynamische Traumatherapie bedeutet, neben Traumakonfrontation auch Konflikt-, Struktur- und Beziehungspathologien zu behandeln. Hierbei kann der ambulante Rahmen einerseits schon mit der Traumakonfrontation an Grenzen stoßen, wenn z. B. die allgemeine Symptombelastung oder instabile häusliche Situation intensive Haltgebung oder Herausnahme erfordern, um diese durchführen zu können. Andererseits kann die Bearbeitung rigider Konflikt- und/oder Strukturpathologien, die durch ein traumatisches Ereignis aktiviert wurden, eine höhere Therapiedichte oder auch ein regressives Setting erfordern, um einen Zugang zu pathogenen unbewussten Prozessen zu ermöglichen. Schließlich stellen Tagesklinik und Station mit ihrem multimodalen multipersonellen Therapieangebot eigene Settings dar, die spezifische Wirkfaktoren bieten. Dies ist der multipersonelle Übertragungs- und Reinszenierungsfokus, durch den intensiv an dysfunktionalen Beziehungsmustern, die immer Externalisierungen pathologischer innerer Prozesse darstellen, gearbeitet werden kann, sei es erlebnisintensiv auf der Station oder begrenzt-regressiv mit intensivem Pendeln in der Tagesklinik. Daneben bieten beide Settings die Anreicherung adjuvanter und psychosozialer Angebote durch die weiteren Berufsgruppen, was die zusätzliche Be- und Erarbeitung ergänzender Ziele ermöglicht (z. B. Körperwahrnehmung, soziale Probleme, Tagesstrukturierung …).

Angewendet auf die Fallbeispiele aus Kap. 1 ergeben sich folgende mögliche Indikationsstellungen:

- Fallbeispiel Fr. P. (vgl. Abschn. 1.2): Frau P. könnte infolge der langen körpermedizinischen Behandlungen nach ihrem Unfall durch die anschließend erst auffallende PTBS Schwierigkeiten haben, in Alltags- und Arbeitsleben zurückzufinden. Da ihre soziale Teilhabe damit infrage steht, wird die Indikation zu einer psychosomatischen Rehabilitationsbehandlung gestellt. Diese wird ihr in der Traumambulanz angeraten und erklärt, und sie willigt motiviert ein. Parallel beginnt dort eine ambulante traumafokussierte Behandlung, die mit Stabilisation durch Psychoedukation, Ressourcenstärkung und Imagination beginnt, dann mit EMDR das Indextrauma behandelt. In der Rehaklinik wird diese Vorarbeit aufgenommen und vertieft, wobei ein Fokus das Autofahren darstellt, ein anderer ihre Körperwahrnehmung und ihr Körpervertrauen. In der Gruppentherapie schließlich, die tiefenpsychologisch-fokal ausgerichtet ist, wird sie ermutigt, einen neuen Umgang mit eigenen Bedürfnissen und Autarkie zu entwickeln. Im Rahmen einer anschließenden stufenweisen Wiedereingliederung kann sie schließlich in ihr altes Leben mit neuer Stärke zurückfinden.

- Fallbeispiel Hr. J. (vgl. Abschn. 1.2): Herr J. erlebte sein Indextrauma in seiner Wohnung, die hierdurch zum Trigger wurde. Deshalb und aufgrund seiner allgemeinen Instabilität sowie hohen Symptombelastung ist die Herausnahme aus dem häuslichen Setting indiziert sowie ein intensiviertes Therapiesetting mit umfassender Haltgebung durch kontinuierliche Personalpräsenz. In diesem Rahmen kann eine Entaktualisierung seiner akuten Symptomatik erfolgen, und an den Wochenenden können Erprobungen im häuslichen Umfeld erfolgen, die zunächst vorbereitet und anschließend gemeinsam reflektiert werden. Falls stationär dabei noch keine Traumakonfrontation, sondern zunächst nur Stabilisierung erfolgt, kann (und muss!) diese im Rahmen einer ambulanten Anschlussbehandlung durchgeführt werden.
- Fallbeispiel Hr. A. (vgl. Abschn. 1.3) könnte nach der initialen stationären Behandlung entweder einen Step-down in die Tagesklinik durchlaufen oder bei passender Ausgangslage direkt dort seine Behandlung beginnen. Vor dem Hintergrund seiner interaktionell betonten Traumafolgestörung könnte dort ein Behandlungsschwerpunkt auf die Bewältigung seiner dysfunktionalen Beziehungsmuster samt den strukturellen Beeinträchtigungen gelegt werden und hierbei auch die Probe im Rahmen der Tagesklinik, sprich Umgang mit Pünktlichkeit, Verbindlichkeit und Motivation, durchgeführt werden, was ihn auf die Wiederaufnahme einer Ausbildung gut vorbereiten kann.
- Fallbeispiel Fr. M. (vgl. Abschn. 1.3) wird im Rahmen des psychosomatischen Konsildienstes direkt auf Station übernommen. Hierbei half die gute Beziehung, die der Konsilarzt mit ihr aufbauen konnte, sowie das Angebot, die Behandlung zunächst mit Probezeit aufnehmen und jederzeit beenden zu dürfen. Akuität und Schwere des Krankheitsbildes begründen einerseits die Aufnahme, andererseits ebenfalls die Notwendigkeit kontinuierlicher fachärztlicher und fachpflegerischer Präsenz bei ausgeprägter Instabilität und weiterer Labilisierungsgefahr durch die Behandlung. Die Angebote des multimodalen Teams schließlich holen sie an verschiedenen Punkten ab, die für ihre Problematik relevant sind, so die Beziehung zum eigenen Körper durch Tanz- und Bewegungstherapie, das Unwohlsein unter Menschen kann beginnend Bearbeitung finden und sie entwickelt Tagesstruktur sowie Pläne für ein aktives Sozialleben nach der Klinik.

5.3.2 Stabilisierung und Traumakonfrontation

Je nach Ausprägung der verschiedenen Cluster (vgl. Abschn. 1.1.4) einer Traumafolgestörung kommen Stabilisierung und Traumakonfrontation in individueller Gewichtung zum Einsatz:

- Bei Typ-I-Traumata soll zeitnah eine Traumakonfrontation erfolgen, um eine unnötige Chronifizierung einer PTBS zu verhindern. Prätraumatisch gesunde Patientinnen/Patienten durchlaufen eine solche Behandlung in aller Regel im ambulanten Rahmen, liegen aber verkomplizierende Umstände vor, die einen (teil-)stationären Rahmen indizieren, verlegt sich die Traumakonfrontation dorthin. Vor dem Hintergrund der oftmals längeren Liege- bzw. Therapiezeiten (teil-)stationärer Behandlungen darf die Traumakonfrontation hier nicht „verschleppt" werden, da dies potenziell zu einer Chronifizierung beitragen kann. Dies schließt eine etwaige Stabilisierung, v. a. in Form von Psychoedukation und Ressourcenaktivierung, nicht aus; diese kann im multimodalen Team aber auch auf verschiedene Berufsgruppen verteilt werden. Prätraumatisch vulnerable Patientinnen/Patienten, die eine atypische PTBS (d. h. mit Komorbiditäten) entwickeln, bedürfen eines differenzierteren Vorgehens. So muss das komplette Symptombild hinsichtlich vorrangiger Arbeitsschritte gewichtet werden; hierzu zählen v. a. akute Suizidalität, akute psychotische Symptome, akute körpermedizinische Zustände, schwere Suchterkrankungen, schwere Dissoziationen. Ggf. dient die (teil-)stationäre Behandlung in solchen Fällen zunächst einer die Traumakonfrontation vorbereitenden Stabilisierung, die in einem zweiten Schritt schließlich durchgeführt wird, entweder noch im selben oder in einem anschließenden Setting.
- Bei Typ-II-Traumata wiederum gilt es ebenfalls, eine Gewichtung der Störungsanteile vorzunehmen. Auch hier müssen zunächst vorrangige Beschwerden wie o. g. Linderung erfahren, bevor eine Traumakonfrontation möglich wird; darüber hinaus ist Stabilisierung ohnehin ein zentraler Bestandteil der Behandlung komplexer Traumafolgestörungen. Liegt hingegen eine Typ-II-Traumafolgestörung ohne intrusive Störungsanteile vor, z. B. als posttraumatische Persönlichkeitsstörung oder weil die Intrusionen bereits durch eine vorangegangene Traumakonfrontation schon behandelt wurden, kann direkt ein anderer Schwerpunkt gesetzt werden, z. B. auf der beziehungsreflexiven Durcharbeitung unbewusster Störungsquellen.

Darüber hinaus bieten Tagesklinik und Station durch ihre jeweiligen Settings unterschiedliche Ausgestaltungen von Stabilisierung und Traumakonfrontation:

- So stellt die Tagesklinik insgesamt höhere Anforderungen an die allgemeine Stabilität und Selbststeuerung der Patienten/Patientinnen; sie kann keine permanente Haltgebung gewährleisten, sodass die Zeiträume außerhalb ihres Rahmens in der Eigenverantwortung der Patientinnen/Patienten liegen. Sie kann daher weniger der allgemeinen Stabilisierung akuter Krankheitsbilder dienen denn der geplanten Bearbeitung umschriebener Therapieschwerpunkte. Alltagsstabile Patienten/Patientinnen mit Typ-I-Trauma können hier ein dichtes Therapiesetting erhalten, das nach allenfalls initialer allgemeiner Stabilisierung (z. B. Psychoedukation, Ressourcenaktivierung) Traumakonfrontation durchführt und dann die Integration der Therapieschritte im Alltag fördert. Hierbei kann es z. B. um die Wiederaufnahme von Tätigkeiten gehen, die durch traumaassoziiertes Vermeidungsverhalten zuletzt nicht mehr möglich waren (Autofahren, einkaufen gehen, das Haus verlassen ...). Diese intensive Kombination von Traumakonfrontation mit Förderung von Alltagsintegration stellt dabei eine schlüssige Indikation dar. Patienten/Patientinnen mit Typ-II-Trauma können sowohl von einer tagesklinischen Stabilisierungsbehandlung als auch einer kombinierten Behandlung mit Stabilisierung und Traumakonfrontation profitieren. Beide Anteile können dabei auch im Rahmen einer Intervallbehandlung durchgeführt werden. Eine Traumakonfrontation setzt hier allerdings die hinreichende Stabilität, werktäglich wieder nach Hause gehen zu können, voraus.

- Die Station hingegen ermöglicht aufgrund ihrer intensiven und durchgehenden Haltgebung die Behandlung instabiler Patientinnen/Patienten. Stabilisierung ermöglicht hiermit allein schon ihr Rahmen, allerdings sollte Stabilisierung auch zur eigenständigen Fähigkeit der Patienten/Patientinnen werden und nicht nur von außen zugeführt werden. Während bestimmte instabile Zustände dabei auf offen geführten Stationen Halt finden können (z. B. absprachefähige Suizidalität, schwere dissoziative Zustände), müssen andere Krankheitsbilder zunächst in anderen, ggf. auch geschützten Settings behandelt werden (akute Suizidalität, Fremdgefährdung, schwere Suchterkrankungen). Typ-I-Traumata werden zumeist als atypische PTBS mit Komorbiditäten oder schwere typische PTBS stationär behandelt; hier ist Instabilität schon der Aufnahmegrund, weshalb Stabilisierung die logische erste Maßnahme ist, bevor eine Traumakonfrontation durchgeführt werden kann, die ggf. auch in einem Anschlusssetting erst durchgeführt wird. Patienten/Patientinnen mit Typ-II-Traumata wiederum können zur stationären Traumakonfrontation aufgenommen werden, wenn im ambulanten Sektor Bedenken hinsichtlich Traumakonfrontation, z. B. wegen Labilisierungsgefahr, bestehen oder wenn die allgemeine Symptomlast oder instabile psychosoziale Situation den stationären Rahmen erforderlich machen. In jedem Fall steht hier zu Beginn der stationären Behandlung ebenfalls Stabilisierung als erster Behandlungsschritt.

5.3.3 Durcharbeitung von Übertragung und Reinszenierung

Die Durcharbeitung und Bewältigung unbewusster Störungsquellen stellen verfahrensspezifische Kernaspekte Psychodynamischer Psychotherapien dar. Beide kommen in tagesklinischen und stationären Psychodynamischen Psychotherapien in unterschiedlicher Umsetzung zum Tragen, wobei die jeweilige Regressionstiefe die Arbeitsweise bestimmt:

- So begrenzt die Tagesklinik die Regression, d. h. das alltagsentkoppelte Eintauchen in frühere, mit den unbewussten Störungsquellen verbundene Erlebnisweisen, da parallel zur intensiven Psychotherapie selbstständiges Funktionieren im eigenen Lebensumfeld gewährleistet bleiben muss. In Abgrenzung zur niederfrequenteren ambulanten und stationären Psychotherapie in Vollzeit lässt sich in der Tagesklinik von einem mittleren Regressionsniveau sprechen, das idealerweise im Rahmen therapeutischer Ich-Spaltung entsteht, d. h. aufrechterhaltenem Erwachsenen-Ich, das oszillierend-beobachtend den auftauchenden Gefühlswelten gegenübersteht. Unbewusste Störungsquellen in Form von Trauma-, Konflikt- und Strukturpathologien können sich so im Mehrpersonensetting der Tagesklinik als dysfunktionale Beziehungsmuster punktuell manifestieren und dann identifiziert, konfrontiert und bearbeitet werden. Das Pendeln zwischen Therapie und Alltag ermöglicht dabei einen intensiven Therapietransfer, d. h., neue Sichtweisen von sich und den anderen samt neuen möglichen Verhaltensweisen können direkt im eigenen Lebensumfeld ausprobiert und anschließend weiter reflektiert werden.

- Die Station hingegen bringt unweigerlich eine tiefere Regression hervor, was durch Herausnahme aus dem Alltag, Eintritt in ein unbekanntes Beziehungsfeld sowie das oft mütterlich-nachbeelternde Beziehungsangebot des therapeutischen Personals bedingt ist. Hierdurch steigen unbewusste Störungsquellen erlebnisintensiver auf und manifestieren sich in der Übertragung auf Mitpatientinnen/-patienten und Team. Dies ermöglicht eine umfängliche beziehungsreflexiv zentrierte Durcharbeitung innerer Prozesse, was, wie bereits dargestellt, anspruchsvoll und fordernd werden kann. Daneben besteht die Gefahr der malignen Regression, wenn diese Prozesse nicht erkannt, gehalten und durchgearbeitet werden oder wenn ein Steckenbleiben im künstlichen Paradies scheinbar idealer Kindheitsbedingungen entsteht. Auf der anderen Seite werden innere Anteile zugänglich und verbalisierbar, die ansonsten allenfalls hinter Abwehrmechanismen und Symptombildungen hervorschimmern. Nicht immer wird die Regression allerdings erst durch die Station ausgelöst, manche Patienten/Patientinnen kommen bereits in regressivem Zustand, der auf der Station dann Halt und Durcharbeitung erfährt.

Für traumatisierte Patienten/Patientinnen birgt die mehr oder weniger tiefe regressive Durcharbeitung ihrer unbewussten Störungsquellen eine zentrale Chance zur Linderung ihrer Beziehungspathologien. So bringen Typ-II-Traumapathologien auf interpersonellem Repräsentationsniveau (vgl. Abschn. 1.5.2) entweder die misslingende unbewusste Kommunikation in Form von Projektion traumaassoziierter Affekte und innerer Zustände (Stufe 3 des Symbolisierungsniveaus) oder Spaltungsübertragung und Externalisierung von Täter- oder Opferintrojekt (Stufe 4) mit sich. Auf intrapsychischem Repräsentationsniveau wiederum manifestieren sich auf der Beziehungsebene Konfliktpathologien, die sich um zentrale Beziehungswünsche (z. B. nach Versorgung, Anerkennung etc.) drehen. Aktivierte Konflikt- und Strukturpathologien stellen sich auch bei Typ-I-Traumapathologien als dysfunktionale Beziehungsmuster dar, wo sie zusätzlich zur Traumakonfrontation bearbeitet werden können. Dass derartige Störungsanteile zu erheblichem Leid und wiederkehrender Symptombildung führen können, macht ihre psychotherapeutische Bearbeitung zu einem wichtigen Arbeitsgegenstand vollständiger Psychodynamischer Traumatherapien. Schließlich eröffnet der psychodynamische Blickwinkel eine weitere Perspektive auf die Traumakonfrontation. Einerseits können unbewusste Widerstände ihre Wirksamkeit einschränken, so z. B. wenn der Therapeut/die Therapeutin einer negativen Übertragung unterliegt. Oder eine Konfliktpathologie um Versorgung, die das Annehmen von Hilfe erschwert, oder um Selbstwert, die ein sich Öffnen mit beschämenden Erfahrungen blockiert, stellen sich ihrem Durchlaufen entgegen. Diese Prozesse sollten dann zuerst geklärt werden, was den Raum für eine erneute, dann möglicherweise wirksame Traumakonfrontation bereiten kann. Daneben ermöglicht die erfolgreiche Traumakonfrontation das Entaktualisieren akuter intrusiver Symptome, was einerseits den Boden für eine reflexive Therapiearbeit bereitet, andererseits das traumatische Erleben bereits auf ein höheres Symbolisierungsniveau heben kann (so z. B. von Stufe 2 auf 3).

Schließlich ist nicht bei allen Traumafolgestörungen intrusives Geschehen das einzige Symptom bzw. die Kernsymptomatik. Manche Traumafolgestörungen wie z. B. die posttraumatische Persönlichkeitsstörung stellen sich sogar ohne signifikante intrusive Beschwerden dar und spielen sich fast ausschließlich auf der Beziehungsebene ab. Das Verstehen unbewusster Kommunikation als Projektion, Übertragung und Reinszenierung ist hierfür ein zentrales und wirkmächtiges Vorgehen, um den Patientinnen/Patienten mit ihren Schwierigkeiten fundiert zu helfen. Sowohl für den tagesklinischen als auch den stationären Rahmen ist hierfür die konsequente Teamarbeit mit regelmäßigen Teamsitzungen (vgl. Abschn. 5.2.2) essenziell, um diese Prozesse in den vielfältigen Beziehungen zu identifizieren und nutzen zu können.

Literatur

Albani, C., Becker-Pfaff, J., Gramich, B., Hildenbrand, G., Kneer-Weidenhammer, S. & Rothe, H. (2020). *Krankenhausbehandlung im Gebiet Psychosomatische Medizin und Psychotherapie. Grundlagen.* DGPM Fortbildungsakademie.
Dorr, F., Lahmann, C. & Bengel, J. (2020). Differentielle Indikation in der Versorgung von Patienten mit psychischen Störungen. *Psychotherapie, Psychosomatik, medizinische Psychologie, 70*(6), 221–228. https://doi.org/10.1055/a-1011-4279.
Dürich, C. (2024). *Stationäre Psychodynamische Psychotherapie. Ein Leitfaden für Theorie und Praxis.* Springer. https://doi.org/10.1007/978-3-662-68114-5.
Dulz, B., Lohmer, M., Kernberg, O. F., Wlodarczyk, O. & Dammann, G. (2022). *Borderline-Persönlichkeitsstörung: Übertragungsfokussierte Psychotherapie.* Hogrefe.
Engfer, R. (2004). *Die psychiatrische Tagesklinik: Kontinuität und Wandel.* Psychiatrie-Verlag. https://doi.org/10.1486/9783884143810.
Groddeck, G. (1917). *Psychische Bedingtheit und psychoanalytische Behandlung organischer Leiden.* S. Hirzel.
Janssen, P. L. (1987). *Psychoanalytische Therapie in der Klinik.* Klett-Cotta.
Janssen, P. L. (2012). Zur Theorie und Praxis psychoanalytisch begründeter stationärer Psychotherapie. *Forum der Psychoanalyse, 28*(4), 337–358. https://doi.org/10.1007/s00451-012-0123-y.
Janssen, P. L. (2014). *Psychoanalytische Therapie in der Klinik.* Psychosozial-Verlag.
Linsenmeier, M. (2022, 1. November). *Teilstationäre Psychotherapie: Infos & spezialisierte Kliniken.* Leading Medicine Guide. Abgerufen am 15. März 2025, von https://www.leading-medicine-guide.com/de/behandlung/teilstationaere-psychotherapie.
Martynkewicz, W. (1997). *Georg Groddeck: eine Biographie.* Fischer-Taschenbuch-Verlag.

Siebenhüner, G. (2005). *Frieda Fromm-Reichmann: Pionierin der analytisch orientierten Psychotherapie von Psychosen*. Psychosozial-Verlag.

Zeeck, A., Lau, I. & Flößer, K. (2020). Behandlung in psychosomatisch-psychotherapeutischen Tageskliniken. *Psychotherapeut, 65*(3), 211–222. https://doi.org/10.1007/s00278-020-00415-z.

Evidenz der Psychodynamischen Traumatherapie

6

Inhaltsverzeichnis

6.1 Historische Entwicklung und aktuelle Studienlage 179
6.2 Kritische Bewertung der Evidenz 183
6.3 Einseitigkeit in der Psychotraumatologie und Perspektiven 187
Literatur 191

▶ Dieses Kapitel analysiert die Evidenzlage der Psychodynamischen Traumatherapie im Spannungsfeld wissenschaftlicher Forschung, methodischer Hürden und politischer Verzerrungen. Es werden zentrale Studien, Metaanalysen und Reviews vorgestellt, die die Wirksamkeit psychodynamischer Ansätze bei Posttraumatischer Belastungsstörung (PTBS) und komplexer Posttraumatischer Belastungsstörung (kPTBS) belegen. Methodenkritische Reflexionen thematisieren Forschungsbias, Manualisierungsprobleme und die Dominanz kognitiv-behavioraler Verfahren. Das Kapitel plädiert für eine integrative, pluralistische Evidenzbasis und hebt die Bedeutung patientenorientierter, klinisch realistischer Forschung hervor.

6.1 Historische Entwicklung und aktuelle Studienlage

6.1.1 Einführung der PTBS und Studienlage zur Psychodynamischen Traumatherapie

Die Diagnose der Posttraumatischen Belastungsstörung wurde 1980 erstmals in der dritten Auflage des Diagnostic and Statistical Manual of Mental Disorders (DSM-III) als eigenständiges Krankheitsbild aufgeführt, die WHO folgte 1992 mit der

Aufnahme der PTBS in der ICD-10. Die Einführung der PTBS als eigenständige Diagnose bzw. eigenständiges Krankheitsbild leitete einen Wendepunkt in der Anerkennung, Behandlung und Erforschung von Traumafolgestörungen ein. Im Vorfeld wurde klinisch z. B. von Hysterie, Kriegsneurosen oder traumatischen Neurosen gesprochen: Freud und Breuer beschrieben hysterische Störungen in Folge sexuellen Missbrauchs (vgl. Abschn. 2.2), Pierre Janet die Dissoziation (vgl. Abschn. 2.4.3), Abram Kardiner mit „The traumatic neurosis of war" (1941) einen Prototyp der PTBS und Mardi Horowitz mit dem Konzept der „Stress Response Syndromes" in den 1970er-Jahren ein integratives psychodynamisch-psychotraumatologisches Modell, das Intrusionen und Abwehr berücksichtigt. Krieg und sexueller Missbrauch waren die Wegbereiter der Anerkennung von Traumafolgestörungen, verschiedene andere Ätiologien (Unfälle, Verluste, emotionale Gewalt, maligne Gruppendynamiken wie Mobbing oder Fremdenfeindlichkeit) fanden später Berücksichtigung.

Es braucht eine Diagnose samt abgrenzbarem Krankheitsbild, damit Störungen beforscht werden können. Mit Einführung der PTBS konnten therapeutische Ansätze diesbezüglich in ihrer Wirksamkeit untersucht werden. Als eine der ersten methodisch anspruchsvollen vergleichenden Therapiestudien verdient eine Untersuchung von Brom et al. (1989) Erwähnung. In ihrer Arbeit untersuchten sie 112 Personen mit PTBS gemäß DSM-III, von denen 29 Psychodynamische Psychotherapie, 29 Hypnotherapie und 31 Trauma-Desensibilisierung durchliefen, 23 bildeten die Kontrollgruppe (Warteliste). 79 % waren Patientinnen, 21 % Patienten, das Durchschnittsalter lag bei 42 Jahren, die traumatischen Ereignisse (Gewalttaten, Verkehrsunfälle, Verluste) lagen nicht länger als 5 Jahre zurück. Es fanden durchschnittlich 15–19 Sitzungen statt. Als Messinstrumente kamen u. a. die SCL-90 und Impact of Event Scale (IES) zur Anwendung, Messzeitpunkte waren Prä, Post und 3-Monats-Follow-Up. Hierbei ergab sich, dass alle drei Verfahren signifikant wirksam und der Wartelistengruppe überlegen waren und dass es keine signifikanten Unterschiede zwischen den Verfahren gab. Die Therapieeffekte bildeten sich allerdings unterschiedlich gewichtet ab, was mit den verfahrensspezifischen Grundannahmen zusammenhängt: So wirkte die Psychodynamische Therapie besonders auf Vermeidungsverhalten; Hypnotherapie und Trauma-Desensibilisierung hingegen stärker bei Intrusionen.

Weitere Studienergebnisse zur Psychodynamischen Traumatherapie im Allgemeinen werden in den folgenden Abschnitten aufgeführt. Für die tagesklinische Behandlung, allerdings ohne traumakonfrontative Elemente, konnten Bever-Philipps et al. (2023) aufzeigen, dass eine multimodale tagesklinische Traumatherapie mit psychodynamischen Anteilen depressive Symptome und kPTBS-Symptome signifikant und anhaltend reduziert, insbesondere bei Patientinnen/Patienten mit sehr hohem Risiko für kPTBS. Ihre Studie umfasste 66 Patienten/Patientinnen, es gab keine Kontrollgruppe. Klassische PTBS-Symptome blieben allerdings weitgehend stabil, was die Autoren/Autorinnen auf die fehlende Traumakonfrontation zurückführen. Sachsse et al. (2006) wiederum konnten eine hohe Wirksamkeit stationärer psychodynamischer Traumatherapie mit Eye Movement Desensitization and Reprocessing (EMDR) hinsichtlich Symptombesserung und verringerter Rehospitalisierung für Patientinnen mit kPTBS und Borderline-Persönlichkeitsstörung aufzeigen. Sie untersuchten 153 Patientinnen, die Kontrollgruppe bestand aus 66 Patientinnen. Alle erhielten eine 2-wöchige stationäre Stabilisierung und Diagnostik, auf die Treatment as usual folgte, die Behandlungsgruppe umfasste 87 Patientinnen, die nach dieser 2-wöchigen stationären Behandlung eine 6-wöchige stationäre Behandlung psychodynamischer Ausrichtung mit EMDR durchliefen.

6.1.2 Zentrale Ergebnisse aktueller Vergleichsstudien

Gegenwärtig liegen bereits verschiedene vergleichende Therapiestudien vor, die eine Nichtunterlegenheit psychodynamischer Behandlungsansätze gegenüber traumafokussierten kognitiv-behavioralen Verfahren aufzeigen:

- So konnten Markowitz et al. (2015) für die Interpersonelle Therapie (IPT) – eine evidenzbasierte, manualisierte Kurzzeitpsychotherapie mit psychodynamischen Wurzeln, die insbesondere die Bearbeitung aktueller interpersoneller Probleme fokussiert – eine vergleichbare Wirksamkeit gegenüber der Prolongierten Exposition (PE, vgl. Abschn. 1.7) darlegen. In ihrer Studie wurden 110 Patienten/Patientinnen mit chronischer PTBS entweder mit IPT, PE oder einem Entspannungsverfahren (aktive Kontrollgruppe) behandelt. Insbesondere Patienten/Patientinnen mit komorbider schwerer Depression brachen neunmal häufiger eine PE ab als Patienten/Patientinnen ohne Depression. In der angewendeten Clinician-Administered PTSD Scale (CAPS) zeigten 63 % der Patienten/Patientinnen der IPT-Gruppe, 47 % der Patienten/Patientinnen der PE-Gruppe und 38 % der Patienten/Patientinnen der aktiven Kontrollgruppe signifikante Verbesserungen. Markowitz et al. schließen, dass Patienten/Patientinnen mit PTBS nicht zwingend eine Traumaexposition benötigen und dass Patienten/Patientinnen mit komorbider Depression besser von einer Interpersonellen Psychotherapie profitieren könnten. Hierbei kann eine Rolle spielen, dass die IPT ursprünglich zur Behandlung von Patienten/Patientinnen mit Depressionen entwickelt wurde.
- Für Kriegsveteranen/-innen wiederum konnten Levi et al. (2016) darlegen, dass sowohl eine manualisierte Psychodynamische Psychotherapie (PDT) als auch Kognitive Verhaltenstherapie (KVT) klinisch bedeutsame Verbesserungen ohne signifikante Unterschiede bewirken, die Psychodynamische Psychotherapie dabei mit leichten Vorteilen in der langfristigen Symptomreduktion. In ihrer Studie erhielten 148 Patienten/Patientinnen KVT, 95 PDT, und es fand ein psychiatrisches Assessment Prä, Post sowie ein Follow-up nach 8–12 Monaten statt, u. a. mit der CAPS (s. o.). Sie schließen mit den Empfehlungen, dass beide Verfahren in Kliniken, die Patienten/Patientinnen mit PTBS behandeln, angeboten werden sollen, und dass Therapiekräfte beide Verfahren kennen sollen. Das angewendete Verfahren sollte nach einem gründlichen psychosozialen Assessment ausgewählt werden.
- Keefe et al. (2024) konnten für sowohl IPT als auch PDT eine Überlegenheit in der Behandlung von PTBS gegenüber Kontrollgruppe, insbesondere Warteliste, aufzeigen. Sie werteten 10 RCTs, dabei 8 für IPT und 2 für PDT, aus, versehen

mit dem Hinweis, dass für PDT mehr Forschung erfolgen sollte. Beide Verfahren jedoch stellten sich als valide Alternativen zur Expositionsbehandlung dar, insbesondere aufgrund ihrer geringeren Abbruchraten. Dies kann insbesondere bei Patienten/Patientinnen mit kPTBS eine Rolle spielen, führen sie weiterhin aus.

- D'Andrea und Pole (2012) schließlich plädieren mit einer kleinen naturalistischen Studie ebenfalls für den Einsatz psychodynamischer Interventionen bei komplexen Traumafolgestörungen. Traumakonfrontation kann bspw. Patienten/Patientinnen mit schweren dissoziativen Symptomen überfordern, was in randomisiert kontrollierten Studien (RCTs) möglicherweise nicht realistisch abgebildet wird.

Diese Überlegungen knüpfen an der bereits aufgeführten Studie von Darby et al. (2023, vgl. Abschn. 1.7) an, die die Bedeutung von Stabilisierung und einer zweiphasigen Behandlungsplanung bei komplexen Traumafolgestörungen aufzeigt. Insbesondere die Abbruchraten spielen hierbei eine Rolle, die sich bei zentral traumakonfrontativen Verfahren (z. B. PE) ausgeprägter darstellen können. Je komplexer und stärker dissoziativ ausgeprägt eine Traumafolgestörung ist, desto eher könnten psychodynamische oder phasenorientierte Ansätze einer reinen Exposition überlegen sein, insbesondere zu Therapiebeginn, lässt sich aus diesem Bild ableiten. Darüber hinaus weisen die dargestellten Studien darauf hin, dass Psychodynamische Psychotherapie nicht nur bei komplexer PTBS, sondern auch bei Patienten/Patientinnen mit einer typischen PTBS relevante und klinisch bedeutsame Effekte erzielen kann.

6.1.3 Befunde aus Metaanalysen und systematischen Reviews

Eine bedeutsame Meta-Analyse von Benish, Imel und Wampold (2008) hat die relative Wirksamkeit unterschiedlicher „bona fide"-Therapien in der Behandlung der PTBS untersucht. Als „bona fide"-Therapien gelten dabei Psychotherapieverfahren mit umschriebenem theoretischem Rahmen und kausalem Behandlungsmodell (vgl. Abschn. 3.1.3). Benish, Imel und Wampold werteten dabei insgesamt 17 Studien aus, die Therapieverfahren miteinander verglichen (insgesamt 958 Patientinnen/Patienten). Während die ermittelten Effektstärken insgesamt gering waren, zeigte sich keins der verglichenen Therapieverfahren als überlegen, woraus die Autoren ableiten, dass es keine Goldstandard-Therapie für die Behandlung der PTBS gibt. Vielmehr plädieren sie für eine therapeutische Vielfalt sowie einen Fokus auf Passung und Präferenzen. Ihre Studie wurde allerdings hinsichtlich wenig trennscharfer Einschlusskriterien („bona-fide"-Therapien), Heterogenität dieser Verfahren und fehlender Überprüfung der Manualtreue kritisiert. In einer weiteren Arbeit antworten Wampold et al. (2010) auf diese Kritiken und erklären, dass nicht als „bona fide" eingestufte Therapien vor allem solche sind, die zu Kontrollzwecken entwickelt wurden (z. B. „Supportive Therapie" als Kontrollgruppe); außerdem weisen sie darauf hin, dass die in Leitlinien vorgenommene Einteilung in traumafokussiert und nichttraumafokussiert willkürlich erscheint.

Ein Cochrane-Review von Bisson et al. (2013) wiederum untersuchte 70 Studien zur Behandlung von Patienten/Patientinnen mit chronischer PTBS (insgesamt 4761 Patienten/Patientinnen), wobei die Qualität der eingeschlossenen Studien insgesamt als sehr niedrig (engl. „very low") bewertet wurde und ein hohes oder unklares Risiko auf Bias trug. Ihre Auswertung zeigte dennoch, dass traumafokussierte Psychotherapie und EMDR PTBS-Symptome besser als Warteliste oder „usual care" lindern konnten, ebenso wie als „other therapies" zusammengefasste Verfahren (wozu hier auch die Psychodynamische Psychotherapie zählte). Aktive Therapien insgesamt wiesen in ihrer Zusammenschau höhere Abbruchraten als die Kontrollbedingungen auf. Ein späteres Update dieser Arbeit von Lewis et al. (2020) mit insgesamt 114 eingeschlossenen RCTs und 8171 Patienten/Patientinnen konnte „robuste" Evidenz für die unter Abschn. 1.7 aufgeführten verhaltenstherapeutischen Verfahren darstellen.

Dass spezifische Interventionen, sprich traumafokussierte Vorgehen, bei Patienten/Patientinnen mit komplexen Störungsbildern schließlich nicht zwingend das Mittel der Wahl sein müssen, konnten Gerger et al. (2014) in einer Metaanalyse herausarbeiten. In der Auswertung von 18 RCT-Studien, die traumaspezifische mit nichttraumaspezifischen Therapien bei Patienten/Patientinnen mit Traumafolgestörungen verglichen, zeigte sich eine nur geringe Überlegenheit traumaspezifischer Interventionen bei Patienten/Patientinnen mit komplexen klinischen Problemen, sodass sie für diese nichttraumaspezifisches Vorgehen als Alternative empfehlen.

Für erwachsene Patienten/Patientinnen mit depressiven Störungen vor dem Hintergrund traumatischer Erfahrungen in der Kindheit haben Krakau et al. (2024) die Wirksamkeit Analytischer Psychotherapie (AP) vs. Kognitiver Verhaltenstherapie (KVT) verglichen (210 Patientinnen/Patienten; 129 AP, 81 KVT). Die Patienten/Patientinnen erhielten beide Verfahren „open-ended" und wurden über 5 Jahre untersucht. Während depressive Symptome in beiden Gruppen signifikant abnahmen, profitierten Erwachsene mit chronischer Depression und Kindheitstraumata insbesondere von AP im Vergleich zu KVT.

6.2 Kritische Bewertung der Evidenz

6.2.1 Stärken und Limitationen Psychodynamischer Psychotherapie

Dass Psychodynamische Psychotherapie empirisch gut belegt ist, hat Shedler (2011) in seinem Artikel zur Wirksamkeit Psychodynamischer Psychotherapie klar herausgestellt. So führt er verschiedene Metaanalysen und Effektstudien auf, die Effektstärken auf unterschiedliche Störungsbilder zwischen 0,69 und 1,8 darstellen (insgesamt 74 Studien) – Effektstärken, die vergleichbar oder besser sind als anderer Verfahren. Viele dieser Studien zeigen darüber hinaus anhaltende Behandlungsergebnisse oder eine Zunahme der Besserung über das Therapieende hinaus, was ein Alleinstellungsmerkmal der Psychodynamischen Psychotherapie ist. Dass trotz dieser klaren Ergebnisse sich die Mär fehlender Evidenz der Psychodynamischen Psychotherapie aufrechterhält, erklärt Shedler mit selektiver Verbreitung von Forschungsergebnissen sowie alten Vorurteilen der Psychoanalyse gegenüber. Viele andere Verfahren hingegen profitieren von der heimlichen Übernahme psychodynamischer Prinzipien wie dem Fokus auf Beziehung, Biografie oder Affekten. Diese Arbeitsschwerpunkte schließlich bringen bedeutungsvolle Entwicklungen bei Patienten/Patientinnen mit Borderline- oder anderen Persönlichkeitsstörungen hervor, wo Bindungsstile und Mentalisierung erheblich verbessert werden können.

Als charakteristische Prinzipien der Psychodynamischen Psychotherapie führt Shedler auf:

- Fokus auf Emotionen und deren Ausdruck,
- Untersuchung von Abwehrmechanismen und Vermeidungsverhalten,
- Analyse wiederkehrender Themen und Muster,
- Fokus auf Vergangenheit und deren Einfluss auf die Gegenwart (Entwicklungsfokus),
- Reflexion zwischenmenschlicher Beziehungen,
- Reflexion der Therapiebeziehung als Spiegel innerer Konflikte (Übertragung),
- Förderung von Selbsterkenntnis und Exploration inneren Erlebens.

Die unterschiedliche Gewichtung dieser Behandlungsprinzipien vor dem Hintergrund einer differenzierten psychodynamischen Diagnostik wie mittels der OPD erlaubt eine hochindividualisierte Behandlung, die konkret auf Patienten/Patientinnen, ihre Anliegen sowie ihre einmaligen unbewussten Prozesse eingehen kann.

Leichsenring et al. (2023) haben mit ihrer Arbeit „The status of psychodynamic psychotherapy as an empirically supported treatment for common mental disorders – an umbrella review based on updated criteria" darstellen können, dass die Psychodynamische Psychotherapie ein evidenzbasiertes Verfahren ist, das gemäß dem GRADE-System für die häufigsten psychischen Erkrankungen (Depression, Angststörungen [hier auch inkl. PTBS], Persönlichkeitsstörungen, somatoforme Störungen) die Kriterien für eine starke Empfehlung erfüllt. Sie führen auf, dass Psychodynamische Psychotherapie wirksam, vergleichbar effektiv und nachhaltig in der Wirkung ist. Für komplexe, komorbide oder chronische Störungsbilder ist Psychodynamische Psychotherapie besonders geeignet.

Die Stärken der Psychodynamischen Psychotherapie stellen auf der anderen Seite ihre möglichen Schwächen dar:

- So entstehen eine typischerweise längere Behandlungsdauer und ein teilweise langsamerer Symptomrückgang bspw. im Vergleich zu direkt traumakonfrontativen Verfahren wie TF-KVT oder EMDR.
- Dies zieht möglicherweise Frustration und Ungeduld bei Patienten/Patientinnen nach sich, die eine schnelle Besserung erhoffen.

- Die Möglichkeit zur Individualisierung von Behandlungen zieht eine schwierige Manualisierung nach sich, was Vergleichbarkeit und Reproduzierbarkeit einschränkt.
- Schließlich führt die Individualisierbarkeit Psychodynamischer Prozesse auch zu unterschiedlichen Herangehensweisen von Therapeutinnen/Therapeuten, auch durch unterschiedliche Schwerpunktlegungen in Ausbildungen, was die Vergleichbarkeit weiter erschwert.

6.2.2 Methodische Herausforderungen und bestehende Evidenzlücken

Aus dem Vorangegangenen werden verschiedene methodische Herausforderungen für die Evidenz- und Psychotherapieforschung deutlich:

- So führt die Individualisierung von Behandlungsprozessen zu eingeschränkter Vergleichbarkeit Psychodynamischer Psychotherapien.
- Psychodynamischer Psychotherapien fokussieren darüber hinaus vielmehr Psychodynamiken als Diagnosen und priorisieren damit andere Kategorienbildungen vor den phänomenologisch-deskriptiven Ansätzen des DSM oder ICD.
- Zentrale psychodynamische Kernkonzepte wie Übertragung, Symbolisierung, Abwehr oder innerer Konflikt sind komplex und lassen sich nicht einfach operationalisieren bzw. in Form von messbaren Variablen ausdrücken, was Messbarkeit und Quantifizierbarkeit von Effekten einschränkt.
- Der zentrale Beziehungsfokus erschwert vergleichende Studiendesigns, da Placebokontrollen oder Standardisierung des Verhaltens von Therapeuten/Therapeutinnen problematisch sind.
- Die oftmals schrittweisen, sich langsam einstellenden Entwicklungen sind in kurzen Interventionszeiträumen nicht angemessen zu erheben.

Diese methodischen Herausforderungen begründen einen vergleichsweise geringeren Bestand an RCTs, in denen Patienten/Patientinnen per Zufall einer Interventionsgruppe oder einer Kontrollgruppe zugewiesen werden. Schließlich steht auch aus, die Wirksamkeit psychodynamischer Kerninterventionen wie Übertragungsdeutung, Abwehrkonfrontation oder Förderung von Symbolisierung und Mentalisierung zu untersuchen. Die methodische Komplexität stellt dabei allerdings kein Ausschlusskriterium dar, sondern erfordert differenzierte Studiendesigns und innovative Forschungsmethoden. Dies können auch naturalistische Studien sein, die Psychotherapien unter Praxisbedingungen statt im „Laborsetting" untersuchen; Leichsenring (2004) bspw. hatte hierfür ein Modell vorgeschlagen. Weitere Alternativen stellen qualitative Ansätze, Prozess-Outcome-Forschung oder Fallstudienmethodik dar.

Daneben stellt die Entwicklung von psychodynamischen Behandlungsmanualen eine Option dar, um die Vergleichbarkeit und Beforschbarkeit zu erhöhen, wobei hierdurch die Individualisierbarkeit von Behandlungsprozessen eingeschränkt wird. Verschiedentlich wird dies bereits umgesetzt; so läuft bspw. aktuell unter Leitung von Leichsenring et al. (2020) die ENHANCE-Studie, eine RCT, die eine manualisierte trauma-fokussierte psychodynamische Psychotherapie (TF-PDT) mit der STAIR Narrative Therapy (SNT) bei Erwachsenen mit PTBS vor dem Hintergrund von Gewalt und Missbrauch in der Kindheit vergleicht. Hierbei werden die Patienten/Patientinnen einer von drei Gruppen zugewiesen: TF-PDT, SNT oder einer Kontrollgruppe (Minimal-Attention-Warteliste). Es finden Erhebungen zu Therapieende sowie 6 und 12 Monate nach Therapieende statt. Primärer Outcome ist der PTSD-Schweregrad (CAPS-5), daneben laufen vier Subprojekte zu Behandlungsintegrität, biologischen Parametern, Neuroimaging und Kosteneffektivität.

6.2.3 „Absence of evidence is not evidence of absence" – methodenkritische Diskussion

Der Mangel an RCT-Studien seitens der Psychodynamischen Psychotherapie, insbesondere im Vergleich mit der leicht durch RCTs beforschbaren Verhaltenstherapie oder dem EMDR, wird oft so umgedeutet, dass Psychodynamische Psychotherapie nicht evidenzbasiert sei – eine Fehldarstellung, die die Psychodynamische Psychotherapie in Misskredit bringt. Shedler (2018) hat sich diesem Missstand gewidmet und konfrontiert, dass Evidenzbasierung – ein aus der Medizin entliehener Begriff – in der Psychotherapie zum ideologischen Schlagwort geworden ist, das einseitig manualisierte Therapien promotet, beziehungsorientierte und psychodynamische Verfahren hingegen abwertet. Hohe Ausschlussraten komplexer und komorbider Störungen – denen sich die Psychodynamische Psychotherapie differenziert und individuell widmen kann – in RCT-Studien führen zu einer verzerrten Darstellung („cherry-picking"), da reine Störungsbilder in der Praxis selten sind. Kontrollgruppen hingegen seien keine ernsthaften therapeutischen Alternativen, sondern geschwächte oder verfälschte Vergleichsbedingungen, was zu einer Verzerrung von Effektgrößen führt. Letztlich kritisiert Shedler auch einen Publikationsbias durch selektive Veröffentlichung positiver Studien, wodurch andere Therapieverfahren weiter marginalisiert werden.

Öffentlichkeit und politische Entscheidungsträger werden durch eine solche Praxis getäuscht; Shedler rät an, Studien kritisch zu lesen. Er empfiehlt, im Evidenzdiskurs aufgeführte Studien anzufordern (manchmal existieren sie gar nicht) und sie gründlich und kritisch zu lesen. Hierbei soll auf die Ausschlussrate unter den Teilnehmenden geachtet werden (die manchmal über 80 % liegt!) und geprüft werden, ob die resultierende Stichprobengröße realistisch für klinische Bedingungen ist. Die Kontrollbedingungen stellen die nächste relevante Frage dar – waren sie realistisch oder „Sham"-Kontrollgruppen? Schließlich spielen die Vergleichsmaße eine Rolle: Welche Instrumente wurden verwendet und stellen die gemessenen Veränderungen klinisch relevante Ergebnisse oder nur statistisch signifikante Ergebnisse dar? Zusammengefasst stellen RCTs ein mögliches Verfahren dar, um Hinweise auf Wirksamkeit zu ermitteln, aber nicht das einzige oder gar beste. Es wird bisweilen überinterpretiert und missbräuchlich eingesetzt, um im Schulenstreit der Psychotherapieverfahren berufspolitische Macht auszuüben. Shedler fordert daher eine Rückbesinnung auf den ursprünglichen Kern der Evidenzbasierung: eine ausgewogene Integration wissenschaftlicher Befunde, klinischer Erfahrung und individueller Präferenzen der Patientinnen/Patienten, anstatt die Therapieauswahl allein auf vereinfachende und häufig missverständliche Evidenz-Rankings zu reduzieren.

6.3 Einseitigkeit in der Psychotraumatologie und Perspektiven

6.3.1 Dominanz kognitiv-behavioraler Verfahren und ihre Ursachen

Methodische und institutionelle Rahmenbedingungen haben schließlich zur Dominanz der Verhaltenstherapie in Leitlinien und an den Universitäten geführt. Hierzu haben einerseits die im Vorangegangenen aufgeführte Manualisierbarkeit und Messbarkeit beigetragen, die eine schnell realisierbare Durchführung von RCT-Studiendesigns ermöglicht, andererseits die Ausrichtung von VT-Manualen zu den etablierten Diagnosesystemen (DSM, ICD) und deren Symptomkatalogen, wovon die Psychodynamische Psychotherapie mit ihrem Fokus auf unbewusste Störungsquellen abweicht. Schließlich bevorzugen Förderstrukturen, Gesundheitspolitik und Leitlinienkommissionen ebenfalls standardisierbare Studiendesigns und Prozeduren sowie daraus abgeleitete Evidenzpräsentationen, wodurch eine Verankerung der VT in den Versorgungsstrukturen einseitig gefördert wird. In Deutschland sind inzwischen fast alle Lehrstühle für klinische Psychologie mit Vertretern/Vertreterinnen der Verhaltenstherapie besetzt, was die Schieflage des Forschungsoutputs weiter zugunsten der VT verschiebt.

Munder et al. (2013) haben eine Metaanalyse publiziert, die die „researcher allegiance" (RA), die Auswirkung der Verfahrensorientierung von Forschern/Forscherinnen auf den Outcome ihrer Psychotherapieforschung, abbildet. In der Zusammenschau von 30 Metaanalysen konnten sie aufzeigen, dass die RA einen robusten Einfluss im Ausmaß einer mittleren Effektstärke ($r=0{,}262$) auf Forschungsarbeiten zugunsten des eigenen Verfahrens der Forschenden ausübt. Diesen Befund zugrunde legend, verdeutlicht sich, dass eine ungleiche Verteilung der Lehrstühle den Bias weiter verschärft. Die Mischung gesundheitspolitischer Interessen, Bevorzugung von Forschungsdesigns von Drittmittelgebern und Entscheidungsträgern sowie der Researcher Allegiance wird so zu einem Gemisch, das einer pluralistischen Versorgungslandschaft entgegenwirkt. Es ist anzunehmen, dass jede Partei jeweils ihre eigenen Interessen vertritt, bei denen die Perspektive der Behandelten oder Fairness gegenüber Vertretern/Vertreterinnen anderer Verfahren und Berufsgruppen nachgeordnet sind.

Noch etwas kritischer hat Rowland (2024) einen solchen Blick auf die Dynamiken im Vereinigten Königreich geworfen. So sieht sie die Dominanz der VT zunächst vor dem Hintergrund einer neoliberalen Ideologie begründet, die die Verantwortung für psychische Probleme vollständig auf das Individuum überträgt und gesellschaftliche Einflüsse auf psychische Leiden vernachlässigt. Problematische soziale, politische oder historische Einflüsse, wie sie die Psychoanalyse oder Gruppenanalyse und ihre Vertreter/Vertreterinnen fokussieren, fallen dabei unter den Tisch, was dem Einzelnen eine kaum zu bewältigende Verantwortung überträgt. An dieser Stelle gesellt sich die Pharmakologie an die Seite der VT, die die vermeintlich biologischen Ursachen des defekten Individuums korrigieren soll. Auch Rowland kritisiert methodische und statistische Schwächen in VT-Studien, die zu einer Überschätzung ihrer Effektstärken führt. Schließlich weist auch sie auf politische und ökonomische Strukturen im Vereinigten Königreich hin, die die Verbreitung und Begünstigung der VT fördern.

Seitens der Patientinnen/Patienten werden Versprechen rascher Heilung, wirksamer Kurzzeittherapien sowie umfänglicher Traumabearbeitung durch Verfahren wie EMDR ebenfalls positiver aufgenommen als die zurückhaltenden Äußerungen psychodynamischer Verfahren, die ihrerseits auch noch mit tendenziell längeren Prozessen einhergehen. Aus Betroffensicht völlig verständlich, führt es doch bei komplexeren Problemlagen zu Enttäuschungen und auch zu Überforderungen verhaltenstherapeutischer Kolleginnen/Kollegen in der Praxis, die unrealistische Ziele umsetzen sollen. Deren Ausbilder und Ausbilderinnen und Supervisoren/Supervisorinnen reagieren nicht selten auf ihre Problemlagen mit Äußerungen wie mangelnder Manualtreue oder Motivation bei ausbleibenden Therapieerfolgen.

6.3.2 Traumatherapie in der Praxis: wenn die Realität Abweichungen hervorbringt

In der Praxis mit chronischen, komplexen oder komorbiden Störungsbildern konfrontiert, stoßen Psychotherapeutinnen/Psychotherapeuten auf Problemlagen, für die sie fallbezogene Lösungen entwickeln müssen. Hinzu kommen abweichende Präferenzen von Patienten/Patientinnen und ausbleibende Wirkung der sog. First-Line-Therapien. Hieraus resultiert ein technisch-methodisches Abweichen von Manualen, eine Integration anderer, auch unkonventioneller Behandlungsmethoden oder die Inanspruchnahme der anderen Psychotherapieverfahren durch die Patientinnen/Patienten – auch nach frustranem Durchlaufen von First-Line-Therapien. Dieses „research-practice gap" ist verschiedentlich ein eigenständiges Forschungsthema geworden, wobei oft die vermeintlichen Gründe der Abweichler untersucht werden, weniger eine mögliche mangelnde Übertragbarkeit der Hochschulrealität in die klinische Praxis. Hinsichtlich Dropout-Raten, also Therapieabbrüchen, finden sich unterschiedliche Angaben in der Literatur; während VT-affine Arbeiten gleiche Abbruchraten zwischen den Therapieverfahren herausstellen, konnte bspw. die Arbeit von Darby (2023) geringere Abbruchraten für zweiphasige Therapien darstellen, d. h. solche, die der Traumakonfrontation eine Stabilisierung vorschalten.

So untersuchten Paintain und Cassidy (2018) die Anwendung von VT und Psychodynamischer Psychotherapie in der Behandlung der PTBS und stellten fest, dass trotz überlegener Evidenz der VT öfter alternative Verfahren, vor allem Psychodynamische Psychotherapie, zur Anwendung kommen. Während ihre Zusammenschau Evidenz für die Wirksamkeit der Psychodynamischen Psychotherapie in der Behandlung der PTBS hervorbrachte, blieb der Befund der Überlegenheit der VT, was sich in der Umsetzung aber nicht widerspiegelte. Sie arbeiteten vergleichbare Dropout-Raten heraus und argumentierten, dass dies daher nicht der Grund sein könne. Das Plädoyer ihrer Arbeit lautet, dass die Behandlungspraxis sich mehr an Leitlinien orientieren solle und die Zögerlichkeit der Praktiker in der Umsetzung derselben weiter erforscht werden solle, wenngleich sie sich auch für pragmatische Lösungen in der Praxis aussprechen, die Merkmale und Präferenzen seitens der Patientinnen/Patienten bei der Verfahrensauswahl berücksichtigen.

Ackland et al. (2023) untersuchten insgesamt die Implementierung evidenzbasierter Psychotherapien für PTBS, v. a. Cognitive Processing Therapy (CPT) und Prolonged Exposure (PE). Ihre systematische Übersichtsarbeit erfolgte vor allem im Kontext der Veterans Health Administration (VHA), wo seit 2006 umfangreiche Implementierungsprogramme laufen. Diese umfassten Schulungen, kombiniert mit Audits und Feedback, einschließlich Workshops und regelmäßiger Konsultationen mit Experten/Expertinnen über mehrere Monate. Hierdurch verbesserten sich Selbstwirksamkeit, Sicherheit und Akzeptanz der Therapeutinnen/ Therapeuten gegenüber CPT und PE. Dennoch blieb der Nutzen der Therapien gering; u. a. Inflexibilität der Manuale, komplexe Störungen sowie gegenläufige Bedürfnisse der Patienten/Patientinnen blieben trotz Schulungen als zentrale Barrieren bestehen. Von deren Seite wiederum wurden andere Lebensprioritäten als Grund für Behandlungsabbrüche benannt. Die Autoren/Autorinnen schließen ihre Arbeit u. a. mit der Empfehlung, weitere Studien zu Strategien, die diese Barrieren adressieren, durchzuführen.

Thomas Ehring, Professor für Klinische Psychologie und Psychotherapie an der Universität Münster, Verhaltenstherapeut, spricht sich in einem Appell für die weitgestreute Verbreitung von VT-Verfahren für die Behandlung der PTBS aus, was im besten Interesse der Patienten/Patientinnen sei (vgl. https://istss.org/ mind-the-gap-what-can-researchers-do-to-improve-the-dissemination-of-evidence-based-treatments-for-ptsd-thomas-ehring-phd/, abgerufen 23.03.2025). Die Forschungs-Praxis-Lücke sollte überbrückt werden, wofür Forscherinnen und Forscher und Klinikerinnen/Kliniker ihre Kräfte vereinen sollten. Die enthaltene Botschaft ist deutlich: die Überwindung abweichender Praxis.

6.3.3 Auswege aus dem Forschungsbias – Wege zu einer integrativen Evidenzbasis

Der einseitige Fokus auf RCTs und Evidenz kann zu einer Praxis führen, die der Unterschiedlichkeit der Patienten/Patientinnen nicht mehr gerecht wird: der Einheitspsychotherapie („One size does not fit all", vgl. Leichsenring et al., 2019). Eine Entflechtung gesundheitspolitischer, ökonomischer und verfahrensspezifischer (Researcher Allegiance, s. o.) Interessen ist wichtig, um die hohe Qualität psychotherapeutischer Versorgung, die der Verfahrenspluralismus ermöglicht, zu bewahren. Daneben ist eine Forschungspraxis erforderlich, die dieser Verfahrensvielfalt gerecht wird und nicht nur einseitig Verfahren oder Methoden begünstigt.

Philips und Falkenström (2021) haben hierfür ein Modell vorgeschlagen, das unterschiedliche Herangehensweisen zusammenführt und bestehende Spaltungen aufheben könnte. Während sie RCTs als Goldstandard kritisieren, würdigen sie die hohe interne Validität von RCTs, die allerdings externer Validität oft ermangeln (aufgrund eingeschränkter Generalisierbarkeit auf reale klinische Bedingungen). Verblindung, wie in klassischen medizinischen RCTs üblich, ist in Psychotherapiestudien nicht umsetzbar, weshalb Erwartungseffekte und somit Bias nicht vermieden werden können. Auch Philips und Falkenström kritisieren, dass RCTs komplexe, komorbide und chronische Krankheitsbilder oft ausschließen sowie insgesamt hohe Ausschlussraten aufweisen. Darüber hinaus prüfen RCTs oft ganze „Therapiepakete" statt einzelne wirksame Komponenten von Psychotherapien, die immer komplexe Interventionen darstellen. Sie schlagen daher alternativ ein mehrdimensionales Modell vor, um der Vielschichtigkeit der Fragestellung nach psychotherapeutischer Evidenz gerecht zu werden:

- RCTs für Kurzzeitpsychotherapien und umschriebene, weniger schwere Störungsbilder.
- Kohortenstudien mit wiederholten Messungen und Benchmarkvergleichen für komplexere oder schwerere Störungsbilder und längerfristige Psychotherapien.
- Hochentwickelte Prozessstudien (mit modernen statistischen Methoden), um Wirkmechanismen von Psychotherapien bei definierten Störungsbildern kausal abzubilden.

Im Sinne der Versorgung der Patientinnen und Patienten können solche integrativen Herangehensweisen eine differenzierte Versorgungslandschaft fördern und weiterentwickeln, die schließlich dem seelischen Leiden unserer Mitmenschen bestmöglich Abhilfe schaffen kann, der Realität der psychotherapeutischen Praxis umfassend gerecht wird und den Anforderungen einer wissenschaftlich fundierten Heilkunde reflektiert nachkommt.

Literatur

Ackland, P. E., Koffel, E. A., Goldsmith, E. S., Ullman, K., Miller, W. A., Landsteiner, A., Stroebel, B., Hill, J., Wilt, T. J., & Duan-Porter, W. (2023). Implementation of evidence-based psychotherapies for posttraumatic stress disorder: A systematic review. *Administration and Policy in Mental Health and Mental Health Services Research, 50*(5), 792–812. https://doi.org/10.1007/s10488-023-01279-6.

Benish, S. G., Imel, Z. E., & Wampold, B. E. (2008). The relative efficacy of bona fide psychotherapies for treating post-traumatic stress disorder: A meta-analysis of direct comparisons. *Clinical Psychology Review, 28*(5), 746–758. https://doi.org/10.1016/j.cpr.2007.10.005.

Bever-Philipps, A., Silbermann, A., Morawa, E., Schäflein, E., Stemmler, M., & Erim, Y. (2023). Long-term follow-up of a multimodal day clinic, group-based treatment program for patients with very high risk for complex posttraumatic stress disorder, and for patients with non-complex trauma-related disorders. *Frontiers in Psychiatry, 14*, 1152486. https://doi.org/10.3389/fpsyt.2023.1152486.

Bisson, J. I., Roberts, N. P., Andrew, M., Cooper, R., & Lewis, C. (2013). Psychological therapies for chronic post-traumatic stress disorder (PTSD) in adults. *Cochrane Database of Systematic Reviews, (12)*, CD003388. https://doi.org/10.1002/14651858.CD003388.pub4.

Brom, D., Kleber, R. J., & Defares, P. B. (1989). Brief psychotherapy for posttraumatic stress disorders. *Journal of Consulting and Clinical Psychology, 57*(5), 607–612. https://doi.org/10.1037//0022-006x.57.5.607.

D'Andrea, W., & Pole, N. (2012). A naturalistic study of the relation of psychotherapy process to changes in symptoms, information processing, and physiological activity in complex trauma. *Psychological Trauma: Theory, Research, Practice, and Policy, 4*(4), 438–446. https://doi.org/10.1037/a0025067.

Darby, R. J., Taylor, E. P. & Cadavid, M. S. (2023). Phase-based psychological interventions for complex post-traumatic stress disorder: A systematic review. *Journal Of Affective Disorders Reports, 14*, 100628. https://doi.org/10.1016/j.jadr.2023.100628.

Gerger, H., Munder, T, Barth, J. (2014). Specific and nonspecific psychological interventions for PTSD symptoms: a meta-analysis with problem complexity as a moderator. *J Clin Psychol., 70*(7), 601–615. https://doi.org/10.1002/jclp.22059.

Horowitz, M. J. (1976). *Stress Response Syndromes*. Jason Aronson.

Keefe, J. R., Kimmel, D., & Weitz, E. (2024). A meta-analysis of interpersonal and psychodynamic psychotherapies for posttraumatic stress disorder. *American Journal of Psychotherapy, 77*(3), 119–128. https://doi.org/10.1176/appi.psychotherapy.20230043.

Kardiner, A. (1941). *The traumatic neurosis of war*. P. B. Hoeber.

Krakau, L., Ernst, M., Hautzinger, M., Beutel, M. E., & Leuzinger-Bohleber, M. (2024). Childhood trauma and differential response to long-term psychoanalytic versus cognitive–behavioural therapy for chronic depression in adults. *The British Journal of Psychiatry, 225*(3), 446–453. https://doi.org/10.1192/bjp.2024.112.

Leichsenring, F. (2004).Randomized controlled versus naturalistic studies: a new research agenda. *Bull Menninger Clin., 68*(2):137–151. https://doi.org/10.1521/bumc.68.2.137.35952. PMID: 15262616.

Leichsenring, F., Abbass, A., Beutel, M., Gündel, H., Heuft, G., Hoffmann, S. O., Kächele, H., Kruse, J., Rüger, U., Rudolf, G., Spitzer, C., Salzer, S., Luyten, P., Wampold, B. & Steinert, C. (2019). Vom Sinn des Verfahrenskonzepts und der Verfahrensvielfalt – und warum das Baukasten-System in der Psychotherapie nicht funktioniert. *Zeitschrift für Psychosomatische Medizin und Psychotherapie, 65*(4), 321–340. https://doi.org/10.13109/zptm.2019.65.4.oa1.

Leichsenring, F., Abbass, A., Heim, N., Keefe, J. R., Kisely, S., Luyten, P., Rabung, S., & Steinert, C. (2023). The status of psychodynamic psychotherapy as an empirically supported treatment for common mental disorders – an umbrella review based on updated criteria. *World Psychiatry, 22*(2), 286–304. https://doi.org/10.1002/wps.21120.

Leichsenring, F., Steinert, C., Beutel, M. E., Feix, L., Gündel, H., Hermann, A., ... & Hoyer, J. (2020). Trauma-focused psychodynamic therapy and STAIR Narrative Therapy of posttraumatic stress disorder related to childhood maltreatment: Trial protocol of a multicentre randomised controlled trial assessing psychological, neurobiological and health economic outcomes (ENHANCE). *BMJ Open, 10*(12), e040123. https://doi.org/10.1136/bmjopen-2020-040123.

Levi, O., Bar-Haim, Y., Kreiss, Y., & Fruchter, E. (2016). Cognitive–Behavioural Therapy and Psychodynamic Psychotherapy in the Treatment of Combat-Related Post-Traumatic Stress Disorder: A Comparative Effectiveness Study. *Clin. Psychol. Psychother., 23*, 298–307. https://doi.org/10.1002/cpp.1969.

Lewis, C., Roberts, N. P., Andrew, M., Starling, E., & Bisson, J. I. (2020). Psychological therapies for post-traumatic stress disorder in adults: Systematic review and meta-analysis. *European Journal of Psychotraumatology, 11*(1), Article 1729633. https://doi.org/10.1080/20008198.2020.1729633.

Markowitz, J. C., Petkova, E., Neria, Y., Van Meter, P. E., Zhao, Y., Hembree, E., ... Marshall, R. D. (2015). Is Exposure Necessary A Randomized Clinical Trial of Interpersonal Psychotherapy for PTSD. *American Journal of Psychiatry, 172*(5), 430–440. https://doi.org/10.1176/appi.ajp.2014.14070908.

Munder, T., Brütsch, O., Leonhart, R., Gerger, H. & Barth, J. (2013). Researcher allegiance in psychotherapy outcome research: An overview of reviews. *Clinical Psychology Review, 33*(4), 501–511. https://doi.org/10.1016/j.cpr.2013.02.002.

Paintain, E. & Cassidy, S. (2018). First-line therapy for post-traumatic stress disorder: A systematic review of cognitive behavioural therapy and psychodynamic approaches. *Counselling And Psychotherapy Research, 18*(3), 237–250. https://doi.org/10.1002/capr.12174.

Philips, B., & Falkenström, F. (2021). What Research Evidence Is Valid for Psychotherapy Research? *Frontiers in Psychiatry, 11*, Article 625380. https://doi.org/10.3389/fpsyt.2020.625380.

Rowland, H. (2024). Unravelling the dominance: An exploration of the relationship between the medicalisation of ordinary mental distress, the primacy of Cognitive Behavioural Therapy, and the influence of neoliberal ideology in the UK mental health economy. *Medical Research Archives, 12*(5). https://doi.org/10.18103/mra.v12i5.5399.

Sachsse, U., Vogel, C., & Leichsenring, F. (2006). Results of psychodynamically oriented trauma–focused inpatient treatment for women with complex posttraumatic stress disorder (PTSD) and borderline personality disorder (BPD). *Bulletin of the Menninger Clinic, 70*(2), 125–144. https://doi.org/10.1521/bumc.2006.70.2.125.

Shedler, J. (2011). Die Wirksamkeit psychodynamischer Psychotherapie. *Psychotherapeut, 56*(3), 265–277. https://doi.org/10.1007/s00278-011-0819-2 (Original erschienen 2010 in American Psychologist, 65(2), 98–109.)

Shedler, J. (2018). Where is the evidence for "evidence-based" therapy? *Psychiatric Clinics of North America, 41*(2), 319–329. https://doi.org/10.1016/j.psc.2018.02.001.

Wampold, B. E., Imel, Z. E., Laska, K. M., Benish, S., Miller, S. D., Flückiger, C., Del Re, A. C., Baardseth, T. P., & Budge, S. (2010). Determining what works in the treatment of PTSD. *Clinical Psychology Review, 30*(8), 923–933. https://doi.org/10.1016/j.cpr.2010.06.005.

Fazit für die Praxis

Inhaltsverzeichnis

7.1 Indikation, Intervention und Integration 193
7.2 Psychohygiene 203
7.3 Abschließende Gedanken 204
Literatur 206

▶ Dieses Kapitel bündelt die zentralen Erkenntnisse der Psychodynamischen Traumatherapie und leitet praxisorientierte Empfehlungen ab. Es bietet eine differenzierte Indikationshilfe für verschiedene Settings, stellt störungsspezifische Interventionen übersichtlich dar und zeigt Wege zur sektorenübergreifenden Versorgung auf. Weitere Abschnitte thematisieren Psychohygiene und Selbstfürsorge für Behandelnde sowie abschließende Grundsätze für eine realistische, beziehungsorientierte und verantwortungsvolle Traumatherapie. Das Kapitel schließt mit zehn prägnanten Leitsätzen zur Haltung in der psychodynamischen Arbeit mit traumatisierten Patienten/Patientinnen.

7.1 Indikation, Intervention und Integration

7.1.1 Indikationsstellung für die verschiedenen Settings der Psychodynamischen Traumatherapie

Im Vorangegangenen wurden vier mögliche Settings zur Behandlung von Patientinnen/Patienten mit Traumafolgestörungen vorgestellt: die ambulante Einzeltherapie (tiefenpsychologisch fundiert [TP], modifiziert analytisch [MAP], analytisch [AP]), die ambulante Gruppenpsychotherapie, die Tagesklinik und die stationäre Behandlung. Die Indikation zur Behandlung in einem dieser Settings orientiert sich entlang einer individuellen Fallentscheidung, bei der die Präferenzen der Patientinnen/Patienten eine zentrale Rolle spielen. Während Patientinnen/Patienten mit sämtlichen Störungsbildern und Schweregraden grundsätzlich in allen Settings anzutreffen sind (vgl. Abschn. 5.2.6), werden hier für die Entscheidungsfindung der Behandler/Behandlerinnen Modelle und Empfehlungen vorgestellt. Unter Abschn. 7.1.3 schließlich werden Möglichkeiten ausgearbeitet, wie die verschiedenen Settings sektorenübergreifend zusammenarbeiten können – ein wichtiges Ziel im Sinne einer integrierten Versorgungslandschaft. Die Kooperation der unterschiedlichen Personen, die an der Behandlung traumatisierter Menschen beteiligt sind, kann ein tragfähiges Netz etablieren, in dem Patientinnen/Patienten den Halt finden können, den sie in Momenten von Symptomveränderungen – sei es in Richtung von Verbesserung oder Verschlechterung – benötigen. Hierbei spielen sowohl ein koordinierter Step-up in intensivierte Settings als auch ein Step-down in tagesklinische oder ambulante Angebote eine Rolle.

Stellt man zunächst die verschiedenen Settings mit ihren Merkmalen gegenüber, ergibt sich folgendes Bild (s. Tab. 7.1):

Diese idealtypischen Zuordnungen können eine erste Orientierung geben, wie und wo Patientinnen/Patienten zunächst behandelt werden können. Als vereinfachtes Schema bietet sich ein Vierfeldermodell an, in dem die eine Achse die Störungsschwere, die andere das Strukturniveau ausmacht (s. Tab. 7.2):

Eine Sonderstellung nehmen hierbei die höherfrequente ambulante Einzeltherapie (2–3 Sitzungen pro Woche) im Rahmen einer MAP oder AP (vgl. Abschn. 3.1.2) und die kombinierte Einzel- und Gruppenpsychotherapie (vgl. Abschn. 4.4) ein; hier können auch ausgeprägter symptomatische bzw. strukturlabile Patientinnen/Patienten mitunter im ambulanten Rahmen gut behandelt werden. Die differenzierte Indikationsstellung der jeweiligen Settings ist in den zugehörigen Kapiteln (vgl. Abschn. 3.1.3, 4.2.2, 5.2.3 und 5.2.6) ausgeführt.

In der Indikationsstellung spielen dabei noch andere Aspekte eine Rolle. Wie bereits erwähnt, ist die Präferenz der Patientinnen/Patienten ein zentrales Kriterium; hierfür ist bei Behandlungsaufnahme eine Aufklärung über die verschiedenen Settings und verschiedenen Therapieverfahren (Tiefenpsychologisch fundierte Psychotherapie, Analytische Psychotherapie, Systemische Therapie, Verhaltenstherapie) unerlässlich. So kann bei ausgeprägter Affektabspaltung, Depersonalisation, umfänglichen psychosozialen Konflikten, Instabilität mit Notwendigkeit kontinuierlicher Haltgebung etc. ein multimodales Setting erforderlich sein, in dem u. a. Kreativtherapien, sozialpädagogische Betreuung und fachpflegerische Begleitung angeboten werden. Hierfür ist eine individuelle Fallbewertung und -entscheidung erforderlich, die gemeinsam mit den Patienten/Patientinnen besprochen wird.

7.1 Indikation, Intervention und Integration

Tab. 7.1 Kriterien unterschiedlicher Settings zur möglichen Indikationsstellung

Kriterien	Ambulante Einzeltherapie	Ambulante Gruppentherapie	Tagesklinik	Stationäre Behandlung
Schweregrad der Symptomatik	Leicht bis mittel	Leicht bis mittel	Mittel bis schwer	Mittel bis sehr schwer
Strukturniveau (idealerweise)	Mind. mäßig bis gering integriert	Mind. mäßig bis gering integriert	Mind. gering integriert	Mind. gering bis desintegriert
Chronifizierungsgrad und Einschränkungen des Funktionsniveaus	Niedrig bis mittel	Niedrig bis mittel	Mittel bis hoch	Hoch
Beziehungsfähigkeit	Arbeitsbündnis möglich	Arbeitsbündnis möglich	Arbeitsbündnis möglich	Arbeitsbündnis kann im Verlauf erarbeitet werden
Übertragungsfokus	Eher Außenbeziehungen (TP), Innenbeziehung (MAP, AP)	Innenbeziehungen	Innenbeziehungen	Innenbeziehungen
Reinszenierung und Szenenanalyse	Eingeschränkt möglich	Gut möglich	Gut möglich	Zentraler Fokus
Umgang mit Regression	Begrenzung (TP), Verwendung (MAP), Förderung (AP)	Verwendung	Verwendung und Begrenzung	Zwangsläufige Förderung durch Setting, Verwendung
Integration störungsspezifischer Interventionen	Gut möglich (TP, MAP), möglich (AP)	Im Gruppensetting wenig möglich	Gut möglich	Gut möglich
Fähigkeit/Motivation zur Gruppenarbeit	Nicht erforderlich	Zwingend erforderlich	Grundlegend erforderlich	Basal erforderlich
Alltagsfähigkeit	Hoch	Hoch	Ausreichend	Nicht erforderlich
Soziales Umfeld	Stabil	Stabil	Hinreichend stabil	Darf instabil sein, Herausnahme als Indikation möglich
Multiprofessionelles Setting	Nein	Kombination Gruppe und Einzel	Multimodale 40-h-Woche	Multimodale 24/7-Betreuung

Tab. 7.2 Indikationsstellung nach Störungsschwere und Strukturniveau

Störungsschwere/Strukturniveau	Strukturstabil	Strukturlabil
Leichte bis mittlere Symptomatik	Ambulante Einzel- oder Gruppentherapie	Kombinierte Einzel- und Gruppentherapie, MAP/AP, Tagesklinik
Mittlere bis schwere Symptomatik	Kombinierte Einzel- und Gruppentherapie, MAP/AP, Tagesklinik	Stationäre Behandlung

7.1.2 Übersicht über die störungsspezifischen Interventionen

Zu traumaspezifischen Interventionen gehören Stabilisierung und Traumakonfrontation, sie ergänzen die verfahrensspezifischen Interventionen der Psychodynamischen Psychotherapie (vgl. Abschn. 3.3). Folgende Tabelle führt etablierte Interventionen der Stabilisierung und Traumakonfrontation auf (s. Tab. 7.3):

Ausgewählte Bestandteile hiervon werden im Folgenden als Praxishilfe ausgeführt. Für viele Übungen und Methoden gibt es darüber hinaus online und als App Druckvorlagen, Arbeitshilfen und Audio-/Videoanleitungen.

Psychoedukation
Im Rahmen der Psychoedukation sollen folgende Inhalte vermittelt werden:

- Verständnis der Symptomatik (v. a. Flashbacks, Vermeidungsverhalten, Übererregung, Dissoziation),
- Vermittlung eines Krankheitsmodells,
- Normalisierung und Entpathologisierung von Reaktionen und Verhaltensweisen,
- Förderung von Selbstwirksamkeit und Motivation zur Therapie,
- Vorbereitung auf traumaspezifische Interventionen.

Mustertexte hierfür bietet z. B. die S3-Leitlinie an (s. https://register.awmf.org/de/leitlinien/detail/155-001, abgerufen 29.03.2025). Eine mögliche kurze Psychoedukation könnte lauten:

Tab. 7.3 Störungsspezifische Interventionen der Psychodynamischen Traumatherapie

Stabilisierung	Traumakonfrontation
Psychoedukation	Zeitungsnotiz
Notfallkoffer	EMDR
Entspannungsübungen	Pendelübung
Achtsamkeitsübungen	Bildschirmübung
Atemübungen	Beobachterübung
Imaginationsübungen	Ego-State-Arbeit

7.1 Indikation, Intervention und Integration

„Die meisten Menschen stellen nach extrem belastenden oder traumatischen Ereignissen Veränderungen in ihrem Denken, Fühlen und Verhalten fest. Diese Reaktionen sind oft eine normale Antwort auf etwas, das nicht mehr normal war. Wenn die Belastungen jedoch länger anhalten oder sehr stark ausgeprägt sind, kann sich daraus eine sogenannte Posttraumatische Belastungsstörung (PTBS) oder – bei besonders lang anhaltenden, wiederholten und durch Bezugspersonen verschuldete Traumatisierungen – eine komplexe PTBS (kPTBS) entwickeln.

Typische Symptome sind belastende Erinnerungen, Flashbacks oder Albträume, ein anhaltendes Gefühl von innerer Anspannung, Reizbarkeit, Schlafstörungen oder das Bedürfnis, belastende Gedanken und Situationen zu vermeiden. Manche Betroffene entwickeln auch das Gefühl, innerlich taub zu sein oder sich selbst nicht mehr richtig zu spüren (Dissoziation). In der komplexen PTBS kommen oft noch Schwierigkeiten mit der Gefühlsregulation, ein negatives Selbstbild (z. B. Scham, Schuld oder Wertlosigkeit) und Probleme in Beziehungen hinzu.

Diese Reaktionen sind kein Zeichen von Schwäche, sondern Ausdruck eines Bewältigungsversuchs und der Überforderung innerer Verarbeitungsmöglichkeiten. Das Gehirn speichert traumatische Erlebnisse anders als andere Erinnerungen – häufig bruchstückhaft, bildhaft oder körperlich. In der Therapie geht es darum, diese Erfahrungen in Worte zu fassen, sie einzuordnen und die damit verbundenen Gefühle zu regulieren.

Ein wichtiger erster Schritt ist es, die Symptome zu verstehen, denn was man versteht, verliert oft den Schrecken. Viele Reaktionen – wie Übererregung, Rückzug oder Kontrollverhalten – sind eigentlich alte Schutzstrategien. Sie waren in der Vergangenheit mal sinnvoll, sind heute aber nicht mehr hilfreich. Gemeinsam werden wir herausfinden, welche dieser Muster Sie brauchen – und welche Sie verändern möchten.

Ziel der Therapie ist es nicht, das Erlebte ungeschehen zu machen, sondern damit leben zu lernen, ohne dass es das eigene Leben bestimmt. Dazu gehören sowohl stabilisierende Methoden als auch – wenn Sie sich bereit fühlen – die gezielte Bearbeitung traumatischer Erinnerungen. Sie entscheiden, in welchem Tempo das geschieht. Ihre Sicherheit und Ihre Selbstbestimmung stehen im Mittelpunkt."

5-4-3-2-1-Übung
Die 5-4-3-2-1-Übung (n. Dolan, 2009) dient der Reorientierung im Hier und Jetzt, z. B. beim Auftreten schwerer Intrusionen oder dissoziativer Zustände. Sie kann wie folgt angeleitet werden:

„Manchmal geraten wir innerlich aus dem Gleichgewicht: Bilder drängen sich auf, der Körper reagiert von selber, das Außen wird undeutlich oder bedrohlich. In solchen Momenten kann es hilfreich sein, sich über die Sinne wieder zu verankern – im Hier, im Jetzt, im eigenen Körper. Die folgende Übung möchte dies fördern und nutzt dabei unsere Wahrnehmung als Brücke zur Gegenwart.

Ich lade Sie ein, sich für einen Moment Zeit zu nehmen – im Sitzen oder Stehen, am besten mit einem ruhigen Atem. Die Übung lässt sich leise für sich oder auch laut sprechend durchführen. Wichtig ist nur, dass Sie mit Ihrer Aufmerksamkeit bewusst wahrnehmen.

Wir fangen an mit der Zahl 5: Bitte nennen Sie 5 Dinge, die sie sehen [abwarten, bis erledigt]. Nun nennen Sie 5 Dinge, die Sie hören können [abwarten, bis erledigt]. Und schließlich nennen Sie 5 Dinge, die Sie fühlen können [abwarten, bis erledigt].

Weiter geht es mit der Zahl 4, Mehrfachnennungen sind möglich: Bitte nennen Sie 4 Dinge, die sie sehen [abwarten, bis erledigt]. Nun nennen Sie 4 Dinge, die Sie hören können [abwarten, bis erledigt]. Und schließlich nennen Sie 4 Dinge, die Sie fühlen können [abwarten, bis erledigt].

Alle guten Dinge sind 3, Mehrfachnennungen sind möglich: Bitte nennen Sie 3 Dinge, die sie sehen [abwarten, bis erledigt]. Nun nennen Sie 3 Dinge, die Sie hören können [abwarten, bis erledigt]. Und schließlich nennen Sie 3 Dinge, die Sie fühlen können [abwarten, bis erledigt].

Nun kommen wir zur 2, Mehrfachnennungen sind möglich: Bitte nennen Sie 2 Dinge, die sie sehen [abwarten, bis erledigt]. Nun nennen Sie 2 Dinge, die Sie hören können [abwarten, bis erledigt]. Und schließlich nennen Sie 2 Dinge, die Sie fühlen können [abwarten, bis erledigt].

Schließlich bleibt nur noch die 1, Mehrfachnennungen sind möglich: Bitte nennen Sie ein Ding, das sie sehen [abwarten, bis erledigt]. Nun nennen Sie ein Ding, das Sie hören können [abwarten, bis erledigt]. Und schließlich nennen Sie ein Ding, das Sie fühlen können [abwarten, bis erledigt].

Wenn Sie möchten, schließen Sie nun die Augen und spüren in sich hinein. Wie gut sind Sie mit sich verbunden? Hat sich etwas verändert?"

Innerer sicherer Ort
Der „Innere sichere Ort" (n. Reddemann, 2021) ist eine Imagination, die der Stabilisierung dient und von Patientinnen/Patienten zur Beruhigung und Angstlinderung angewendet werden kann. Eine mögliche Anleitung könnte lauten:

„Manche inneren Zustände sind von Angst, Unruhe oder Überflutung geprägt. In solchen Momenten kann es hilfreich sein, sich einen Ort vorzustellen, der Sicherheit vermittelt – einen Raum in der Fantasie, der nur Ihnen gehört. Dies ist ein Ort, an dem nichts Bedrohliches geschieht, an dem Sie zur Ruhe kommen können.

Schließen Sie, wenn Sie möchten, die Augen oder senken Sie den Blick und schauen auf einen Punkt vor sich. Nehmen Sie einen Moment lang Ihren Atem wahr, ohne etwas verändern zu müssen. Spüren Sie einfach, dass Sie da sind.

Und nun stellen Sie sich einen Ort vor – real oder ausgedacht –, an dem Sie sich sicher, geschützt und geborgen fühlen. Vielleicht ist es ein Platz in der Natur, ein Ort, den Sie kennen, oder ein ganz eigener innerer Raum. Lassen Sie sich Zeit. Sehen Sie sich um. Was nehmen Sie wahr? Farben, Formen, Licht? Gibt es Geräusche? Einen Geruch? Etwas, das Sie spüren können – unter den Füßen, auf der Haut?

7.1 Indikation, Intervention und Integration

Vielleicht gibt es auch etwas oder jemanden, der diesen Ort besonders macht: ein Tier, ein Symbol, eine Präsenz, die sich stärkend anfühlt. Was immer Sie unterstützt, darf da sein. Vielleicht ist der Ort auch durch Mauern geschützt, durch einen Burggraben oder Wachen, die ungebetene Gäste fernhalten.

Nehmen Sie diesen Ort in sich auf. Sie können ihn jederzeit wieder aufsuchen – innerlich, in Gedanken, in der Fantasie. Er steht Ihnen zur Verfügung, wann immer Sie ihn brauchen. Vielleicht finden Sie eine körperliche Geste – ein Handzeichen, einen Körperkontakt, eine kleine Bewegung –, die als Pforte in Ihren inneren sicheren Ort dient.

Wenn Sie möchten, kehren Sie nun langsam ins Hier und Jetzt zurück. Spüren Sie den Kontakt zum Boden, hören Sie die Geräusche um sich herum. Öffnen Sie die Augen, wenn sie geschlossen waren. Und nehmen Sie mit, was hilfreich war."

Tresorübung
Die Tresorübung (n. Reddemann, 2021) dient dazu, belastende innere Wahrnehmungen distanzieren zu können. Sie werden auf einen Datenträger übertragen oder in ein Gefäß eingeschlossen, welches dann in einem Tresor an einem fernen, abgeschotteten Ort abgelegt wird. Eine mögliche Anleitung könnte lauten:

„Es kann Momente geben, in denen innere Bilder, Gedanken oder Gefühle zu nah und zu viel sind. Die Tresorübung ist eine Möglichkeit, diese Inhalte vorübergehend zu distanzieren – nicht zu verdrängen, sondern bewusst wegzustellen. So, dass sie später, wenn es besser passt, wieder in den Blick genommen werden können.

Wenn Sie möchten, schließen Sie kurz die Augen oder richten den Blick auf einen Punkt am Boden. Atmen Sie ruhig ein und aus. Stellen Sie sich einen abgelegenen oder abgeschotteten Ort vor – eine Bank, eine Bibliothek, ein Haus im Wald mit Keller. An diesem Ort befindet sich ein Tresor, vielleicht in einem abgeschlossenen Raum. Nun stellen Sie sich diesen Tresor vor – groß oder klein, aus Metall oder Stein–, ganz wie es Ihnen entspricht. Ein Tresor, in dem Dinge sicher verwahrt sind, verschlossen, geschützt vor Zugriff von außen.

Stellen Sie sich nun das vor, was Sie belastet. Vielleicht ein Bild, ein Gefühl, ein Gedanke. Sie müssen es nicht lange betrachten – nur so, dass Sie es innerlich benennen können. Stellen Sie sich vor, wie Sie es auf einem Datenträger ablegen oder in ein Gefäß, ganz wie es Ihnen stimmig erscheint. Dann legen Sie es behutsam in den Tresor.

Wenn alles, was heute nicht angeschaut werden soll, darin liegt, schließen Sie den Tresor. Mit einem Code, einem Schlüssel oder einfach mit Ihrer inneren Autorität. Es bleibt sicher verwahrt – und Sie entscheiden, ob und wann Sie es wieder öffnen. Schließen Sie ggf. die Türen und verlassen Sie den Ort, an dem sich der Tresor befindet. Kommen Sie wieder in diesen Raum zurück.

Spüren Sie nun Ihren Körper. Den Kontakt zum Boden, zur Sitzfläche, zum Atem. Und wenn Sie bereit sind, kehren Sie in Ihrem Tempo zurück ins Hier und Jetzt."

Traumakonfrontation
Vor jeder Traumakonfrontation sollten etwaige Kontraindikationen (instabile psychosoziale Lage, schwere körperliche Erkrankung, akute Psychose/Sucht/Manie/Suizidalität …) sowie anderweitige Voraussetzungen (Pat. kann nach der Sitzung gut für sich sorgen, verfügt über Stabilisierungsmöglichkeiten …) geprüft werden. Es wird dann die Sitzungsdauer festgelegt sowie ein Stopp-Zeichen verabredet (z. B. Heben der rechten Hand). Analog zu den EMDR-Protokollen können dann eine negative Kognition mit Bezug auf die traumatische Szene (z. B. „Ich bin hilflos") sowie eine alternative positive Kognition („Ich kann für meinen Schutz sorgen") erarbeitet werden; in Bezug auf die positive Kognition wird dabei oft noch die Validity of Cognition (VoC), die Stimmigkeit der Aussage, auf einer Skala von 1 (trifft überhaupt nicht zu) bis 7 (trifft vollkommen zu) erhoben, die am Ende der Sitzung dann noch mal erfragt wird. Bzgl. des traumatischen Bildes bzw. der traumatischen Szene werden die Subjective Units of Distress (SUD) auf einer Skala von 0 (keine Belastung) bis 10 (maximale Belastung) erhoben, oft zu Beginn, während der Konfrontation und zum Abschluss der Sitzung. Idealerweise wird mit Belastungen zwischen 5 und 8 gearbeitet, die nach der Konfrontation auf 0 zurückgehen. Ist der SUD am Ende der Sitzung nicht bei 0, können offene Belastungsreste in den Tresor gelegt werden.

Jede Traumakonfrontation kann mit einer Zeitungsnotiz (s. u.) begonnen werden. Zur Konfrontation selbst können die Pendelübung, Bildschirmtechnik, Beobachtertechnik sowie das EMDR angewendet werden. Im Rahmen von mehreren Konfrontationsdurchläufen schließlich kann schrittweise die Erlebnisintensität gesteigert und können Sinneswahrnehmungen gemäß dem BASK-Modell (Dissoziation der Wahrnehmung in Verhalten/Behavior, Gefühle/Affect, Wahrnehmung/Sensation und Gedanken/Kognition, vgl. Abschn. 1.2) zusammengeführt werden, insbesondere bei Pendelübung und Bildschirmtechnik. Eine schonende Technik der Traumakonfrontation hingegen stellt die Beobachtertechnik nach Reddemann (2021) dar, die insbesondere für Patientinnen/Patienten mit sekundärer oder tertiärer Dissoziation (vgl. Abschn. 2.4.3) geeignet ist. Die verschiedenen Methoden ermöglichen ein gestuftes, individualisierbares Bearbeiten traumatischer Störungsquellen; im Sinne der partizipativen Therapiegestaltung kann die Auswahl der Methode in gemeinsamer Entscheidungsfindung stattfinden.

Zeitungsnotiz
Eine Annäherung an die Schilderung traumatischer Erlebnisse und Szenen bietet die Zeitungsnotiz (n. Sachsse, 2009). Hierbei wird das Erlebte in der dritten Person („das Mädchen", „der Junge" …) berichtet und dies insgesamt in einem sachlich-nüchternen Nachrichtenstil. Der Bericht beginnt kurz vor dem Beginn des Ereignisses und endet kurz nach dessen Abschluss. Das Ziel der Zeitungsnotiz ist, eine Orientierung über den zu bearbeitenden Inhalt zu bekommen sowie die Erfahrung zu machen, dass die Szene vollständig mitgeteilt werden kann. Oft findet bereits hierdurch eine erste Entlastung sowie eine Stärkung von Selbstwirksamkeitserleben statt. Die Zeitungsnotiz findet zur Einleitung der Traumakonfrontation oder auch zu anamnestischen Zwecken Anwendung.

Pendelübung

Die Pendelübung (n. Wöller et al., 2020) ist eine imaginative Technik zur Traumakonfrontation, wobei Konfrontation und Distanzierung miteinander verknüpft werden. Dabei wird bewusst zwischen einem belastenden inneren Bild und einem positiven Gegenerleben hin und her gewechselt. Hierdurch werden sowohl die Befähigung zum Aushalten und zur Integration des Erlebten als auch das Selbstwirksamkeitserleben, wieder in die Gegenwart wechseln zu können, gestärkt. Das positive Gegenerleben kann ein Ressourcenbild oder auch die Verankerung in der Gegenwart mit der 5-4-3-2-1-Übung sein. Das traumatische Bild soll hierbei nur kurz aktiviert werden (z. B. 3 s), die positive Gegenerfahrung wiederum länger. Die Therapeutin/der Therapeut zählt schließlich die verabredete Sekundenzahl runter, ruft dann „Ausblenden, Durchatmen" und lädt zum Übergang in das positive Gegenerleben ein. Es können mehrere Durchgänge durchgeführt werden und dabei kann die Sekundenzahl des Traumabildes schrittweise erhöht werden. Zwischendrin und zum Abschluss wird der SUD erhoben.

Bildschirmtechnik

Auch die Bildschirmtechnik (n. Sachsse, 2009) ermöglicht eine gestufte Traumakonfrontation mit gleichzeitiger Stärkung der Distanzierungskompetenz. Das Setting wird hierbei so gestaltet, dass Therapeut/Therapeutin und Patient/Patientin nebeneinandersitzen und auf eine Wand schauen. Dort wird ein Bildschirm vorgestellt, für den der Patient/die Patientin eine Fernbedienung hat (ggf. kann auch auf einen tatsächlichen Bildschirm geschaut werden und der Patient/die Patientin bekommt eine tatsächliche Fernbedienung in die Hand, die allerdings nur eine Attrappe sein sollte). Auf diesem Bildschirm imaginieren Patientinnen/Patienten nun, dass dort die traumatische Szene abläuft. Sie schildern dabei die Szene und können jederzeit mit der Fernbedienung Einfluss darauf nehmen (z. B. Stopp, Vor-/Zurückspulen, lauter/leiser, dunkler/heller, schärfer/unschärfer ...). Ein erster Durchlauf sollte eher affekt- und detailarm erfolgen, d. h. unscharf, schwarz-weiß, kleines Bild; der Narrationsstil kann hierbei dem der Zeitungsnotiz (3.-Person-Perspektive, Berichtsform, s. o.) entsprechen. In weiteren Durchläufen können Detailreichtum und emotionale Intensität zunehmen, hierbei kann dann auch in Ich-Form berichtet werden. Die Möglichkeiten, mit der Fernbedienung zu pausieren und Details zu vermindern, besteht dabei weiter.

Beobachtertechnik

Die Beobachtertechnik (n. Reddemann, 2021) gründet auf meditativen Verfahren und möchte zunächst die Fähigkeit des inneren Beobachters, eines Zeugenbewusstseins, das wahrnimmt, ohne mit dem Wahrgenommenen identifiziert zu sein, kultivieren. Dies kann zunächst mit positiven oder neutralen Erinnerungen geübt und dann auf traumatische Erfahrungen angewendet werden. Einleitend können auch Achtsamkeitsübungen auf diese Form der Wahrnehmung vorbereiten. Insbesondere für Patientinnen/Patienten mit sekundärer oder tertiärer Dissoziation geeignet, werden EPs und auch ANPs (Emotionale Persönlichkeitsanteile und Anscheinend normale Persönlichkeitsanteile) zuerst an den „Inneren sicheren Ort" (s. o.) geschickt. Sind alle dort gut untergebracht, widmet sich schließlich das Zeugenbewusstsein, der innere Beobachter, der in Form eines Reporters oder Vogels imaginiert werden kann, der traumatischen Erfahrung. Dieses Nacherleben kann als Zeitreise benannt werden und soll ebenfalls im Stil der Zeitungsnotiz erfolgen. Die Erlebnisintensität soll so gering wie möglich gehalten werden; vorrangiges Ziel ist die vollständige Erinnerung zur Integration des Erlebten in das biografische Gedächtnis.

7.1.3 Getting it all together: Verbindung von Verfahren, Störungsorientierung und Settings

Dieses Buch hat dargestellt, wie umfänglich die Möglichkeiten und die Geschichte Psychodynamischer Traumatherapie sind. Diagnostisch erlaubt sie neben den syndromalen und phänomenologisch-deskriptiven Einteilungen von DSM, ICD und Psychotraumatologie einen differenzierten Blick auf Konflikt-, Struktur- und Beziehungspathologien. Aus dem unmittelbaren Geschehen des Behandlungskontexts lassen sich Rückschlüsse auf Reinszenierungen, Projektionen und Übertragungen treffen, die das Erlebte und Verinnerlichte auf seinem Symbolisierungsniveau darstellen. Mit den Interventionen des Verfahrens (vgl. Abschn. 3.3.2) und der Hinzunahme störungsspezifischer Methoden (vgl. Abschn. 3.3.3) kann schließlich eine differenzierte Bearbeitung von Traumafolgestörungen unter Berücksichtigung der Präferenzen, Möglichkeiten und Ziele der Patientinnen/Patienten realisiert werden.

Je schwerer dabei die Traumatisierungen und Traumafolgestörungen ausgeprägt sind, umso weniger sollte davon ausgegangen werden, dass eine ausreichende Heilung und Traumabearbeitung in einem Behandlungsintervall oder einem Setting erfolgen wird. Vielmehr gilt es, in Behandlungsplänen zu denken, die den Einbezug und die Verbindung verschiedener Settings berücksichtigen. Hierbei spielen verschiedene Aspekte eine Rolle:

- Auswahl des Settings zu Behandlungsbeginn: Patientinnen/Patienten suchen psychotherapeutische Behandlungen i. d. R. vor dem Hintergrund von Symptomentwicklung und/oder krisenhafter Dekompensation auf. Zu Behandlungsbeginn ist daher zu entscheiden, ob eine Behandlungsaufnahme im ambulanten Sektor ausreicht oder ob Schwere, Akuität und psychosoziale Instabilität die Herausnahme aus dem häuslichen Setting und die kontinuierliche fachpflegerische und fachärztliche Präsenz erforderlich machen. In diesem Fall ist allerdings auch die ambulante Weiterbehandlung direkt mitzubedenken, da die Entaktualisierung der akuten Symptomatik, Entwicklung eines Störungsverständnisses und erste Durcharbeitung der Störung im (teil-)stationären Rahmen noch nicht vollständig sein wird, sondern oft eine mehrjährige ambulante Weiterbehandlung erforderlich macht.
- Intensivierung des Settings als Krisenintervention: In anderen Verläufen kann es während ambulanter Behandlungen zu Dekompensationen kommen, die eine Intensivierung des Settings erforderlich machen. Diese Eventualität sollte bei

jedem ambulanten Behandlungsbeginn mitbedacht und auch besprochen werden. Patientinnen/Patienten sollten über mögliche Kliniken und den Umgang mit Krisen außerhalb der Sitzungen aufgeklärt werden und dies in einem Notfallkoffer schriftlich bei sich haben. Da stationäre Kriseninterventionen oft auf offenen oder geschützten allgemeinpsychiatrischen Stationen stattfinden, geht es hier primär um Stabilisierung, weniger um therapeutische Durcharbeitung. Die Wiederaufnahme der primären Behandlung ist daher wichtig, wo die Hintergründe der Dekompensation bearbeitet werden sollten.

- Elektive Intensivierung des Settings: In anderen Fällen kann es vorkommen, dass die Bearbeitung unbewusster Störungsquellen im ambulanten Rahmen nicht suffizient erfolgen kann. Dies kann Traumakonfrontation betreffen, aber auch dysfunktionale Beziehungsmuster vor dem Hintergrund von Reinszenierungen, Projektionen und Übertragungen. Hierdurch kann die Indikation zur multimodalen, multipersonellen Psychodynamischen Psychotherapie bestehen, die elektiv im tagesklinischen oder stationären Setting erfolgen kann. Bestenfalls findet zwischen ambulanter und (teil-)stationärer Psychotherapie ein Austausch statt, damit Therapietransfer gewährleistet ist.
- Step-down zum Einbezug des häuslichen Settings: Therapietransfer stationärer Behandlungen kann auch durch einen Step-down von Station in die Tagesklinik erfolgen. Hierbei wird die Herausnahme schrittweise zurückgenommen und ein Alltagskontakt wiederhergestellt. Dieser Schritt wird auch von Station oder Tagesklinik in ambulante Behandlung realisiert. Im häuslichen Setting spielen Selbststeuerung, Eigenverantwortung, soziale Beziehungen und schließlich auch die Wiederaufnahme einer Arbeitstätigkeit eine Rolle. Hierbei können sich problematische unbewusste Prozesse wieder einstellen, die eine Bearbeitung erfordern.

Psychodynamische Traumatherapie ermöglicht dabei eine situativ angepasste, an den vorliegenden pathologischen Prozessen und ihrer Ausprägung orientierte Behandlung, die ihre Schwerpunkte zustandsadaptiert entweder auf die Bearbeitung pathologischer Reminiszenzen mittels Traumakonfrontation, auf die Bearbeitung unbewusster Struktur-/Konflikt-/Beziehungsdynamiken oder auf ich-stützende, ressourcenorientierte Stabilisierung legen kann. Diese Schwerpunkte können dabei auch sequenziell angepasst werden, sodass während eines oder mehrerer Behandlungsintervalle – auch settingübergreifend – differenzierte Behandlungen realisiert werden können.

7.2 Psychohygiene

Die psychotherapeutische Arbeit stellt eine besondere Aufgabe dar – Freud zählte den Beruf der Psychotherapeuten/-therapeutinnen neben dem der Politiker/Politikerinnen und Erzieher/Erzieherinnen zu den unmöglichen Berufen –, da ihre Ergebnisse stets in einem gewissen Umfang ungewiss bleiben und sie besondere Herausforderungen an die Person und Psyche der Therapeutin/des Therapeuten stellt.

So containen Therapeuten/Therapeutinnen Aggressionen, Feindseligkeit, Vorwürfigkeit, Hoffnungslosigkeit, Suizidalität und andere schwierige Zustände, werden mit Therapieabbrüchen und Dekompensationen konfrontiert und sind Idealisierungen, Entwertungen, Sexualisierungen und konkreten Angriffen ausgesetzt. Ihre Tätigkeit bringt zudem bürokratischen und organisatorischen Aufwand mit sich, sie sind berufspolitischen Spannungsfeldern unterworfen und leiden zunehmend unter Zeitdruck. Letztlich kommen eigene Anteile hinzu, die als Restneurose möglicherweise die eigene Selbsterfahrung überdauert haben, wie z. B. Perfektionismus, Selbstzweifel, Schuldgefühle, Kränkbarkeit ... Traumatherapeutisch arbeitende Kollegen/Kolleginnen schließlich sind noch den besonderen Gefahren der sekundären Traumatisierung sowie grundsätzlich der Auseinandersetzung mit den Abgründen des Menschseins ausgesetzt. All dies schließlich müssen Therapeutinnen/Therapeuten bewältigen, um nicht in ausgelenkte Zustände zu verfallen, aus denen heraus sie selber krank werden oder ihrer Arbeit nicht mehr angemessen nachkommen können.

Um berufliche Selbstwirksamkeit, Arbeitsfreude und eigenes Wohlbefinden aufrechtzuerhalten, brauchen Psychotherapeutinnen/-therapeuten und insbesondere Traumatherapeutinnen/-therapeuten somit eine Kultur der Selbstfürsorge und Psychohygiene. Im Folgenden werden einige Vorschläge aufgeführt, die Teil einer solchen Kultur sein können:

- Reflexion: sich Zeit nehmen für eigene Gedanken, Gefühle, Träume und Fantasien. Regelmäßige Supervision und Intervision. Führen von Therapietagebüchern, in denen Reste aus Sitzungen abgelegt werden können, aber auch therapeutische Erfolge festgehalten werden. Erstellen von Fallkonzeptionen zu sog. schwierigen Patienten/Patientinnen.
- Fortbildung: Besuch interessanter Kurse, Seminare und Kongresse, gerne auch an schönen Orten (Lindau, Langeoog, Lübeck ...). Erlernen neuer Techniken und Theorien. Hereinschnuppern in andere Verfahren. Lektüre interessanter Bücher, Journale und Artikel.
- Bewegung & Wellness: regelmäßiger Sport, auch im Verein. Zeit in der Natur verbringen. Sauna, Massage, Therme. Ausreichend Schlaf. Pausen machen.
- Haltung: Humor, Mut, Bauchgefühl, Werteorientierung. Spirituelle Aktivitäten, Meditation, Achtsamkeit, Religion. Selbstmitgefühl, Fehlertoleranz, Grenzsetzung (auch Beendigung stagnierender Therapien). Hilfe in Anspruch nehmen.
- Lust: Gutes Essen, auch in Gesellschaft. Sexualität. Bedeutungsvolle Beziehungen eingehen und pflegen. Urlaub, Wegfahren, neue Orte kennenlernen.

7.3 Abschließende Gedanken

Die Psychoanalyse blickt auf über 130 Jahre Traumatherapie zurück. Viele psychodynamische Kolleginnen/Kollegen haben mit Herz und Verstand, mit Tiefe, Empathie und Engagement seelisch schwer verletzten Mitmenschen geholfen,

7.3 Abschließende Gedanken

ihre Wunden zu heilen und ihre Lebensqualität zu verbessern. Auf viele wichtige Aspekte hat die Psychodynamische Psychotherapie aufmerksam gemacht, so auf Wiederholungszwänge, unbewusste Pathologien und die Relevanz von Beziehung. Gruppenanalytisch können die Dynamiken von Familien, kollektiver unbewusster Prozesse sowie transgenerationaler Weitergabe besser verstanden und bearbeitet werden. Diese therapeutische Kultur verdient Anerkennung, Förderung und angemessene Studiendesigns, in denen ihre Wirksamkeit auch abgebildet werden kann.

Samuel Shem (eigentlich Stephen Joseph Bergman, Psychiatrieprofessor an der Harvard Medical School) hat seine bedeutsamen Bücher „House of God" und „Mount Misery" je mit 13 Gesetzen abgeschlossen, die seine Werke zusammenfassen. Ich will mich an dieser Stelle mit 10 versuchen:

1. Psychotherapie ist Traumatherapie, allem voran Psychodynamische Psychotherapie, berücksichtigt man ihre Geschichte und Entwicklung. Andersherum: Traumatherapie ist ein Bestandteil von Psychotherapie, Letztere kann nicht ohne sie gedacht werden.
2. Psychotherapie ist zuallererst Beziehung, und Beziehung ist der Manifestationsort von Psychopathologie. Wo die biografische Beziehung die Störung angelegt hat, kann die therapeutische Beziehung sie heilen – wenn die unbewussten Prozesse, die sich dort abspielen, verstanden werden.
3. Heilende Beziehung ist vor allem die emotional korrektive Erfahrung durch eine gutartige Beziehung, vor der sich die Patientinnen/Patienten zuvor umfänglich unbewusst geschützt haben.
4. An zweiter Stelle ist Psychotherapie Rahmen und Technik; beides schafft Raum und Spielregeln, um mit bedeutungsvollen Themen, Erfahrungen und inneren Anteilen in Kontakt zu kommen und um vor schädlichen Interaktionen zu schützen.
5. Techniken erfordern hinreichendes Fingerspitzengefühl, damit ihr Einsatz produktive Prozesse in Gang bringt. Ein Überstülpen von Techniken führt zu Abwehr, innerem Abschalten oder dem Gefühl, verdinglicht zu werden.
6. Techniken und Therapiebeziehung stehen in einem aufeinander bezogenen Spannungsfeld: Beziehung ist nicht alles in der Psychotherapie, aber ohne Beziehung ist alles nichts.
7. Einzeltherapie ist nicht zwingend der Königsweg der Psychotherapie. Gruppensettings und multimodale Settings können intensiver und auch schneller bedeutungsvolle Entwicklungen anstoßen als die ausschließliche Arbeit in der Dyade.
8. Grundsätzlich gibt es keine Königswege, Abkürzungen oder Wunderheilungen in der Psychotherapie, nur ehrliche, aufeinander bezogene Arbeit mit realistischen Erfolgen, die sich immer schrittweise einstellen.
9. Die verschiedenen Akteure des Gesundheitswesens (Berufsgruppen, Verfahren, Settings) handeln dann im Sinne der Patientinnen und Patienten, wenn sie kooperieren und Vielfalt aushalten lernen.

10. Traumatherapie bedeutet letztlich die Wiederherstellung von Menschlichkeit, Würde und Miteinander, wo vormals Schrecken, Hass und Spaltung herrschten.

Mitfühlend und anteilnehmend Schmerz, Scham und Entsetzen unserer Mitmenschen aufzunehmen und schließlich tröstend, verstehend, lindernd sowie heilend beitragen zu können, ist etwas Einmaliges und ganz Besonderes. Man muss es lieben, sagte mal eine Kollegin, und so ist es letztlich auch: eine Aufgabe, die man nicht als Broterwerb allein verstehen kann, sondern die eine besondere Hingabe erfordert. Dem stehen naturgemäße Grenzen der eigenen Möglichkeiten und der Möglichkeiten der Patientinnen/Patienten gegenüber, solche des Verfahrens und solche des Gesundheitswesens. Erfahrungsgemäß überwiegt aber, mindestens im Längsschnitt, klar die Summe positiver Erfahrungen.

Auf dass die professionelle Heilkunst therapeutischer Beziehungsreflexion weiter einen Teil unseres Gesundheitswesens und unserer Kultur zwischenmenschlicher Verbundenheit darstellt!

Literatur

Deutschsprachige Gesellschaft für Psychotraumatologie e.V. (DeGPT) (2019). *S3-Leitlinie Posttraumatische Belastungsstörung* (https://register.awmf.org/de/leitlinien/detail/155-001, abgerufen 29.03.2025).

Dolan, Y. M. (2009). *Schritt für Schritt zur Freude zurück: das Leben nach traumatischen Erlebnissen meistern*. Carl-Auer Verlag.

Reddemann, L. (2021). *Psychodynamisch Imaginative Traumatherapie – PITT: Ein Mitgefühls- und Ressourcen-orientierter Ansatz in der Psychotraumatologie*. Klett-Cotta.

Shem, S. (1978). *The House of God*. Richard Marek Publishers

Shem, S. (1997). *Mount Misery*. Fawcett

Sachsse, U. (2009). *Traumazentrierte Psychotherapie: Theorie, Klinik und Praxis*. Schattauer.

Wöller, W., Lampe, A., Schellong, J., Leichsenring, F., Kruse, J. (2020). *Psychodynamische Therapie der komplexen posttraumatischen Belastungsstörung: Ein Manual zur Behandlung nach Kindheitstrauma*.

¶ **Springer** springer.com

Psychotherapie: Praxis

Christian Dürich

Stationäre Psychodynamische Psychotherapie

Ein Leitfaden
für Theorie und Praxis

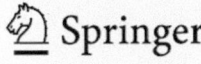

Jetzt bestellen:
link.springer.com/978-3-662-68113-8

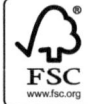

MIX
Papier aus verantwortungsvollen Quellen
Paper from responsible sources
FSC® C105338

If you have any concerns about our products,
you can contact us on
ProductSafety@springernature.com

In case Publisher is established outside the EU,
the EU authorized representative is:
**Springer Nature Customer Service Center GmbH
Europaplatz 3, 69115 Heidelberg, Germany**

Printed by Libri Plureos GmbH
in Hamburg, Germany